Hepato-Biliary-Pancreatic Surgery Division, Artificial Organ and Transplantation Division,
Faculty of Medicine, The University of Tokyo

東京大学医学部
肝胆膵外科，人工臓器・移植外科

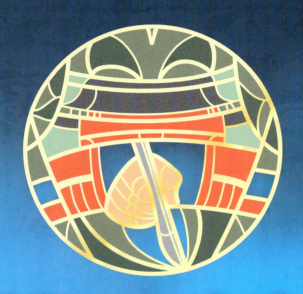

手術の流儀

Hepato-Biliary-Pancreatic Surgery at the University of Tokyo Hospital

編集
國土典宏

編集幹事
阪本良弘

南江堂

■編　　集

國土　典宏	こくど　のりひろ	東京大学肝胆膵外科，人工臓器・移植外科 教授／国立研究開発法人国立国際医療研究センター 理事長

■編集幹事

阪本　良弘	さかもと　よしひろ	東京大学肝胆膵外科，人工臓器・移植外科 准教授

■編集補佐

市田　晃彦	いちだ　あきひこ	日本赤十字社医療センター肝胆膵・移植外科

■執　　筆（執筆順）

進藤　潤一	しんどう　じゅんいち	虎の門病院消化器外科
谷　　圭吾	たに　けいご	東京大学肝胆膵外科，人工臓器・移植外科
阪本　良弘	さかもと　よしひろ	東京大学肝胆膵外科，人工臓器・移植外科 准教授
伊藤　橋司	いとう　きょうじ	東京大学肝胆膵外科，人工臓器・移植外科
市田　晃彦	いちだ　あきひこ	日本赤十字社医療センター肝胆膵・移植外科
新川　寛二	しんかわ　ひろじ	東京大学肝胆膵外科，人工臓器・移植外科
冲永　裕子	おきなが　ひろこ	東京大学肝胆膵外科，人工臓器・移植外科
長田梨比人	ながた　りひと	東京大学肝胆膵外科，人工臓器・移植外科
長谷川　潔	はせがわ　きよし	東京大学肝胆膵外科，人工臓器・移植外科 准教授
稲垣　冬樹	いながき　ふゆき	国立国際医療研究センター国府台病院外科
山下　　俊	やました　すぐる	東京大学肝胆膵外科，人工臓器・移植外科
國土　典宏	こくど　のりひろ	東京大学肝胆膵外科，人工臓器・移植外科 教授／国立研究開発法人国立国際医療研究センター 理事長
吉岡　龍二	よしおか　りゅうじ	獨協医科大学越谷病院外科
山本　訓史	やまもと　さとし	青梅市立総合病院外科 副部長
西岡裕次郎	にしおか　ゆうじろう	虎の門病院消化器外科
小林　祐太	こばやし　ゆうた	東京大学肝胆膵外科，人工臓器・移植外科
河口　義邦	かわぐち　よしくに	東京大学肝胆膵外科，人工臓器・移植外科
石沢　武彰	いしざわ　たけあき	がん研有明病院肝胆膵外科 副医長
赤松　延久	あかまつ　のぶひさ	東京大学肝胆膵外科，人工臓器・移植外科 講師
金子　順一	かねこ　じゅんいち	東京大学肝胆膵外科，人工臓器・移植外科 講師
佐藤　祐充	さとう　ますみつ	東京大学肝胆膵外科，人工臓器・移植外科
小林　光助	こばやし　こうすけ	東京大学肝胆膵外科，人工臓器・移植外科
伊藤　大介	いとう　だいすけ	東京大学肝胆膵外科，人工臓器・移植外科
三瀬　祥弘	みせ　よしひろ	がん研有明病院肝胆膵外科 副医長
有田　淳一	ありた　じゅんいち	東京大学肝胆膵外科，人工臓器・移植外科 講師
伊佐山浩通	いさやま　ひろゆき	東京大学消化器内科 准教授
大道　清彦	おおみち　きよひこ	東京大学肝胆膵外科，人工臓器・移植外科
山本　雅樹	やまもと　まさき	東京大学肝胆膵外科，人工臓器・移植外科

「手術の流儀」へようこそ

　肝胆膵外科手術のおもしろいところは臓器が立体的でバリエーションに富み，手順の多いことであろう．外科手技やデバイスがこれだけ発達した現代においても，そこにはいくらでも工夫や改善の余地があり，外科の「醍醐味」を味わえる領域である．その意味で一例一例の手術の詳細を記録することが特に重要であり，教室員にはできるだけ図を多用し，使った糸の種類までわかるように詳細な手術記録を作成するように指導してきた．全く同じ症例があったと仮定して，その手術記録を読めば別の術者でも同じ手術を再現できるというレベルを要求してきた．図を描くことは立体臓器を扱うため特に重要で，また解剖の理解を深めることにも役立つ．当科では，術者が教授・准教授の場合以外は原則術者本人が手術記録を記載することを原則にしているが，助手を務めた若手受持医が希望（志願）した場合は術者の指導を受けながら記載することもある．手術記録は術後カンファレンスで全員のチェックを受けて誤りや不備があれば訂正され，最終版のPDFファイルが電子カルテに貼り付けられる．

　当科で心がけている安全で正確な肝胆膵外科手術は，お陰様で海外でも注目いただき，数えてみると最近10年間で20ヵ国から160人以上の外国人が短期・長期に滞在して手術見学している．訪問医からいつもお褒めの言葉をいただくのが当科の手術記録中の図で，日本語が理解できなくても美しくてわかり易いという．手術記録のコピーが欲しいという要望をよく受けるが，もちろん個人情報なので差し上げられない．このような話を本書共同編集者の阪本良弘准教授とよく話をしていたところ，南江堂から一冊の本にしたらどうですかと提案を受け，本企画に至った次第である．

　本書は当科で行っている代表的な肝胆膵外科手術を取り上げ，実際の症例に則して，術前評価と手術の詳細を手術見学医と同じように追体験できるようにすることを目的としている．図と写真を多用した当科の手術記録をできるだけ再現するように工夫した．一般的な手術書と異なり，現実の症例に基づいているため，個々の患者条件により必ずしも「理想とされている手技」，「典型的な手技」になっていない部分もあるが，これこそが当科の実臨床，「手術の流儀」であるとご理解いただきたい．

　大塚にあった旧癌研附属病院の外科医局に掲げられていた梶谷　鐶先生の「べからず」集は癌研病院が有明に移転した今も手術室に掲げられていると聞くが，その中に「手術記録の記載を翌日まで延ばすべからず」という教えがある．当科独特の詳細な手術記録を翌日に延ばさずに完成させることは至難の業であるが，「早く書け，早く書け」と叱咤する私の期待に応えて努力してくれた教室員全員に感謝したい．また，最後に本書の企画段階から中心的な役割を果たし，多くの症例を執筆した阪本良弘准教授，南江堂の杉山由希氏，熊澤　光氏に深謝する．

2017年4月

國土典宏

序　文

　本書では2011年から2015年に当科で行われた約2,500件の肝胆膵外科手術から40件をpick upし，その手術記録を中心に，適応，画像診断，リスク評価，病理所見，予後について詳説しました．一般的なHow to本ではありませんが，個々の症例の問題点への対応と結果を示し，肝胆膵領域の開腹手術，腹腔鏡下手術から肝移植までカバーしています．

　一般的な手術書には標準的あるいは理想的な手術が解説されており，それはもちろん必要なのですが，臨床の現場では，理想的な手術を行えなかったり，手術適応に悩んだりする場面に多く遭遇します．本書には化学療法後の進行癌症例，肝動脈や門脈への浸潤例，下大静脈内に腫瘍栓を形成した症例も収載されています．外科医は病気の進行度，患者の年齢や併存症，手術侵襲をすべて考慮して，安全かつ根治性の高い手術を追及する責任を負っており，そのバランスが極めて重要です．進行肝胆膵癌の予後や最近の化学療法の進歩，また上皮内癌の存在などを考慮すると，バランスの取り方は次第に複雑になってきています．正解はひとつではありません．患者さんや家族と向き合って，その都度考えながら誠心誠意，治療を続けていくことが外科医に与えられた使命ではないでしょうか．

　本書は手術記録を中心に構成されています．質の高い手術を追求するうえで手術記録は教育上も有用なツールではないでしょうか．手術記録にイラストを加える習慣は日本の外科の良き伝統文化であり，欧米では口頭による手術の記録が主体で，日本のようなイラスト入りの記録は少ないようです．若い医師や学生に肝臓の図を描いてもらえば，その理解度は一目瞭然となります．肝胆膵外科領域ではアート力の強化が，複雑な三次元解剖の理解を高め，質の高い手術の実践に結びつくと信じています．手術を終えて目を閉じると，先程まで剥離していた肝門部や膵頭部の光景が瞼のうらに自然に浮かんでこなければなりません．それらを忘れないうちに文章とイラストに忠実に再現すれば，自然と臨場感の高い手術記録が出来上がるはずです．本書ではあえて，プロのイラストレーターの力は借りずに外科医によるイラストを掲載しました．イラストの質自体はプロにはかないませんが，そこには，外科医の見た術野が忠実に再現されています．また，南江堂のホームページにアクセスしていただくと掲載手術の一部の動画を無料で閲覧できるようにしました．本書の記載と実際の映像を見ることで手術を追体験していただくことを期待しています．

　本書が示しているのは肝胆膵外科手術に取り組む当科の実録です．本書を見てくださる若手やベテランの外科医の先生から，異なったご意見をいただくことも享受する覚悟を含めて「手術の流儀」なのだと思います．本書が，肝胆膵外科高度技能専門医の取得を目指す若手外科医やベテランの肝胆膵外科医に限らず，多くの外科医の明日の診療の一助になれば幸いです．

2017年4月

阪本良弘

手術動画のご案内

本書に掲載された手術の一部について，南江堂ホームページで動画を閲覧いただけます．

 http://www.nankodo.co.jp/video/9784524259816/index.html

本書刊行（2017年4月）時点で動画のある項目には，目次および本文に「動画マーク」🎥がついています．動画は書籍刊行後も追加・変更を行う予定です．動画の更新時には，南江堂ホームページでご案内いたします．

なお閲覧にあたっては下記の注意事項をご了解ください．

- 本動画の配信期間は，本書第1刷発行日より5年間をめどとします．予期しない事情によりその期間内でも配信を停止する可能性があります．
- パソコンや端末のOSのバージョン，再生環境，通信回線の状況によっては，動画が再生されないことがあります．
- パソコンや端末のOS，アプリの操作に関しては南江堂では一切サポートいたしません．
- 本動画の閲覧に伴う通信費などはご自身でご負担ください．
- 動画に関する著作権はすべて東京大学肝胆膵外科，人工臓器・移植外科にあります．動画の一部または全部を，無断で複製，改変，頒布（無料での配布および有料での販売）することを禁止します．

目　次

第Ⅰ章　肝臓の手術

1. 転移性肝癌に対する右肝切除 ………………………… 進藤潤一，谷　圭吾，阪本良弘　2
2. 転移性肝癌に対する左肝切除 ……………………………………… 阪本良弘，谷　圭吾　12
3. 肝細胞癌に対する肝前区域切除 …………………………………… 阪本良弘，伊藤橋司　21
4. 肝細胞癌に対する肝後区域切除 🎥 ………………………………… 市田晃彦，阪本良弘　30
5. 混合型肝癌に対する肝中央二区域切除 …………………………… 阪本良弘，新川寛二　41
6. 肉眼的腫瘍栓を伴う肝細胞癌に対する肝S8系統的切除 🎥 …………………… 進藤潤一　51
7. 肝細胞癌に対する肝外側区域切除 ……………………… 冲永裕子，長田梨比人，長谷川潔　61
8. 肝細胞癌に対するcentral hepatectomy 🎥 ……………………… 阪本良弘，新川寛二　67
9. 両葉多発大腸癌肝転移に対するparenchymal-sparing hepatectomy
　　　　　　　　　　　　　　　　　　　　　　　　　…… 阪本良弘，新川寛二　75
10. 化学療法によるconversion後の肝切除 🎥 …………………………………… 阪本良弘　82
11. 両葉多発大腸癌肝転移に対するALPTIPS 1st Stage 🎥 ……………… 稲垣冬樹，阪本良弘　90
12. 両葉多発大腸癌肝転移に対するALPTIPS 2nd Stage 🎥 ……………… 阪本良弘，稲垣冬樹　100
13. 門脈腫瘍栓を伴う肝細胞癌に対する左肝切除 ………… 山下　俊，伊藤橋司，國土典宏　107
14. 門脈腫瘍栓を伴う肝細胞癌に対する右肝切除 ………… 吉岡龍二，長谷川潔，國土典宏　114
15. 肝上部下大静脈内の腫瘍に対する静脈再建を伴う切除 ……………… 市田晃彦，國土典宏　121
16. 下大静脈と門脈内に腫瘍栓を伴う肝細胞癌に対する右肝切除
　　　　　　　　　　　　　　　　　　　……………… 山本訓史，新川寛二，長谷川潔，國土典宏　129

第Ⅱ章　胆道の手術

1. 肝門部領域胆管癌に対する右肝切除 ……………………………… 長田梨比人，國土典宏　140
2. 肝門部領域胆管癌に対する左肝切除 …………………………………………… 阪本良弘　150
3. 肝動脈と門脈に浸潤のある肝内胆管癌に対する左肝切除
　　　　　　　　　　　　　　　　　……………… 西岡裕次郎，阪本良弘，國土典宏　159
4. 広範囲胆管癌に対する右肝切除兼膵頭十二指腸切除 🎥
　　　　　　　　　　　　　　　　　　……………… 阪本良弘，市田晃彦，國土典宏　168
5. 広範囲胆管癌に対する肝左三区域切除兼膵頭十二指腸切除 🎥
　　　　　　　　　　　　　　　　　　……………… 阪本良弘，市田晃彦，國土典宏　174
6. 腹腔鏡下胆摘後に判明した胆嚢癌に対する根治術 ………………… 伊藤橋司，阪本良弘　182
7. 総胆管嚢腫に対する肝外胆管切除 ………………………………… 冲永裕子，長谷川潔　190
8. 胆管癌に対する肝外胆管切除 ……………………………………… 伊藤橋司，阪本良弘　196

第Ⅲ章　膵臓の手術

1. 膵頭部癌に対する膵頭十二指腸切除，門脈合併切除 …………………… 阪本良弘，小林祐太　204
2. 膵頭部癌に対する術前化学療法後の動門脈合併切除を伴う膵頭十二指腸切除
 ……………………………………………………………………………… 伊藤橋司，阪本良弘　218
3. 膵体部癌に対する術前化学療法後の膵体尾部切除 ……………………… 伊藤橋司，阪本良弘　230
4. 膵体部癌に対する術前化学療法後のDP-CAR ……………………………………… 阪本良弘　238
5. 膵頭体部癌に対する膵全摘，総肝動脈合併切除再建 …………………… 市田晃彦，阪本良弘　244

第Ⅳ章　腹腔鏡下手術

1. 肝細胞癌に対する腹腔鏡下肝外側区域切除 …………………………………………… 河口義邦　254
2. 大腸癌肝転移に対する腹腔鏡下肝S8部分切除 ………………………………………… 石沢武彰　263
3. 膵神経内分泌腫瘍に対する腹腔鏡下膵体尾部切除 …………………………………… 河口義邦　272
4. 膵神経内分泌腫瘍に対する腹腔鏡下脾臓温存膵体尾部切除 …………… 河口義邦，長谷川潔　279

第Ⅴ章　肝移植

1. 生体肝移植における右肝グラフト採取（ドナー手術）
 ……………………………………………… 沖永裕子，長田梨比人，長谷川潔，國土典宏　286
2. 生体肝移植における左肝グラフト採取（ドナー手術） ………… 沖永裕子，長田梨比人，長谷川潔　294
3. 生体肝移植における後区域グラフト採取（ドナー手術） ……… 吉岡龍二，長田梨比人，國土典宏　301
4. アルコール性肝硬変に対する右肝グラフトを用いた生体肝移植（レシピエント手術）
 ……………………………………………………………………………… 長田梨比人，赤松延久　314
5. 原発性硬化性胆管炎に対する左肝グラフトを用いた生体肝移植（レシピエント手術）
 ……………………………………………………………………… 金子順一，佐藤祐充，小林光助　321
6. Budd-Chiari症候群に対する右肝グラフトを用いた生体肝移植（レシピエント手術）
 ……………………………………………………………………………… 金子順一，小林祐太　330
7. 原発性胆汁性肝硬変に対する脳死肝移植（レシピエント手術）
 ……………………………………………………………… 長田梨比人，赤松延久，伊藤大介　339

流儀・勘どころ

第Ⅰ章 肝臓の手術
①肝切除における視野の確保 …… 進藤潤一 10
②安全で効率的な肝授動 …… 三瀬祥弘 19
③系統的な肝切除における肝門個別処理 🎥 …… 有田淳一 28
④肝静脈圧のコントロール方法 …… 阪本良弘 39
⑤Clamp crushing法とデバイスによる肝離断 …… 市田晃彦 49
⑥肝離断の手順と肝静脈の露出 …… 長谷川潔 58

第Ⅱ章 胆道の手術
①内視鏡的胆道減圧法 …… 伊佐山浩通 147
②経皮経肝的門脈塞栓術 …… 大道清彦 157

第Ⅲ章 膵臓の手術
①SMA first approach …… 有田淳一 216
②膵空腸二期再建 🎥 …… 阪本良弘 228
③ホモグラフトを用いた門脈再建 …… 山本雅樹 237

第Ⅳ章 腹腔鏡下手術
①腹腔鏡下手術におけるICG蛍光法の効用 …… 河口義邦 261
②腹腔鏡下手術における安全な肝授動 …… 石沢武彰 270
③腹腔鏡下手術における安全な肝離断 …… 石沢武彰 277

第Ⅴ章 肝移植
①3Dシミュレーションによるグラフト選択基準 …… 河口義邦 292
②ドナーバックテーブルでの肝静脈再建 🎥 …… 長田梨比人，赤松延久 307

索引 …… 345

カバーに用いられている本表象は，東京大学医学部の同窓会組織である鉄門倶楽部の会章である．

略語一覧

Ant BD	anterior branch of the bile duct	前区域胆管枝
Ant HA	anterior branch of the hepatic artery	前区域肝動脈枝
Ant PV	anterior branch of the portal vein	前区域門脈枝
ARCV	accessory right colic vein	副右結腸静脈
ASPDA	anterior superior pancreaticoduodenal artery	上膵十二指腸動脈
CBD	common bile duct	総胆管
CeA	celiac artery	腹腔動脈
CHA	common hepatic artery	総肝動脈
CHD	common hepatic duct	総肝管
CyA	cystic artery	胆囊動脈
GDA	gastroduodenal artery	胃十二指腸動脈
IMV	inferior mesenteric vein	下腸間膜静脈
IPDA	inferior pancreaticoduodenal artery	下膵十二指腸動脈
IPDV	inferior pancreaticoduodenal vein	下膵十二指腸静脈
IRHV	inferior right hepatic vein	下右肝静脈
IVC	inferior vena cava	下大静脈
JA	jejunal artery	空腸動脈
JV	jejunal vein	空腸静脈
LGA	left gastric artery	左胃動脈
LGV	left gastric vein	左胃静脈
LHA	left hepatic artery	左肝動脈
LHD	left hepatic duct	左肝管
LHV	left hepatic vein	左肝静脈
LN	lymph node	リンパ節
LPV	left branch of the portal vein	門脈左枝
LRV	left renal vein	左腎静脈
MCA	middle colic artery	中結腸動脈
MCV	middle colic vein	中結腸静脈
MHA	middle hepatic artery	中肝動脈
MHV	middle hepatic vein	中肝静脈
MPV	main portal vein	門脈本幹
MRHV	middle right hepatic vein	中右肝静脈
PHA	proper hepatic artery	固有肝動脈
Post BD	posterior branch of the bile duct	後区域胆管枝
Post HA	posterior branch of the hepatic artery	後区域肝動脈枝
Post PV	posterior branch of the portal vein	後区域門脈枝
PSPDA	posterior superior pancreaticoduodenal artery	後上膵十二指腸動脈
PSPDV	posterior superior pancreaticoduodenal vein	後上膵十二指腸静脈
PV	portal vein	門脈
PVTT	portal venous tumor thrombosis	門脈腫瘍栓
RGA	right gastric artery	右胃動脈
RGEA	right gastroepiploic artery	右胃大網動脈
RGEV	right gastroepiploic vein	右胃大網静脈
RHA	right hepatic artery	右肝動脈
RHD	right hepatic duct	右肝管
RHV	right hepatic vein	右肝静脈
RPV	right branch of the portal vein	門脈右枝
SHV	short hepatic veins	短肝静脈
SMA	superior mesenteric artery	上腸間膜動脈
SMV	superior mesenteric vein	上腸間膜静脈
SpA	splenic artery	脾動脈
SpV	splenic vein	脾静脈
SVC	superior vena cava	上大静脈
UP	umbilical portion of the portal vein	門脈臍部

第 I 章
肝臓の手術

肝臓の手術

1 転移性肝癌に対する右肝切除

適応とポイント

大腸癌肝転移の治療においては外科的切除を主軸としたmultidisciplinary approachが重要である[1]．近年では奏効率の高い抗癌剤の登場により，初診時切除不能と判断されるような症例が手術可能となるケースも多数経験されるようになり，外科的切除の果たすべき役割はますます大きくなっている．肝転移症例はそもそもStage IVであるがゆえに術後再発も多いが，切除可能である限り再肝切除を繰り返すことが最終的な生存の改善に寄与する可能性が報告されている[2]．したがって大腸癌肝転移の治療においては，将来的な再肝切除の術式のオプションを残すという意味で，原発性肝癌とは異なり，部分切除の組み合わせによるparenchymal-sparing hepatectmyが望ましい．しかし，多発転移症例や主要血管へのinvasionを伴うケースではmajor hepatectomyが必要となる場合もある．大腸癌肝転移に対する術式の決定は，手術の根治性と安全性，そして将来的な治療への影響のバランスを考慮してなされるべきである．

現病歴と術前画像

70歳代男性．検診発見の下行結腸癌に対し，他院で結腸左半切除を施行された．この際，肝S7/8境界に右肝静脈(RHV)への浸潤を伴う2 cm大の肝転移が認められ，原発巣術後にFOLFOX4による化学療法が開始された．しかし，副作用により化学療法は3コースで中止となり，以後転移巣は急速増大．外科的切除依頼で紹介となった．初診時肝転移巣はS7/8に存在する5 cm大の病変とそれに接する10 cm大の転移巣が互いに塊をなすように存在しており，右肝静脈および前・後区域Glisson鞘への浸潤が認められ，根治的に右肝切除が必要と考えられた．しかし，化学療法の影響による肝予備能の低下(ICG-R15 17％)があり，予定残肝も小さいことから，門脈塞栓術施行後に切除の方針となった．

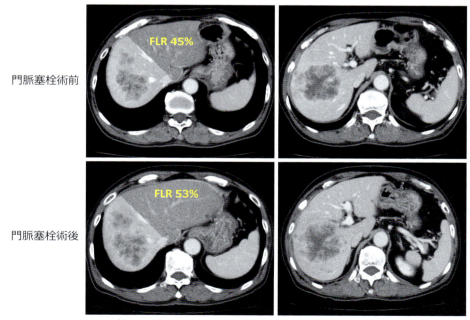

FLR : future liver remnant，予定残肝

肝門個別処理による定型的右肝切除

6時間36分／200 mL

■ 開腹所見

前回の結腸切除の術創を一部利用した逆L字切開で手術を開始．正中創は大きな腹壁瘢痕ヘルニアを形成しており内部に高度な腸管の癒着が認められた．安全に剥離するため先に横切開部で腹腔内へ到達し，視野を広げたうえで正中創のヘルニア内容を丁寧に剥離した．腹水・播種は認めず．肝は肉眼的に正常肝．肝円索を腹壁近傍で結紮切離し，剣状突起を切除．横切開部は第10肋間に入り，肋間筋を5 cm程切開することにより非開胸で十分な視野を展開した．

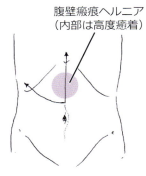
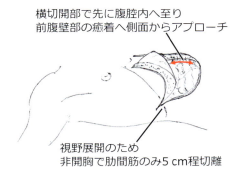
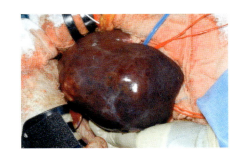

術者コメント
術野展開の方法は様々あるが，逆L字切開の場合，剣状突起を切除する，肋軟骨を外す，肋間筋を切るなどの工夫によって非開胸でも十分な視野を取ることができる．

■ 術中超音波検査

まず術中超音波検査を施行．非造影(fundamental)超音波，ソナゾイドによる造影超音波とも new lesion の描出はなし．右肝には既知の3つの腫瘍が図のように一塊となって存在していた．腫瘍は前区域 Glisson 鞘を左側へ圧排し，RHV は腫瘍に巻き込まれていた．腫瘍は中肝静脈(MHV)に一部近接するも明らかな浸潤を疑う所見はなし．以上より予定通り右肝切除を行う方針とした．

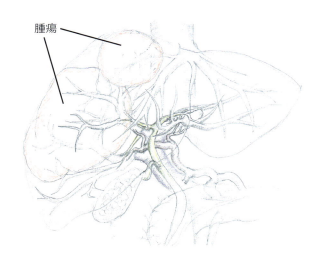
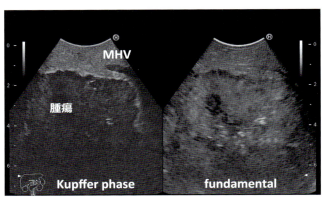

I. 肝臓の手術

■ 右肝の授動

　右肝の尾側より三角靱帯・冠状間膜，肝結腸間膜を切開し，bare areaにアプローチ．肝と副腎の間は先に1-0 silkを通しておき，電気メスにて切離した．下右肝静脈は2-0 silk＋3-0 Ti-Cronにて二重結紮切離した．短肝静脈の処理を進め，下大静脈（IVC）前面を十分に露出．発達したsuperficial right hepatic vein（SRHV）が存在していたため下大静脈靱帯の処理は後回しとした．肝上部にて肝静脈根部を露出し，RHV-MHV間でIVC前面を剥離．RHVをテーピングできる状態にしておいた．

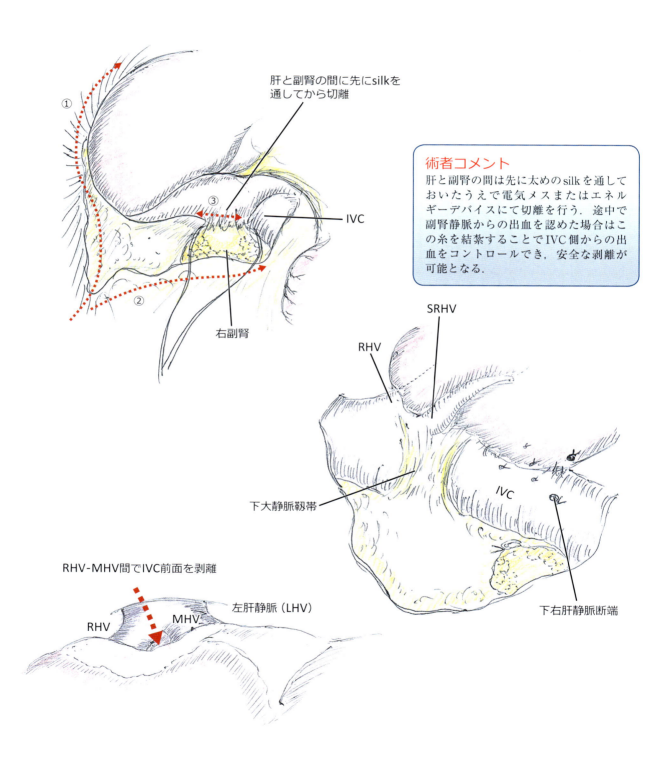

術者コメント
肝と副腎の間は先に太めのsilkを通しておいたうえで電気メスまたはエネルギーデバイスにて切離を行う．途中で副腎静脈からの出血を認めた場合はこの糸を結紮することでIVC側からの出血をコントロールでき，安全な剥離が可能となる．

■ 肝門処理

　胆摘を施行し，総胆管右側にてまず右肝動脈（RHA）をテーピング．これを末梢に剝離していき，前区域枝，後区域枝をそれぞれテーピングした．深部で後区域門脈枝をテーピング．超音波で後区域門脈枝の塞栓部はテーピングされた部より1 cm程奥に存在することを確認．RHAを3-0 silkを用いて二重結紮切離した．前区域門脈へのアクセスをよくするため前区域枝を図のごとく個別に結紮切離してこれを後区域枝から離しておいた．後区域門脈枝は根部にて2-0 silk＋3-0 Ti-Cronを用いて二重結紮切離した．肝門深部の視野がよくなったところで門脈本幹，前区域枝をテーピングした．超音波にて前区域門脈枝の塞栓状況を確認し，十分な縛り代があることを確認ののち，根部にて2-0 silk＋3-0 Ti-Cronを用いて二重結紮切離した．

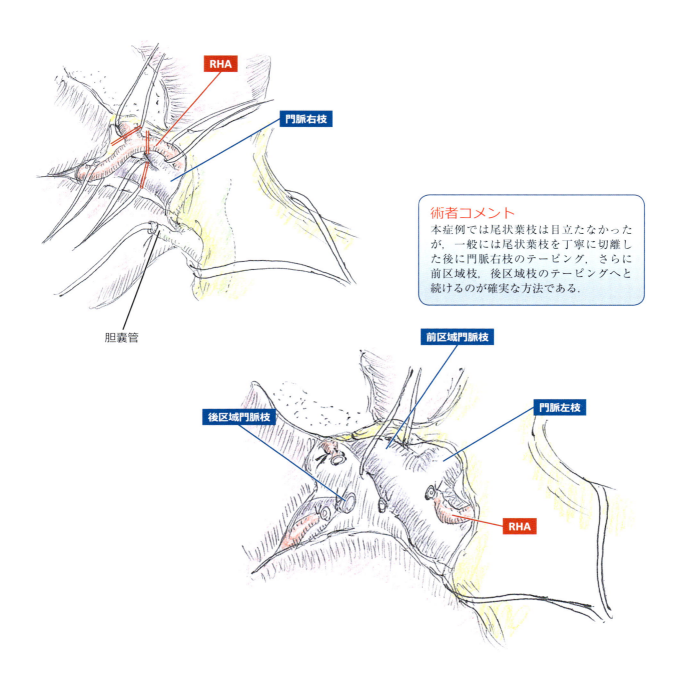

術者コメント
本症例では尾状葉枝は目立たなかったが，一般には尾状葉枝を丁寧に切離した後に門脈右枝のテーピング，さらに前区域枝，後区域枝のテーピングへと続けるのが確実な方法である．

I．肝臓の手術

肝静脈切離

発達したSRHVを含んだ下大静脈靱帯は肝側を結紮ののち，IVC側を血管鉗子でクランプして切離．断端を4-0 Pronovaを用いて連続縫合閉鎖した．その深部でRHVを剥離しテーピングした．肝側・IVC側ともに血管鉗子をかけてこれを切離し，断端をそれぞれ4-0 Pronovaを用いて連続縫合閉鎖した．

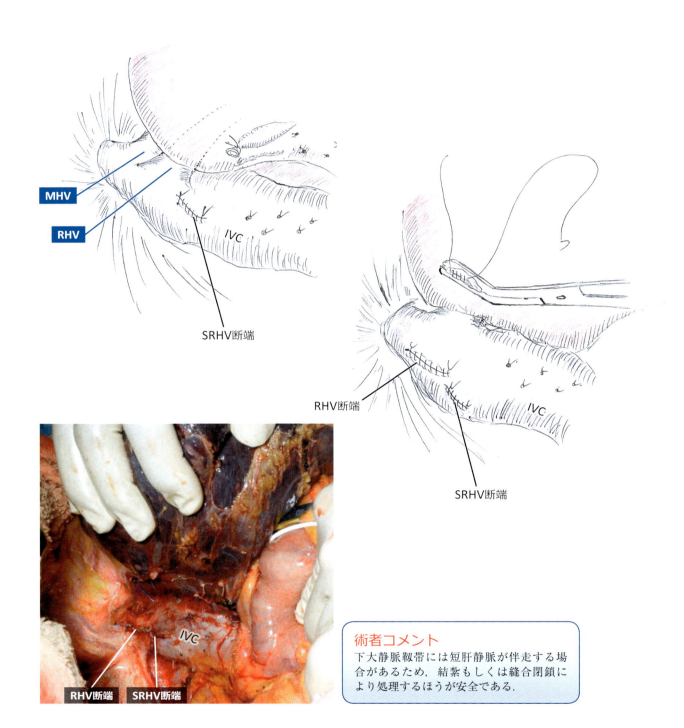

術者コメント
下大静脈靱帯には短肝静脈が伴走する場合があるため，結紮もしくは縫合閉鎖により処理するほうが安全である．

1. 転移性肝癌に対する右肝切除

■ 肝離断

　ハイドロコートン 100 mg を静注し，肝表の demarcation line をマーキング．Pringle 法下に clamp crushing 法を用いて肝離断を開始した．MHV 分枝を末梢で同定し，これを中枢側へ追いかけながら離断面に MHV を露出．V5, V8 枝を結紮切離していき，肝門板が十分露出したところで右側の肝門板をクランプし，胆道造影を施行．左肝管が問題なく描出されることを確認した．血管鉗子をかけた部よりも 5 mm 程末梢で肝門板を切離し，断端を 5-0 PDS にて連続縫合閉鎖した．視野がよくなったところで IVC 前面まで離断を行い肝離断を完了．検体を摘出した．

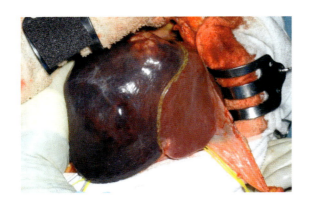

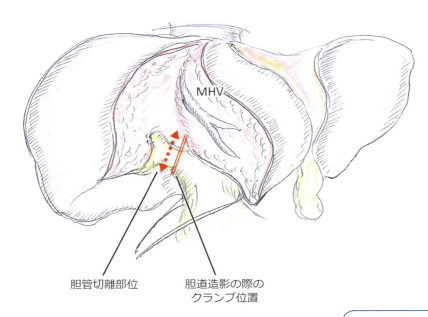

胆管切離部位　　胆道造影の際のクランプ位置

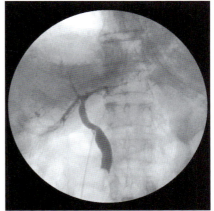

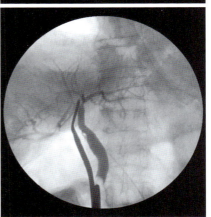

> **術者コメント**
> Glisson 鞘一括処理による右肝切除では前区域・後区域枝のレベルで Glisson 鞘を処理することが推奨されている．しかし，本症例のように腫瘍が Glisson 鞘根部に近接する場合には Glisson 鞘を二次分枝レベルで処理できない場合がある．術中透視によって胆道造影を施行することで，安全に一次分枝レベルで切離ラインを決定することができる．

Ⅰ．肝臓の手術

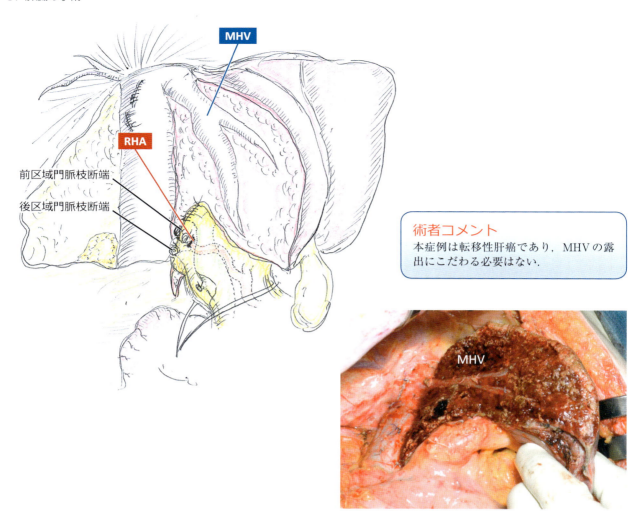

術者コメント
本症例は転移性肝癌であり，MHVの露出にこだわる必要はない．

■ 胆道造影，止血・閉腹

　胆道造影を再度施行し，左肝管が狭窄なく温存されていることを確認した．止血を確認し，胆汁リークテストを行って肉眼的な胆汁漏のないことを確認した．腹腔内を洗浄し，離断面にフィブリン糊を塗布した．右側腹部より離断面へ向けて24 Frドレーンを1本留置．肝門にセプラフィルムを敷き，層々に閉創した．

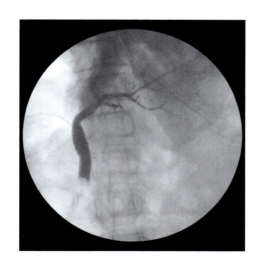
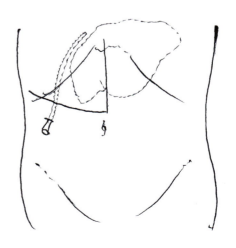

8

病理診断

Metastatic liver cancers, multiple, from colon adenocarcinoma.

65×65×100 mm大，55×35×25 mm大の2個の白色充実性の分葉状腫瘍が認められる．切離断端までの距離は7 mmで陰性であった．

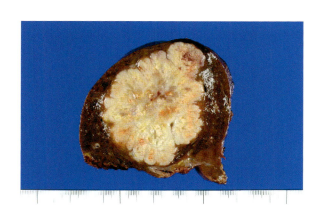

術後経過

術後は特に合併症なく経過し，第1病日にドレーン抜去．第9病日に軽快退院した．術後補助療法としてmFOLFOX6療法を9コース施行した．術後8ヵ月時点で右肺上葉S3に単発の肺転移が認められ，胸腔鏡下右肺上葉部分切除施行．その後，補助療法としてS-1 8サイクル施行した．肝切除から2年7ヵ月時点で無病生存中である．

まとめ

化学療法関連肝障害を有する大腸癌肝転移症例に対して門脈塞栓術後に右肝切除術を行った1例である．孤発性の肺転移再発の切除を行ったが，肝切除から2年7ヵ月時点で無病生存している．

術式のポイントは，以下2点である．

1) 右肝を先に十分授動し，肝門処理に加えて，可能であれば肝静脈を先行処理しておくこと．
2) 術中胆道造影により，不用意な胆管損傷を避けること．

門脈塞栓症例で門脈枝の処理の際に塞栓部で誤って結紮してしまわないよう，縛り代の有無を先に術中超音波で確認することも大切である．

文献

1) Adam R et al：The oncosurgery approach to managing liver metastases from colorectal cancer：a multidisciplinary international consensus. *Oncologist* **17**：1225-1239, 2012
2) Oba M et al：Discrepancy between recurrence-free survival and overall survival in patients with resectable colorectal liver metastases：a potential surrogate endpoint for time to surgical failure. *Ann Surg Oncol* **21**：1817-1824, 2014

（進藤潤一，谷　圭吾，阪本良弘）

流儀・勘どころ　　肝臓の手術①

肝切除における視野の確保

皮切の選択

逆L字切開（図1）を基本とし，症例に応じて適宜皮切の増減を行っている．この皮切の利点は肝のあらゆる部位に対応可能であること，必要に応じて第9肋間で開胸を加えることにより右肝を胸腔側から挙上でき，出血のコントロールや横隔膜との癒着剥離（図2），良好な視野での肝の背側へのアプローチ（図3）が可能となることが挙げられる．肝移植レシピエント手術においても，同様のアプローチで対応可能である．

一方，左肝の部分切除や外側区域切除では正中切開部分のみでも十分切除可能であるし，S7の切除や右肝静脈根部付近の部分切除では，正中創を加えず，左半側臥位にて第8肋間または第9肋間にて右胸腹連続斜切開を置くことで，十分な視野での切除が可能となる．

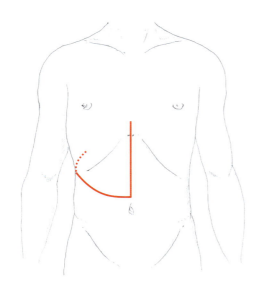

図1　逆L字切開
心窩部より臍上4〜5 cmまで正中切開のうえ，第9肋間へ向けて切り上がる横切開を加える．開胸を加える場合はこのまま創を延長すればよい．

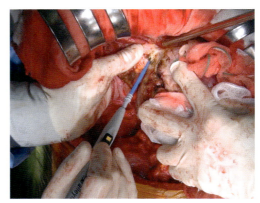

図2
胸腔側に挿入した術者左手で右肝を挙上し，母指で横隔膜に緊張をかけることで，横隔膜との高度の癒着を安全に剥離できる．

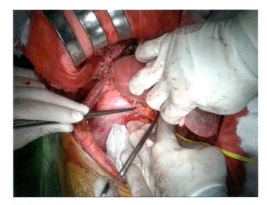

図3
開胸を加えると，肝の背側の視野とアクセスが良好となる．

術野をさらに広げるためのひと工夫

逆L字切開を基本とする視野展開において，術野を最大限に広げるコツを紹介する(図4)．

①腹直筋と剣状突起の間の軟部組織を切離する

剣状突起や胸骨への腹直筋付着部をきちんと切離しておくと，肋骨弓の可動域が増し，視野展開が容易になる．

②剣状突起を切除する

剣状突起の大きさ，形は個人差が大きい．必要に応じてこれを切除し，背側の腹膜を心嚢付近まで切開すると肝の頭側の視野が格段によくなる．

③肋骨弓・肋間筋を切離する

第9肋間で肋骨弓を離断し，第10肋骨上縁に沿って肋間筋を5 cm程度切離しておくことで，開胸を行わなくても肋間が開き，視野が広がる．不十分な場合は胸骨近傍で肋骨弓をさらに離断すると可動域を大きくすることができる．

④Kent鉤のかけ方を調整する

Kent鉤を用いる場合，その展開の方向が重要である．逆L字切開の場合，通常は患者の右肩上，左脇下に支持棒を立て，右側のリトラクターは右肋骨弓に，左側のリトラクターは正中創左側にかけて創を牽引する．支持棒は患者の腹部より握りこぶし1個分程度腹側に突き出すくらいの高さにしておくのがよい．あまり支持棒が高いと創縁が斜め上方へ牽引されてしまい，かえって術野が深く・狭くなる．

⑤開胸する

①〜④の工夫でも視野展開が不十分な場合は，創を延長し，第9肋間で開胸を加える．この際，皮膚切開を大きく延長することよりも，胸腔内で肋間筋を後腋窩付近まで十分切離することが良好な視野を得るためのポイントである．

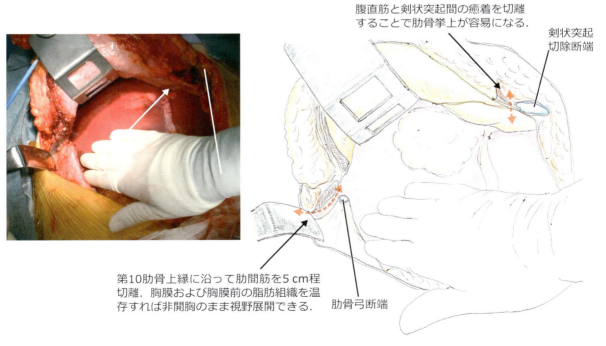

腹直筋と剣状突起間の癒着を切離することで肋骨挙上が容易になる．

剣状突起切除断端

第10肋骨上縁に沿って肋間筋を5 cm程切離．胸膜および胸膜前の脂肪組織を温存すれば非開胸のまま視野展開できる．

肋骨弓断端

図4

(進藤潤一)

肝臓の手術

2 転移性肝癌に対する左肝切除

適応とポイント

　尾状葉を除いた解剖学的な左肝(S2, 3, 4)の容量は全肝容量のおよそ30％程度を占める．当科では幕内基準[1]を遵守して手術適応を決定している．左肝切除では60％以上の残肝容量を確保することが可能で，ICG-R15値が20％未満であれば門脈塞栓術などを行わずに施行可能な術式である．

　左肝切除は尾状葉(Spiegel葉)を温存する一般的な左肝切除と尾状葉の合併切除を伴う左肝切除に大別される[2]．それぞれ肝離断面が異なり，中肝静脈を露出した後に，前者ではArantius管腹側，後者では下大静脈前面に向かって肝臓を離断することになる．肝門処理は，当科では個別処理を基本としている[3]．

　本項では転移性肝癌に対する基本的な左肝切除について解説する．

現病歴と術前画像

　60歳代女性．発熱を主訴に当院を受診し，精査の結果，S状結腸癌，同時性肝転移を指摘された．S状結腸癌による閉塞性腸炎を合併していたため，準緊急的に腹腔鏡補助下S状結腸切除＋D3郭清を施行した．K-rasは野生型だった．同時性肝転移(計3個：S2/3 径10 cm，S4 径1.8 cm，径0.7 cm)に対してEXPERT試験(KRAS野生型切除可能大腸癌肝転移に対する第Ⅲ相ランダム化比較試験：UMIN00007787)に参加し，FOLFOX＋cetuximabによる術前化学療法を6コース行い，腫瘍の縮小を得た後に切除を行った．術前のICG-R15値は9.0％であった．腫瘍は外側区域に位置しているが，本来の腫瘍は中肝静脈や肝円索に近接しており，左肝切除を選択した．

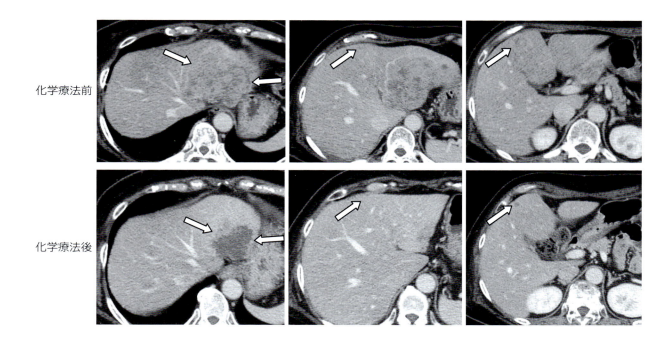

2. 転移性肝癌に対する左肝切除

肝門個別処理による定型的左肝切除

7時間00分／750 mL

■ 開腹所見

　逆L字切開で開腹した．内臓脂肪は多量で，肝は明らかにblue liver像を呈していた．肝外側区域S2に周囲横隔膜周囲結合組織も引き込むような5 cmの転移（T1）を認めたほか，S4にも7 mm程の転移を触知した（T2）．転移巣はいずれも化学療法が奏効して縮小したことが明らかだった．腹水なし，腹膜播種も認めなかった．

　膵頭部や横行結腸を授動して十分な視野を確保したのち，肝全体を授動した．右肝は副腎の手前まで，左肝は外側区域を授動したのち，Arantius管を切離し左肝静脈の根部を露出した．

　非造影およびソナゾイドによる造影術中超音波（IOUS）を行った[4]．主腫瘍（T1）とS4（T2）の2個の腫瘍の他に，fissural vein沿いに非造影USでhigh，造影USのKupffer phaseでhypoを呈する腫瘍（T3），および肝表面の小さな腫瘍（T4）を認め，転移個数は4個と診断した．

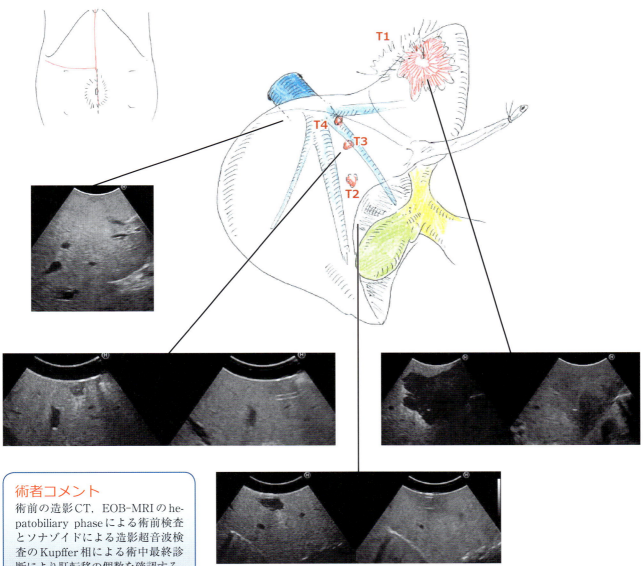

術者コメント
術前の造影CT，EOB-MRIのhepatobiliary phaseによる術前検査とソナゾイドによる造影超音波検査のKupffer相による術中最終診断により肝転移の個数を確認する．

I. 肝臓の手術

■ 肝十二指腸間膜剥離

① 型のごとく胆摘を施行した．

② 肝十二指腸間膜を切開してA2＋3，A4，門脈左枝の順にテーピングを行った．門脈左枝から分岐したP1を1本結紮切離した．動門脈のクランプテストののち，A4，A2＋3，門脈左枝の順に二重に結紮切離した．

③ 肝門板の立ち上がり部分を剥離してGlisson鞘左枝全体をテーピングした．続けて胆道造影を行い，胆管のテストクランプを行って，左肝管切離予定部分には，総肝管まで十分な距離が保たれていることを確認した．左肝管を血管鉗子で把持のうえ切離し，断端は5-0 Proleneの連続縫合で閉鎖した．

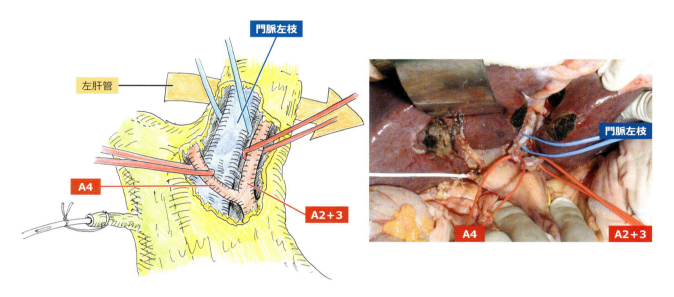

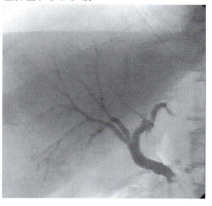

左肝管クランプ前

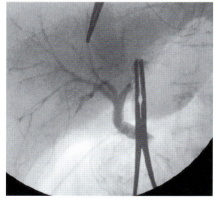

左肝管クランプ後

術者コメント
左肝管のテーピングが難しい場合は，肝離断の途中でテーピングを行い切離してもかまわない．

術者コメント
胆管切離で最も気を付けるべき点は左肝管に合流する後区域胆管を損傷しないことである．Spiegel葉よりも門脈臍部側で切離すれば安全であるが，極力胆道造影を施行する．

■ 肝離断線設定

　　流入血の完全遮断後も blue liver であるために阻血域の描出不良だった．そこでインドシアニングリーン（ICG）溶液を 0.5 mL 静注し，近赤外線カメラで観察すると右肝のみが造影され，左右肝の境界を明確に同定することができた．この境界に沿って離断線を設定した．

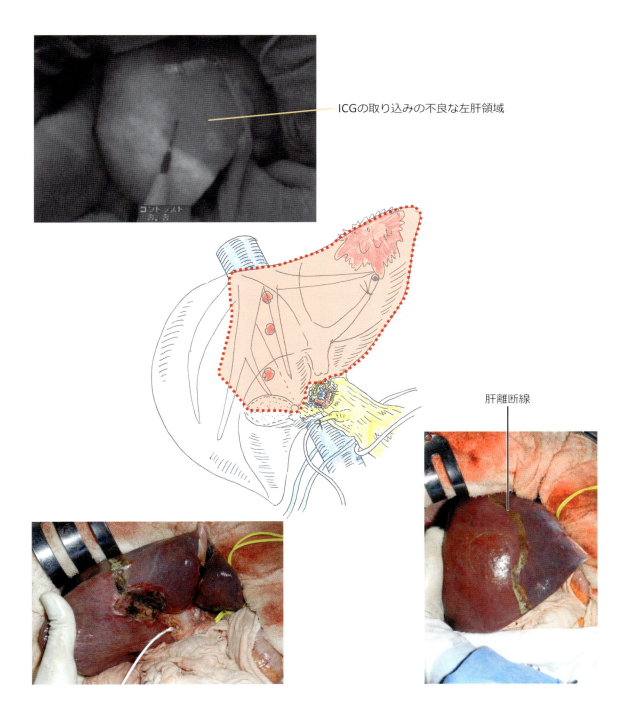

ICGの取り込みの不良な左肝領域

肝離断線

I．肝臓の手術

肝離断

① Pringle法下にclamp crushing法を用いて肝離断を開始した．露出される脈管は結紮あるいはLiga-Sure Small Jawを用いて閉鎖した．肝実質は化学療法の影響で非常に脆く，また肝静脈のback flowも中等度に多いため，肝離断は困難であった．V4を3本切離して中肝静脈（MHV）の前面に至り，その頭側および背側の離断を進めた．Back flowの軽減目的に，途中から下大静脈（IVC）のハーフクランプを併用し，出血は軽減されたが，それでも肝離断は容易でなかった．

② MHVに対する腹側からのアプローチは出血を伴うため，外側区域の肝実質を離断して左肝静脈（LHV）を露出してテーピングした．血管鉗子でLHV把持したうえで断端は4-0 Pronovaの連続縫合で閉鎖し，続いてfissural veinも同様に連続縫合で閉鎖した．

③ LHVおよびfissural veinを切離後，再度MHVとの連続部分を離断し，標本を摘出した．Pringle時間は70分でIVCハーフクランプ時間は30分だった．

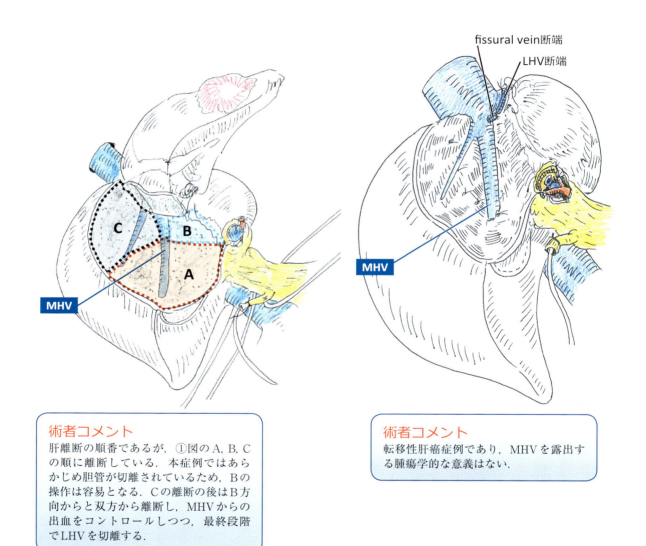

術者コメント
肝離断の順番であるが，①図のA, B, Cの順に離断している．本症例ではあらかじめ胆管が切離されているため，Bの操作は容易となる．Cの離断の後はB方向からと双方から離断し，MHVからの出血をコントロールしつつ，最終段階でLHVを切離する．

術者コメント
転移性肝癌症例であり，MHVを露出する腫瘍学的な意義はない．

■ 洗浄,誘導,閉腹

　　胆嚢管から挿入した胆道造影チューブを用いて胆汁リークテストを施行し,リークを認めた部分を6-0 Proleneで縫合閉鎖した.

　　腹腔内を温生食3,000 mLで洗浄し,肝離断面やGlisson鞘露出部分にはフィブリン糊を計3 mL塗布した.右横隔膜下に24 Frドレーンを挿入し,閉腹した.

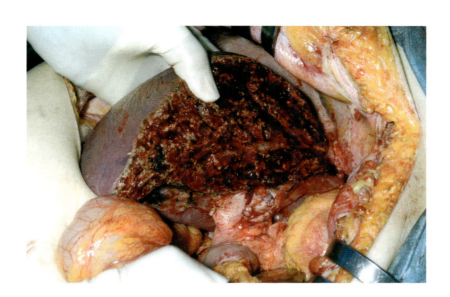

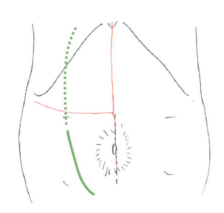

病理診断

Adenocarcinoma metastatic to the liver, negative surgical margin (T1-T4).
Steatosis, sinusoidal dilatation of the liver.

T1-T4として提出された4個の腫瘍は病理学的にはS状結腸癌の肝転移として矛盾しない所見であった．腫瘍の大部分は壊死していたが，辺縁を主体にviableな腫瘍細胞が認められた．背景の肝組織には化学療法の影響と考えられる脂肪化，類洞拡張を認めた．

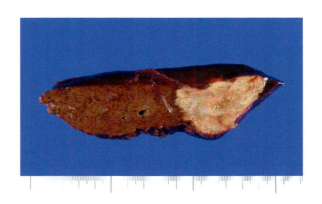

術後経過

胆汁漏を認めず，ドレーンは第1病日に抜去した．順調に経過し第11病日に退院した．

本人の希望により術後補助化学療法は行わなかった．術後3ヵ月目に肝S6に単発の肝転移を認めたため，肝S6部分切除を施行した．初回肝切除後10ヵ月，再肝切除後7ヵ月経過した時点で無再発生存中である．

まとめ

S状結腸癌同時性肝転移に対して，術前化学療法後に左肝切除を施行した症例である．
術式のポイントは，以下3点である．
1) 右肝を挙上することで肝離断時の出血をコントロールできるよう，右肝を授動しておくこと．
2) 尾状葉を温存する際には，門脈臍部起始部付近で門脈左枝を確保，処理すること．
3) 解剖学的にはMHVが全長にわたって露出されること．

文献
1) Makuuchi M et al：Surgery for small liver cancers. *Semin Surg Oncol* **9**：298-304, 1993
2) 幕内雅敏, 長谷川博, 山崎 晋：肝左葉切除術の要点—とくに左尾状葉温存術式について. 手術 **39**：1095-1102, 1985
3) Kokudo N, Aoki T：Hepatic hilar transection method for liver surgery (with video). *J Hepatobiliary Pancreat Sci* **19**：9-14, 2012
4) Takahashi M et al：Contrast-enhanced intraoperative ultrasonography using perfluorobutane microbubbles for the enumeration of colorectal liver metastases. *Br J Surg* **99**：1271-1277, 2012

（阪本良弘, 谷 圭吾）

肝臓の手術②

安全で効率的な肝授動

肝授動は，安全な肝切除を行うために不可欠な手技である．操作に際して問題となる解剖学的変異は少なく，手順・助手との連携を定型化することで，安全に肝授動を行うことができる．

肝上部下大静脈の露出

鎌状間膜を肝臓寄りで切離していくと，下大静脈に近づくに従い鎌状間膜が左右に広がり，肝静脈根部との間は疎な結合織のみになる．肝に沿って丁寧に電気メスで剥離を進め，右肝静脈と中左肝静脈共通幹を同定する．この操作の際，第一助手は左手で肝を尾側に牽引し，術野を展開する．

右肝授動

①肝腎間膜の切離

図1のように，第一助手が右手で右肝下面を頭側に，左手で右腎を尾側に牽引し，肝腎間膜を広く展開する．術者は，下大静脈右縁から右三角間膜まで電気メスで漿膜を切離する．

②右冠状間膜の切離

第一助手は，滑り止めにガーゼを用いながら両手で肝を把持し，やや腹側に持ち上げるようなイメージで左側に肝を牽引する．術者は，冠状間膜を切離して，肝臓寄りで電気メスを用いて無漿膜野を剥離する．

③右三角間膜の切離

第一助手は，図1と同様に肝を頭側腹側に，右腎を尾側に牽引し，術者が肝外側の右三角間膜を切離する．

④右副腎の剥離

腫瘍の局在が下大静脈に近い場合や，右外側区域・右肝切除を行う場合は，右副腎の剥離も必要となる．まず，下大静脈の右側壁を副腎の頭尾側で露出させる．術者は，左手示指を副腎頭側で下大静脈と副腎の間に入れ，

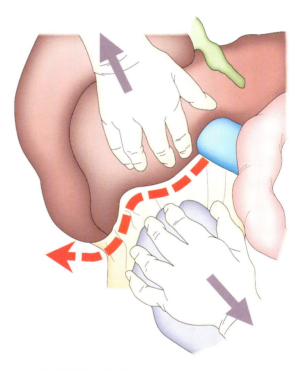

図1 肝腎間膜の切離

これを目指して尾側から下大静脈壁に沿って剥離を進める．鉗子が通れば糸を通し，これを牽引しながら電気メスで副腎と肝の間を剥離する．出血時には通した糸を結紮し出血をコントロールする．

右副腎が肝と癒着する部分は副腎の外側1/3であるため，癒着の少ない内側から剥離を進めるのがコツである[1]．副腎内側からの剥離の際に，短肝静脈が副腎静脈に流入する症例[2]，右下肝静脈が同部を走行する症例があり，注意を要する（図2）．

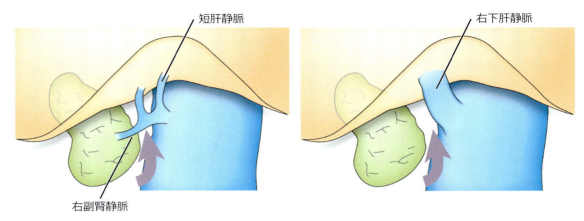

図2　副腎内側剥離の際に注意すべき静脈の走行

⑤短肝静脈の処理

　短肝静脈の処理は尾側から進め，太さに応じて下大静脈側の処理を確実に行うことが重要である．右肝静脈のテーピングや切離が必要な場合は，下大静脈靱帯を結紮切離する[3]．

左肝授動

　左肝を尾側に牽引して，左冠状間膜を広げながら電気メスで肝臓寄りで間膜を切離する．左三角間膜は，異所性胆管が走行する場合があるため結紮切離する．次いで，術者の左手で肝外側区域を腹側に起こして，残った冠状間膜を下大静脈側に切離し，左肝静脈根部を確認する．この視野で，左肝とSpiegel葉との間にArantius管の走行が透見できるので必要に応じてArantius管を結紮切離する．

尾状葉の授動

　小網を肝付着部で切開し，Spiegel葉を露出する．術者は，左手でSpiegel葉を腹側に持ち上げるイメージで右側に牽引し，尾側から下大静脈との間の漿膜を頭側に切離する．下大静脈靱帯を結紮切離すると，視野が開け，Spiegel葉背側の短肝静脈の処理が容易になる．

文献
1) 幕内雅敏ほか：肝切除のための開腹法と肝遊離．臨外 **43**：832-834, 1988
2) 吉田　修ほか：副腎の手術．消外 **20**：1177-1183, 1997
3) Makuuchi M et al：Extrahepatic division of the right hepatic vein in hepatectomy. *Hepatogastroenterology* **38**：176-179, 1991

（三瀬祥弘）

肝臓の手術

3 肝細胞癌に対する肝前区域切除

適応とポイント

　肝前区域切除術は，前区域に限局した肝細胞癌症例，前区域のGlisson鞘に浸潤した転移性肝癌，肝内胆管癌などに対して適応となる術式である[1〜3]．解剖学的肝切除術の中でも技術的に最も困難な術式のひとつであり，major hepatic veinを含む2つの大きな平面，すなわち中肝静脈（MHV）に沿ったmain portal fissureと右肝静脈（RHV）に沿ったright portal fissureを完全に離断することになり，離断面積は解剖学的肝切除の中で最大となる．したがって，肝離断中の出血コントロールが特に重要となる．

現病歴と術前画像

　60歳代男性．糖尿病性腎症のために近医で透析治療を行っている．経過観察中の造影CTで肝細胞癌と診断された．肝炎ウイルス検査は陰性である．

　既往症に20年来の糖尿病の他に，腎不全，糖尿病性網膜症，腰部脊柱管狭窄症，アレルギー症を認める．

AFP 0.8 ng/mL，PIVKA-II 349 mAU/mL，ICG-R15 2.2%．
CT volumetryによる肝前区域の容量は22.0%であった．

造影CT早期相

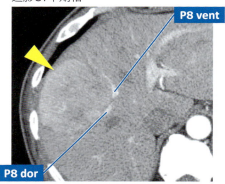

肝S8に単発のわずかに早期濃染される径7 cmの腫瘍を認める．P8 ventralとP8 dorsalの門脈枝に近接している．

造影CT晩期相

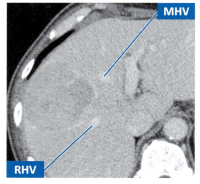

晩期相では腫瘍内部の造影効果は低下し，wash outされている．MHVやRHVには接していない．

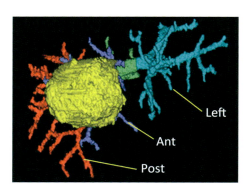

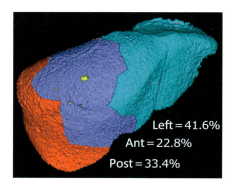

I. 肝臓の手術

肝門個別処理による定型的肝前区域切除

6時間50分／180 mL

■ 開腹，第9肋間開胸

逆L字型の皮膚切開で開腹し，腫瘍径が7 cmと大きいため，右側では第9肋間で開胸を加えて，良好な視野を確保した．肝の色調は透析の影響のためか暗赤色であるが，性状は軟らかく，肝機能は良好であると思われた．

ソナゾイドを用いた術中超音波（IOUS）を施行すると腫瘍はよく濃染され，Kupffer phaseでhypo-echoicに描出された．主腫瘍以外の部分に濃染像や抜けを認めなかった．

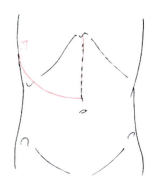

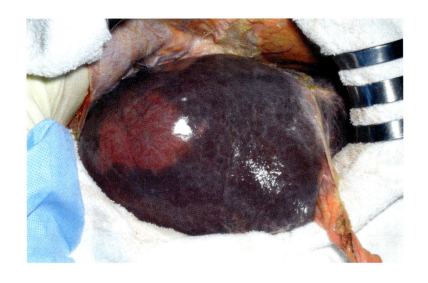

術者コメント
RHV付近の肝離断を行う際に，特に大きな肝腫瘍の切除の場合は右開胸を加えておいたほうが視野が良好で安全性が高い．

■ 肝授動

肝鎌状間膜，左右三角間膜，肝腎間膜，右副腎などをそれぞれ慎重に剥離した．下大静脈からも右肝を授動すると下右肝静脈および中右肝静脈を認めたが，これらを温存しつつその頭側でRHVにテーピングを行った．

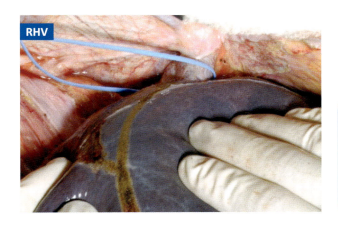

術者コメント
肝前区域切除ではRHVとMHVが肝離断面に露出される．RHVにはテーピングをして，右肝も十分に授動しておいたほうが，離断中に左手を用いて視野を展開しやすい．

■ 肝門処理

① 胆嚢を摘出した．
② 肝十二指腸間膜右側を剥離して右肝動脈（RHA）を同定し，テーピングを行い，続けて前区域枝（Ant HA），後区域枝（Post HA）にテーピングを行った．Post HA のやや末梢部分から A5 が分岐しており，これは結紮切離した．
③ 次に門脈右枝を剥離してテーピングし，続けて前区域門脈枝（Ant PV）をテーピングした．P6 の 1 本が独立して臓側面を走行しており，P6 および後区域門脈枝（Post PV）にテーピングを行った．

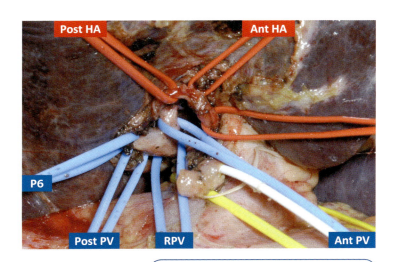

術者コメント
肝門個別処理法において，肝動脈の剥離・テーピングは可能だが，門脈の分岐は様々であり，末梢で分岐しているときは必ずしも結紮切離ができるとは限らない．肝門の深部で門脈を損傷するのは極めて危険であり，無理に追求する必要はない．

■ 肝離断線設定

テストクランプを施行後に前区域の動門脈を結紮切離した．肝表面に demarcation line が現れてマーキングしたのち，腫瘍を露出させないように IOUS 下に肝離断線を改めて設定した．胆嚢管から胆道造影用チューブを挿入して，術中の胆道造影に備えた．

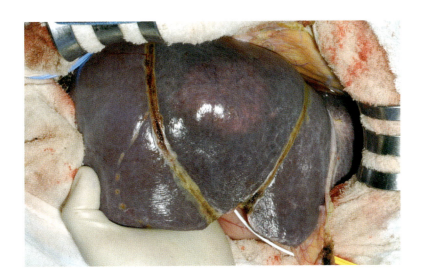

術者コメント
肝門処理後に肝表面に現れた阻血域に本当に腫瘍が含まれているか否かは IOUS で再度確認する必要がある．腫瘍が複数の区域にまたがって存在することも多い．

I．肝臓の手術

■ 肝離断（前半）

① Pringle法下にclamp crushing法で肝離断を開始した．露出される脈管は結紮切離するかLigaSure Small Jawで閉鎖後に切離した．肝静脈からのback flowはほとんど認めなかった．まずはMHVの本幹を露出させるように肝離断を進めた．深部で出血を認めたので，V8の処理は後に行うこととした．

② 次に前区域Glisson鞘（Ant G）の根部に向かって腹側から肝を離断した．Ant GおよびG6のそれぞれにテーピングを行い，術中造影を行い，Ant Gにクランプを施行後も後区域胆管が良好に描出されることを確認した．この後，Ant Gを刺通結紮を含めて根部で二重に結紮切離した．

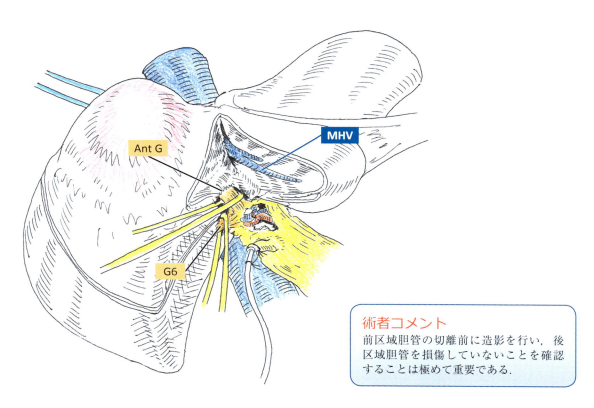

術者コメント
前区域胆管の切離前に造影を行い，後区域胆管を損傷していないことを確認することは極めて重要である．

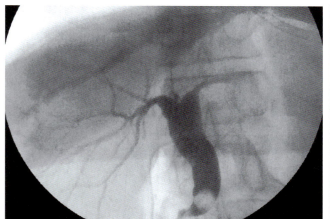

造影すると後区域胆管のみ造影された．

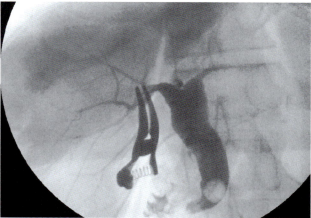

前区域Glisson鞘にクランプを行った後も後区域胆管の描出が良好なことを確認した．

肝離断（後半）

③ Ant Gの切離後はRHVを露出しながら，Ant GとRHVの間の尾状葉下大静脈部の肝実質を離断し，下大静脈方向へ離断を進めた．RHVに前区域からドレナージされる枝を結紮切離し，テーピングしてある根部までの剥離を進めた．

④ 再度，MHVからアプローチし，V8を結紮切離した．最後に残った尾状葉肝実質を離断して，標本を摘出した．

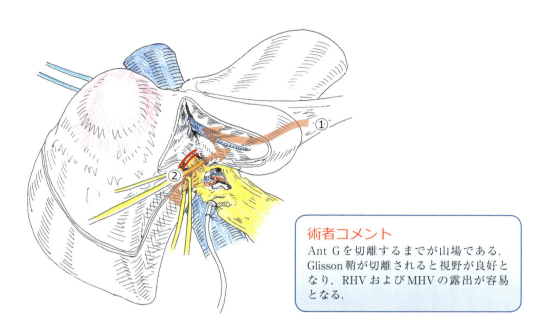

術者コメント
Ant Gを切離するまでが山場である．Glisson鞘が切離されると視野が良好となり，RHVおよびMHVの露出が容易となる．

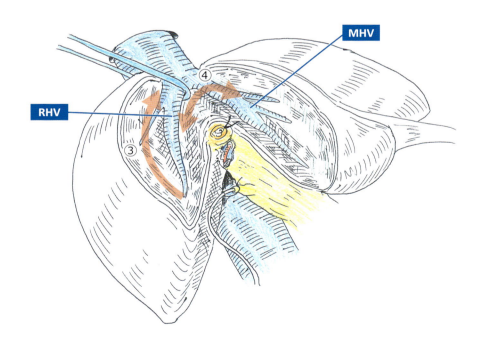

I. 肝臓の手術

■ 止血，胆汁リークテスト

止血を十分に確認後，胆汁リークテストを行ったところ，G6からエアリークを認めたため，5-0 Proleneでこれを縫合閉鎖した．

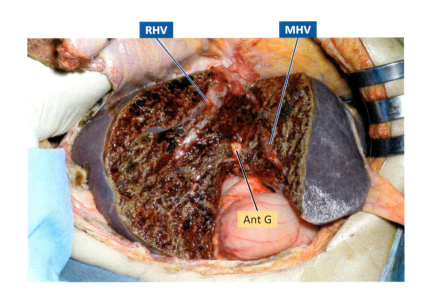

■ 洗浄，ドレーン留置，閉腹

腹腔内を温生食2,000 mLで洗浄．フィブリン糊3 mLを肝離断面に塗布．16 Fr胸腔ドレーン（下図，黒線）を1本，および24 Frドレーン（下図，緑線）を肝離断面に1本留置して，閉胸・閉腹した．

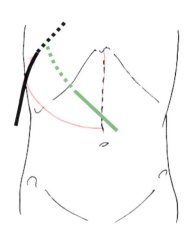

病理診断

Moderately differentiated hepatocellular carcinoma, simple nodular type (70×63×45 mm).
eg, fc(+), fc-inf(+), sf(+), s0, vp1, vv0, va0, b0, im0, negative surgical margin.

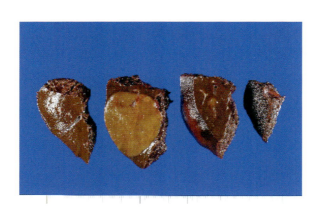

術後経過

術後に胆汁漏を認めたがまもなく軽快し，第8病日にドレーンを抜去した．透析を再開し，第20病日に軽快退院した．術後4年半経過し，無再発生存中である．

まとめ

糖尿病性腎不全を合併した透析中の患者に認めた7cm大の肝細胞癌に対する肝前区域切除の一例を示した．

術式のポイントは，以下3点である．
1) 腫瘍径が大きい場合の肝前区域切除では右開胸を加えて良好な視野を確保する．
2) 前区域Glisson鞘の切離前には必ず胆道造影を行い，後区域Glisson鞘の損傷を避けるように十分に注意する必要がある．
3) 肝切離面にはMHVとRHVを根部まで露出する．

文献

1) Makuuchi M et al：Personal experience of right anterior segmentectomy (segments V and VIII) for hepatic malignancies. *Surgery* **114**：52-58, 1993
2) DeMatteo RP et al：Anatomic segmental hepatic resection is superior to wedge resection as an oncologic operation for colorectal liver metastases. *J Gastrointest Surg* **4**：178-184, 2000
3) Billingsley KG et al：Segment-oriented hepatic resection in the management of malignant neoplasms of the liver. *J Am Coll Surg* **187**：471-481, 1998

（阪本良弘，伊藤橋司）

流儀・勘どころ 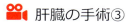 肝臓の手術③

系統的な肝切除における肝門個別処理

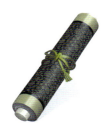

肝門個別処理とGlisson鞘一括処理

　Glisson鞘一括処理[1]は手技がシンプルだが，Glisson鞘のテーピングを行う際に多少とも出血を伴い，尾状葉枝の存在のためにテーピング自体が難しい場合がある．また右のGlisson鞘の一括処理は総胆管や左肝管を巻き込む恐れがあり，禁忌とされている．一方，個別処理はどのような症例にも適応しうる一方，手間がかかり，Glisson鞘内での動脈や門脈の剥離時の損傷に注意する必要がある．
　また，二次分枝のGlisson鞘一括処理の胆管の切離ラインは個別処理に比べてより末梢となるため，腫瘍が肝門に近接している場合には個別処理を選択するほうがよい．
　本項では，代表例として左肝切除と右肝切除について詳細を述べる．

視野展開と脈管剥離の原則

　Glisson鞘の漿膜を切開し，結合織を剥離し，① 肝動脈，② 門脈，③ 胆管の順に剥離を進める．① 肝動脈は内膜損傷を予防するために直接鑷子で持たず，テーピングをかけて軽く牽引するか周囲の結合織を鑷子で持って剥離する．早めにテーピングを施し，肝動脈沿いに剥離を進めると効率的である．② 門脈剥離では尾状葉枝を先行処理することが左右門脈枝を安全にテーピングするための重要なポイントとなる．肝門部での門脈損傷は止血が難しいため，慎重に行う．③ 胆管は実際はGlisson鞘から動門脈を剥離した残りの組織である．動門脈の切離後は左右あるいは前後区域の胆管を含んだGlisson鞘を比較的容易にテーピングすることができる．肝離断前に胆管切離ができれば肝実質離断の視野展開がよくなるが，難しい場合は無理せずに肝実質離断中に行えばよい．肝動脈と門脈は切離前にテストクランプを行い，胆管切離時は術中胆道造影を行うことが原則である．

左肝切除

　術前に左肝動脈が左胃動脈から分岐する変異がないか確認しておく．また，中肝動脈（A4）が門脈左枝臍部のレベルで左肝動脈から分岐するのか，肝門で左肝動脈と独立して分岐するのかを確認しておく．

①左肝動脈剥離

　尾状葉切除症例では図1のAのラインで，尾状葉温存症例ではBのラインで漿膜切開を置く．固有肝動脈から左肝動脈にかけては視触診で認識できることが多いので，走行をよく確認しておく．

②門脈左枝剥離

　動脈の背側を剥離すると門脈本幹あるいは門脈左枝が認識できる．尾状葉切除症例では尾状葉枝を切離して門脈左枝根部から本幹を広く露出することで安全に結紮切離できる（図2）．尾状葉温存症例ではP2分岐を確認して，そのすぐ中枢側でテーピングすることで尾状葉枝が温存できるが（図3），クビが短く安全な結紮切離ができないと判断した場合は，温存にこだわらず処理してしまってよい．

③左肝管剥離

　肝実質離断前の剥離が困難な場合は無理しなくてよい．肝実質離断開始後，左肝門板が現れたら頭背側方向へ実質を十分に離断すると確保が容易である．尾状葉切除の場合にはSpiegel葉と尾状突起の間の肝実質を肝門付近まで十分に行っておくとよい．

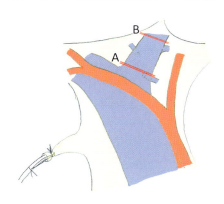 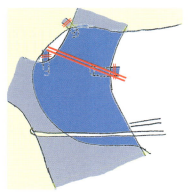 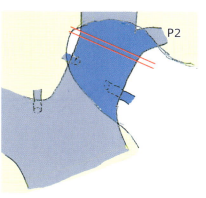

図1　左肝切除時の処理ライン
A：尾状葉切除時，B：尾状葉温存時

図2　尾状葉切除時の門脈結紮ポイント

図3　尾状葉温存時の門脈結紮ポイント

右肝切除

① 右肝動脈剝離

図4のライン上で漿膜切開を置く．右肝動脈の多くは総肝管背側を走行する[2]ため，胆嚢管を腹側に牽引しながら結合織を剝離すると総肝管右背側で右肝動脈が確認できる．わかりづらいときは胆嚢動脈を中枢に追求してもよい．

② 門脈右枝剝離

右肝動脈の頭側・背側に剝離を進めると門脈右枝壁を同定できる．背側のリンパ組織を切離して視野を拡大する．尾状突起に向かう尾状葉枝は門脈右枝テーピング時に引っかけて出血すると厄介であるため，発見したら結紮切離しておく．総胆管背側に存在する厚いリンパ組織を奥に向かって切離していくと門脈本幹の右側壁が露出するので，これをテーピングして頭側へ剝離を進めることで門脈右枝を確保してもよい．

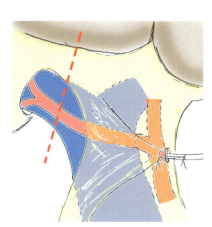

図4　右肝切除での漿膜切開ライン

③ 右肝管剝離

Glisson鞘一括の要領で右胆管をテーピングする．肝実質離断中に剝離するときは，左肝切除のときと同様に頭側と背側の肝実質を十分に離断しておくのがコツである．

文献

1) Takasaki K：Glissonean pedicle transection method for hepatic resection：a new concept of liver segmentation. *J Hepatobiliary Pancreat Surg* **5**：286-291, 1998
2) Imamura H et al：Anatomical keys and pitfalls in living donor liver transplantation. *J Hepatobiliary Pancreat Surg* **7**：380-394, 2000
3) Yamane T et al：Intrahepatic ramification of the portal vein in the right and caudate lobes of the liver. *Acta Anat(Basel)* **133**：162-172, 1988
4) Kokudo N, Aoki T：Hepatic hilar transection method for liver surgery(with video). *J Hepatobiliary Pancreat Sci* **19**：9-14, 2012

（有田淳一）

肝臓の手術

4 肝細胞癌に対する肝後区域切除

適応とポイント

　肝後区域切除は，後区域を主座とする肝細胞癌症例や腫瘍が後区域Glisson鞘に近接した症例で，ICG-R15値が20％未満の場合に適応となる．

　肝細胞癌治療アルゴリズムでは肝障害度A，腫瘍数1個の症例では肝切除もしくは焼灼療法が推奨され，さらに腫瘍径が3 cmを超えれば肝切除のみが推奨治療となる[1]．肝切除では系統的切除が推奨される．これは5 cm以下の肝細胞癌の担癌区域の顕微鏡学的な門脈侵襲が40％，肝内転移が30％に確認されたことに基づき[2]，生存率においても系統的切除の優位性が報告されている[3,4]．

　本項では，後区域に存在する3.5 cmの肝細胞癌に対して定型的な肝後区域切除を紹介する．当科では肝門は個別処理を行い，肝離断中に胆管や末梢側動門脈を含めた後区域Glisson鞘を切離している．出血のコントロールにはPringle法や下大静脈のハーフクランプを随時活用している．太い下右肝静脈のない場合，後区域切除後には右肝静脈（RHV）が肝離断面に長く露出されることになる．

現病歴と術前画像

　40歳代男性．検診でHBsAg陽性を指摘され，慢性B型肝炎の診断にて半年前からエンテカビルを内服していた．腹部超音波にて肝後区域に径35 mmの腫瘍を指摘され，CT・MRIの所見から古典的肝細胞癌と診断され，肝後区域切除の方針となった．

　術前画像シミュレーションで計算した後区域volumeは438 mL，全肝の31.6％であり，ICG-R15値は正常なので，後区域切除は安全に施行できると判断した．

ICG-R15 6.4%.
腫瘍マーカー：AFP 5 ng/mL，AFP L3分画0.5%．PIVKA-II 292 mAU/mL.

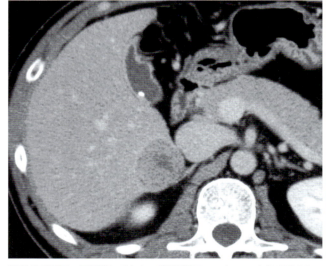

術前造影CT：早期相でhigh，晩期相でwash outされるS6の円形腫瘤を認めた．

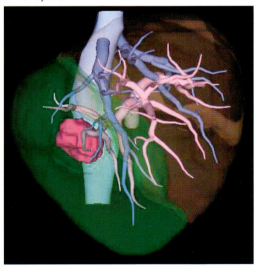

術前シミュレーション画像での後区域（緑色）と腫瘍（赤色）

4. 肝細胞癌に対する肝後区域切除

肝門個別処理による定型的肝後区域切除

8時間00分／990 mL

■ 開腹所見

　　J字切開で開腹後，第9肋間から右開胸した．腹水や播種を認めなかった．肝表は凹凸不整で辺縁はやや鈍化していた．術前診断通り，肝後区域に30 mm大の腫瘤を認めた．

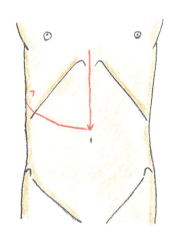
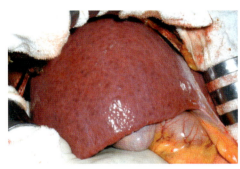
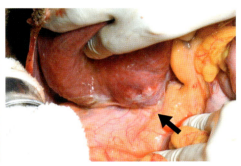

■ 右肝の授動（1）

① 右肝を愛護的に挙上すると同時に，右腎を引き下げて右肝臓側面を展開し，下大静脈（IVC）壁を目標にして，肝腎間膜を切離した．腫瘍の近傍では病変からやや離れて切離を進めた．
② 右三角間膜を切離後，頭側へ向かって裸地の剥離を十分進めた．
③ 尾側の剥離終了後に，右肝を左側・尾側に引き下げ，右側から横隔膜との剥離を行った．
④ 副腎の尾側と頭側でIVCの右側壁が確認できるまで剥離を行い，先端が鈍なペアン（肝臓を割るペアン）を通して1号silkで副腎をテーピングした．副腎を結紮し，肝との境界を電気メスで切離した．
⑤ 右横隔膜下にタオルを2枚挿入した．

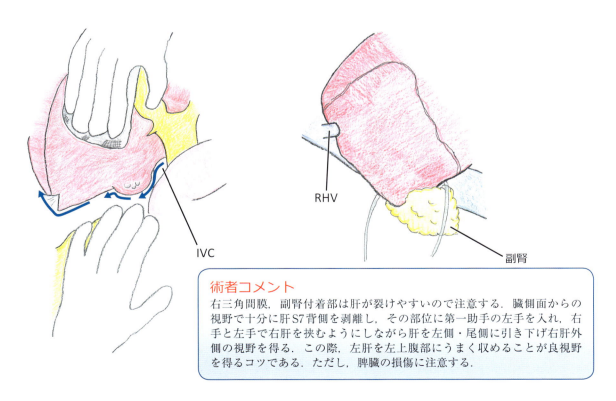

術者コメント
右三角間膜，副腎付着部は肝が裂けやすいので注意する．臓側面からの視野で十分に肝S7背側を剥離し，その部位に第一助手の左手を入れ，右手と左手で右肝を挟むようにしながら肝を左側・尾側に引き下げ右肝外側の視野を得る．この際，左肝を左上腹部にうまく収めることが良視野を得るコツである．ただし，脾臓の損傷に注意する．

I. 肝臓の手術

■ 術中超音波

　病変は径29 mmのhaloを伴うモザイク状の腫瘤として確認され，後区域門脈枝（Post PV）がP6とP7に分岐する部位と近接していた．続いてソナゾイド懸濁液を1 mL静注して造影超音波を施行した．病変がvascular phaseで良好に造影され，Kupffer phaseで染まり抜けることを確認した．Kupffer phaseで全肝を観察し他病変がないことを確認した．

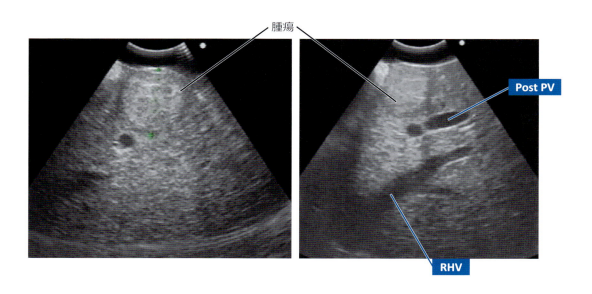

■ 胆嚢摘出

　胆嚢頸部周囲の漿膜切開を行い，胆嚢管と胆嚢動脈を剝離露出した．胆嚢動脈を結紮切離し，底部側から胆嚢床の剝離を行った．最後に胆嚢管を2-0 silkで結紮切離し胆嚢を摘出した．胆嚢管断端近傍を約半周切開しバルーン付き胆道造影チューブを5 cm挿入し，2-0 silkで結紮固定した．

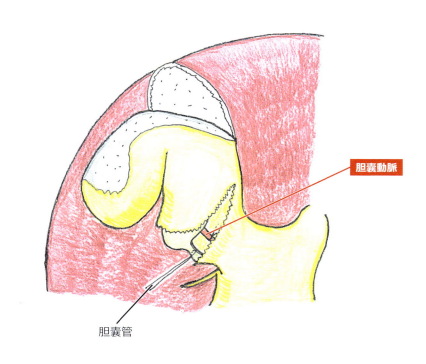

4. 肝細胞癌に対する肝後区域切除

■ 肝門処理

① 胆嚢動脈断端から中枢方向に向かって剥離を進め，右肝動脈（RHA）を剥離露出，テーピングした．さらに末梢側で後区域肝動脈枝（Post HA），前区域肝動脈枝（Ant HA）をテーピングした．

② 肝十二指腸間膜右側背側の漿膜を広く切開し門脈本幹を剥離露出，テーピングした．末梢側へと剥離露出を進め，背側に分岐する尾状葉枝を1本結紮切離した．門脈右枝（RPV），Post PV，前区域枝（Ant PV）の順にテーピングした．最後に引き算の形で門脈左枝（LPV）をテーピングした．

肝動脈の剥離・露出

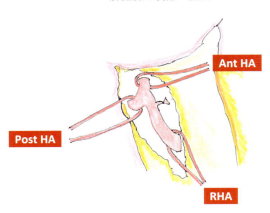
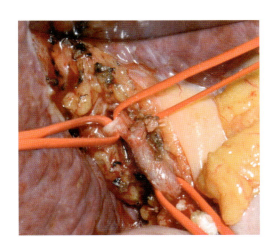

門脈の剥離・露出

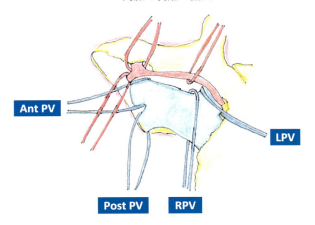
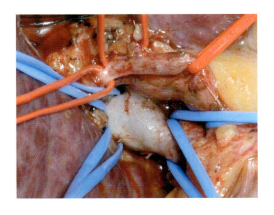

術者コメント
Ant PV と Post PV の股の部分で尾状葉枝を損傷すると止血が困難である．周囲の剥離を十分に進めておき，枝の根部の剥離は最後に行う．

I. 肝臓の手術

■ 後区域肝動脈，後区域門脈枝の切離

後区域の動門脈をクランプしエコーで前区域の動門脈血流が保たれていることを確認した．前後区域の境界にdemarcation lineが出現したため，これを電気メスでマーキングした．臓側面では阻血域は胆嚢床のすぐ右側まで延びていた．Post HAを3-0, 4-0 silkで二重結紮切離した．Post PVの中枢側は3-0 silk結紮，4-0 Ti-Cron刺通結紮，末梢側（切除側）は血管鉗子で挟み切離，4-0 Ti-Cron連続往復縫合で閉鎖した．

クランプテスト

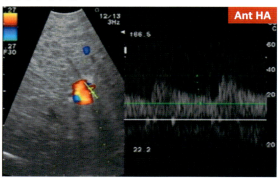
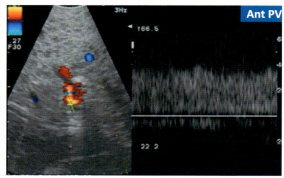

後区域肝動脈・門脈の切離

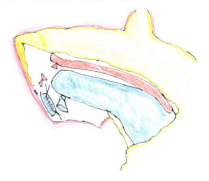

> **術者コメント**
> 門脈の残り側は余裕を持って結紮処理を行う．切除側は血管鉗子で押し付け気味に挟み，なるべく首をとって連続縫合でしっかり止血する．

demarcation line

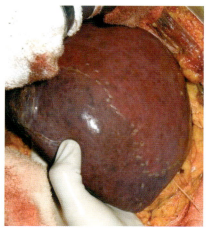
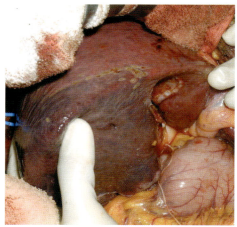

■ 右肝の授動（2）

　尾側から短肝静脈を結紮切離し処理を進めた．1本やや太い短肝静脈を認めたため，肝側は2-0 silk結紮・3-0 Ti-Cron刺通結紮で，IVC側は血管鉗子を押し付け気味に挟み4-0 Ti-Cron連続縫合で閉鎖した．下大静脈靱帯は電気メスで切離可能であった．RHVをテーピングした．

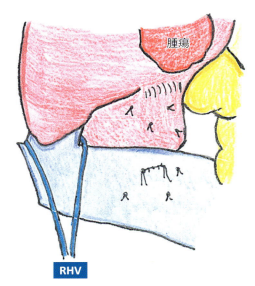

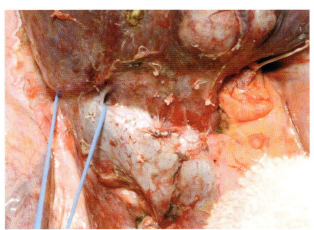

I．肝臓の手術

■ 肝離断

　肝離断はPringle法下にペアンを用いたclamp crushing法でLigaSureを併用して行った．離断が進むにつれ，肝静脈からの出血が目立つようになったため，途中で肝下部下大静脈をテーピングし，離断の後半はIVCハーフクランプを併用した．総Pringle時間は108分，IVCハーフクランプ併用時間は52分であった．

① 肝S5とS6の境界から離断を開始．まずRHV末梢枝を露出した．横隔膜面・臓側面それぞれ同程度に離断を進めた．
② 離断面がある程度定まってきたところでRHVを前区域側に残しながら中枢側へと露出していった．横隔膜面を中心に離断を進め，途中で後区域側に伸びるV6を結紮切離した．
③ ある程度離断面が開いてきたところでRHVの枝が裂けないように注意しながら臓側面を中心に肝の離断を進めた．後区域Glisson鞘頭側の肝実質をある程度離断してから後区域Glisson鞘をテーピング．これをブルドッグ鉗子でクランプし術中胆道造影を行った．胆管切離予定部が前区域胆管から離れていることを確認した．後区域Glisson鞘を1号silkで結紮，2-0 Ti-Cronで刺通結紮し切離した．
④ 肝門板切離後，尾側から頭側に向かって肝の離断を進め，RHVに流入するV7，superficial RHVを結紮切離．尾状葉の離断も終え，標本を摘出した．やぶれ濡れ手袋をあて，5分間圧迫止血を行った．

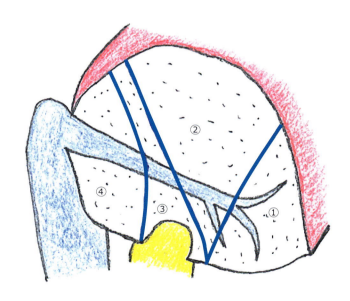

術者コメント

手順①の目的はまず離断面の方向性を定めることである．離断面の方向性が定まる前に横隔膜面，もしくは臓側面どちらかに偏って離断を進めると肝実質が裂けてしまい，思い通りの離断面にならない．

手順②はきれいに静脈を露出し離断面を開くために行う．静脈の枝が裂けないように離断を進めるためには肝静脈を長軸方向に露出していくことが重要である．離断線と静脈が直交した状態で離断を進めると静脈枝の股が裂け，うまく離断面に静脈を露出することができない．

手順③ではGlisson鞘を容易にすくうためにGlisson鞘頭側の肝実質を離断しておく．Glisson鞘を切ると離断面はさらに開き，視野はぐっとよくなる．

手順④ではRHV背側に左手を入れ，静脈出血をコントロールしながら操作を進める．

後区域Glisson鞘のテーピング，切離

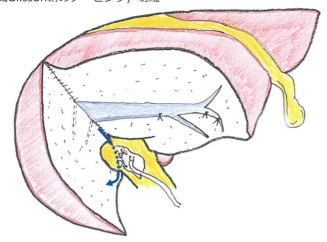

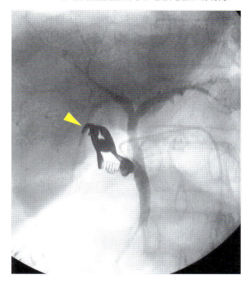

離断終了後

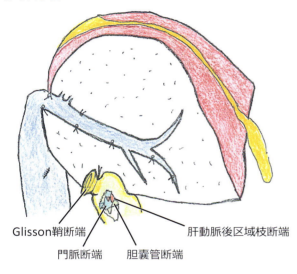

Glisson鞘断端　　　肝動脈後区域枝断端
門脈断端　胆嚢管断端

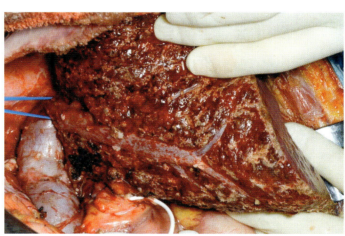

■ 洗浄，閉創

　温生食2,000 mLで洗浄し止血を確認．胆道造影チューブからエアを注入しリークテストを行った．胆汁漏がないことを確認した．肝離断面にフィブリン糊を塗布．胆道造影用チューブを抜去し胆嚢管は二重結紮切離した．

　肝離断面に24 Frドレーンを，右胸腔内に16 Frトロッカーを留置．セプラフィルムを創直下に貼付して層々に閉創し手術を終了した．

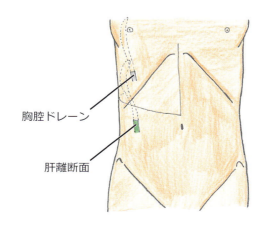

胸腔ドレーン

肝離断面

病理診断

Moderately differentiated hepatocellular carcinoma.

35×30×28 mm, simple nodular type, eg, fc(+), fc-inf(+), sf(+), s0, vp1, vv0, va0, b0, negative surgical margin(8 mm).

pT3N0M0 Stage III.

背景肝はF3/A1相当の慢性肝炎像を呈していた．

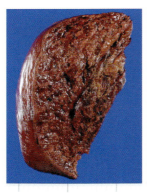
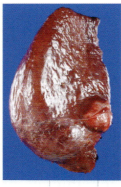
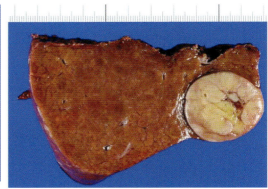

術後経過

胆汁漏は認めず，第3病日に肝離断面ドレーンを抜去した．第4病日に胸腔ドレーンは抜去．利尿薬を調整しアルダクトンA(25)2T1x内服のまま第10病日退院となった．

術1年後，肝S5径1 cmの再発に対しラジオ波焼灼術施行．

術1年半後，多発肺転移が出現しソラフェニブを内服加療．

術3年半後，肝S7径1.7 cmの再発に対しラジオ波焼灼術を施行している．

術後5年が経過した時点で肺転移再発に対し内服加療中である．

まとめ

B型慢性肝炎を背景とした肝後区域に位置する径35 mmの肝細胞癌に対して肝後区域切除を施行した1例である．

術式のポイントは，以下3点である．
1) 十分な授動と安全な肝門処理．
2) 肝離断の手順．
3) 静脈出血のコントロール．

文献
1) 日本肝臓学会（編）：科学的根拠に基づく肝癌診療ガイドライン2013年版，金原出版，東京，2013
2) Makuuchi M et al：Ultrasonically guided subsegmentectomy. *Surg Gynecol Obstet* **161**：346-350, 1985
3) Hasegawa K et al：Prognostic impact of anatomic resection for hepatocellular carcinoma. *Ann Surg* **242**：252-259, 2005
4) Matsumoto T et al：Clinical impact of anatomical liver resection for hepatocellular carcinoma with pathologically proven portal vein invasion. *World J Surg* **40**：402-411, 2016

（市田晃彦，阪本良弘）

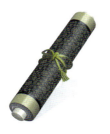

流儀・勘どころ

肝臓の手術④

肝静脈圧のコントロール方法

開腹手術における出血のコントロール

開腹肝切除術における出血のコントロールは①肝門処理，②肝門温阻血，③丁寧で損傷の少ない肝離断，④確実で迅速な脈管の閉鎖，⑤肝静脈圧のコントロール，の5点にある．

①肝門処理は肝門を剥離して動脈や門脈を個別に処理する方法と，いわゆるGlisson鞘一括処理法に分けられる．個別処理法については「流儀・勘どころⅠ-③」(28頁)を参照されたい．

②肝門温阻血はPringle法や片葉阻血法[1]に代表される肝門遮断のことであるが，15分の肝門温阻血に続く5分間の再還流法が汎用されている．正常肝では30分まで延長可能であるとする無作為化比較試験の結果もある[2]．

③④肝離断法や脈管の閉鎖については「流儀・勘どころⅠ-⑤」(49頁)を参照されたい．

肝静脈圧のコントロール

⑤肝静脈圧のコントロールには ⅰ)1回換気量の低減[3]，ⅱ)術中輸液量の制限，ⅲ)下大静脈か肝静脈のクランプ[4]，ⅳ)瀉血[5]，ⅴ)肝の挙上，ⅵ)逆Trendelenburg体位[6]，などが有効である．

肝臓外科として名のある世界の94施設に行った肝切除方法に関するアンケート結果では42施設から回答を得た[7]．肝静脈圧のコントロールに対して行っている工夫としては図1のように，選択的肝静脈遮断や下大静脈遮断が多かった．下大静脈のクランプについては無作為化比較試験の結果で否定的な報告もある．

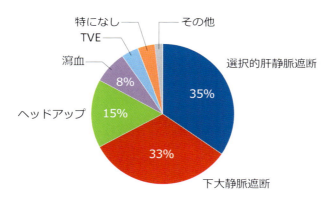

図1　肝切除方法に関するアンケート—肝静脈圧のコントロールのための工夫

しかし，Pringle法下に肝離断を開始しても，肝静脈圧が高いために，back bleedingの多い症例では，下大静脈をテーピングしてハーフクランプすることで著明に肝静脈からの出血量が減少することがある．下大静脈を強くクランプすると血圧が下がることがあるため，麻酔科医と協力して調整することが必要である．

また，ヘッドアップ(逆Trendelenburg体位)に設定することも有効である．

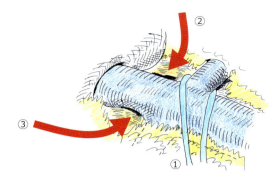

図2
① 十二指腸を授動して左腎静脈を確保する．
② 血管テープを利用してその頭側の下大静脈左側を十分剥離する．
③ 右腎静脈頭側で下大静脈右側を剥離する．

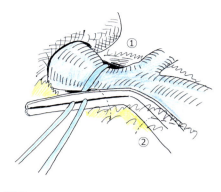

図3
① 肝下部下大静脈にテーピングを行う．ここには腰静脈はない．
② テストクランプを行って血圧の変動を確認する．

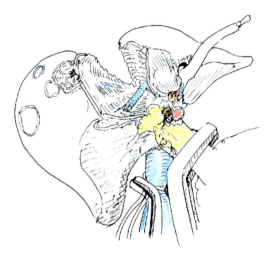

図4
① Pringle法と併用しながら肝離断を行う．
② 再還流時間帯にはペアンをデクランプする．

文献

1) Makuuchi M et al：Safety of hemihepatic vascular occlusion during resection of the liver. *Surg Gynecol Obstet* **164**：155-158, 1987
2) Esaki M et al：Randomized clinical trial of hepatectomy using intermittent pedicle occlusion with ischaemic intervals of 15 versus 30 minutes. *Br J Surg* **93**：944-951, 2006
3) Hasegawa K et al：Effect of hypoventilation on bleeding during hepatic resection：a randomized controlled trial. *Arch Surg* **137**：311-315, 2002
4) Kato M et al：Effect of infra-hepatic vena cava clamping on bleeding during hepatic dissection：a prospective randomized controlled trial. *World J Surg* **32**：1082-1087, 2008
5) Hashimoto T et al：Intraoperative blood salvage during liver resection：a randomized controlled trial. *Ann Surg* **215**：686-691, 2007
6) Yoneda G et al：Reverse Trendelenburg position is a safer technique for lowing central venous pressure without decreasing blood pressure than clamping of the inferior vena cava below the liver. *J Hepatobiliary Pancreat Sci* **22**：463-466, 2015
7) Mise Y et al：A worldwide survey of the current daily practice in liver surgery. *Liver Cancer* **2**：55-56, 2013

〈阪本良弘〉

肝臓の手術

5 混合型肝癌に対する肝中央二区域切除

適応とポイント

　肝中央二区域切除は前区域および肝S4を系統的に切除する術式であり，両区域にまたがる肝細胞癌が主な適応疾患である．前区域のGlisson鞘は根部で切離されるが，何本か認められるS4のGlisson鞘はそれぞれ切離される．前区域とS4は主に中肝静脈（MHV）によってドレナージされるため，MHVは切離可能であるが，本項で示す症例のようにS6をドレナージしている場合に温存することも可能である．

　肝前区域と並んで，離断面が広く，肝離断面には右肝静脈（RHV）が露出されるため，出血のコントロールは重要である．肝切除容量は全肝の約半分に及ぶため，高度肝硬変症例に対しては適応は難しい．

　肝中央二区域切除は1972年にMcBrideとWallaceが最初に報告し[1]，日本では1973〜1988年に行われた16例の肝中央二区域切除の成績を1989年に国立がんセンターから長谷川らが報告した[2]．対象疾患は肝細胞癌が14例で片葉阻血を用いて切除を行い，1例の在院死亡があるが6例が5年生存したと記載されている．

現病歴と術前画像

　70歳代女性．定期健康診断で行った腹部超音波検査で，肝S84に位置する直径6 cmの肝腫瘍を指摘された．肝炎ウイルス罹患歴はなく，飲酒歴もなかった．腫瘍マーカーではPIVKA-IIが251 mAU/mL，CA19-9が38 U/mLと軽度上昇していた．

　腫瘍はS84に位置しMHVとは距離が保たれており，近傍に肝内転移を疑わせる娘結節を認めていた．術前の画像診断では混合型肝癌と診断した．

　術前の画像検査でMHVがS6をドレナージしていることがわかり，MHVを温存した肝中央二区域切除の方針となった．ただし，MHVを犠牲にしても非うっ血残肝は50.5%となり当科の基準としても十分な残肝要領であると見積もられた．

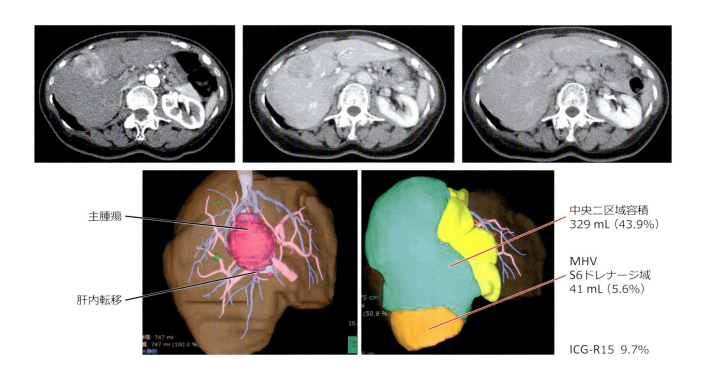

Ⅰ. 肝臓の手術

中肝静脈を温存した肝中央二区域切除

7時間20分／100 mL

■ 開腹所見

① 腫瘍が比較的大きく，肝静脈を露出する際の肝静脈根部の良好な視野を得るために，逆L字切開で開腹し，右第9肋間で開胸した．肝実質はほぼ正常肝に近い慢性肝炎の外観であり，S8④の主腫瘍の他に2個の肝内転移を認めた．

② 全肝を授動し，右副腎を剥離した．太い下右肝静脈を認めた．下大静脈靱帯を切離した．

③ 術中超音波検査ではMHVは腫瘍の浸潤を受けておらず，S6もドレナージしているため，この静脈は温存する方針とした．

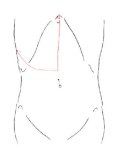

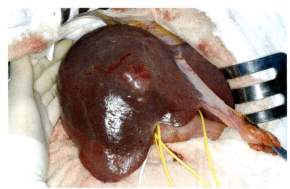
肝内転移

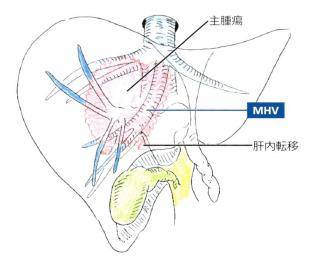

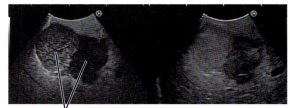
主腫瘍内に認めた
造影効果の異なる領域

> **術者コメント**
> 混合型肝癌の術前診断は難しい．ソナゾイドによる造影術中超音波検査は，肝内転移などの小腫瘍の同定にも有用で，多くの情報をもたらしてくれる．

■ 造影超音波所見

ソナゾイドを用いた造影超音波検査では，2個の肝内転移を明確に描出したほか，主腫瘍が場所によって明確に異なる造影効果を示すことが明らかとなり，衝突癌タイプの混合型肝癌が疑われた．

5．混合型肝癌に対する肝中央二区域切除

■ 肝門剥離

① 胆摘後，右肝動脈（RHA）を胆管右側で同定してこれにテーピングを行った．続いて，門脈右枝（RPV），前後区域門脈枝（Ant PV）にもテーピングを行った．この際に，尾状葉枝は結紮切離している．肝動脈の後区域枝（Post HA）が門脈の頭側から北回りに走行する破格を認めた[3]．

② 前区域の肝動脈（Ant HA）および門脈枝（Ant PV）にテストクランプを行い，後区域の血流が保たれていることを確認後，前区域の動門脈をそれぞれ結紮切離した．

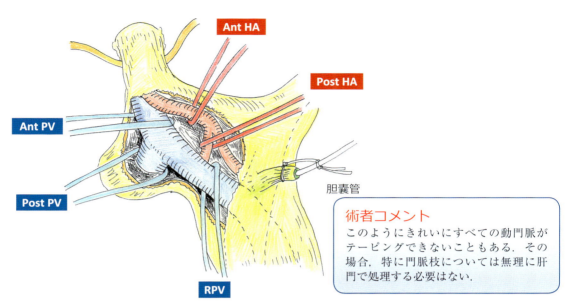

術者コメント
このようにきれいにすべての動門脈がテーピングできないこともある．その場合，特に門脈枝については無理に肝門で処理する必要はない．

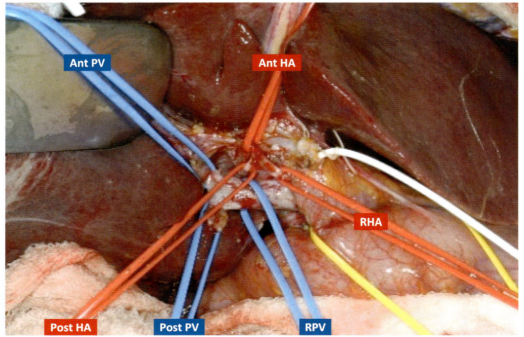

Ⅰ. 肝臓の手術

■ 前区域Glisson鞘の切離

① 前区域の肝動脈および門脈を切離後に，前区域のGlisson鞘（Ant G）を慎重にテーピングした．この際に，まず胆嚢板と呼ばれるAnt G腹側の結合組織を切離し，肝門板に連なるAnt Gを左側および右側から丁寧に剝離し，彎曲の強い鉗子を用いてテーピングした．

② この後に，胆嚢管から胆道造影を行った．Ant Gを血管鉗子で把持し，後区域の胆管枝の根部に狭窄がみられないことを確認後，前区域胆管を含むAnt Gを刺通結紮を含めて二重に結紮して切離した．

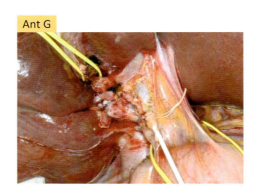

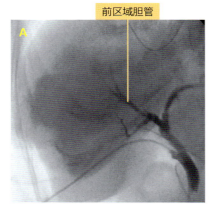
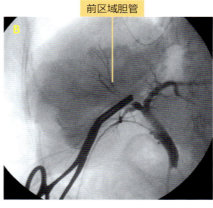
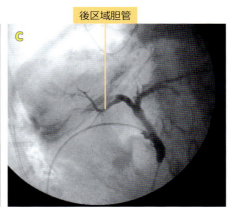

A：Ant Gのクランプ前の胆道造影写真
B：Ant Gをクランプしたときの造影写真
C：Ant Gを切離後の後区域および左肝管の造影写真

> **術者コメント**
> 胆道造影は必須であると考えている．後区域胆管の狭窄や損傷がないように特に注意が必要である．

5. 混合型肝癌に対する肝中央二区域切除

■ 肝離断（1）

① 肝表面に現れた阻血域に沿って，右側は前後区域境界，左側は肝鎌状間膜のすぐ右側に切離線を設定した．

② 肝離断はPringle法下にclamp crushing法を用いて行い，細い脈管はLigaSureで閉鎖し，3 mm以上の脈管は結紮切離した．下大静脈をテーピングし，特に前後区域間の離断に際してはハーフクランプを随時併用した．

③ まず，S4と肝鎌状間膜間を離断した．S4のGlisson鞘はすべて結紮切離した．離断を進めて，MHVの根部に至った．

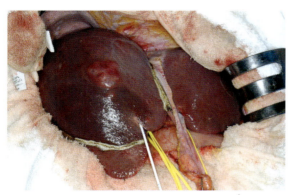
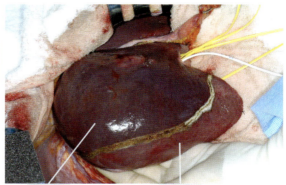

前区域　　後区域

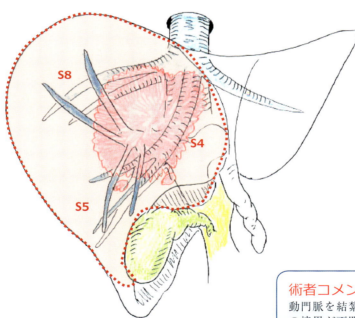

術者コメント
動門脈を結紮しても前後区域の阻血域の境界が不明瞭な場合は，右肝動脈をクランプすることで，阻血域がはっきりとわかることがある．

I．肝臓の手術

肝離断（2）

① 前後区域の境界を離断し，MHVの末梢枝を同定し，これを中枢に追求した．本患者は下右肝静脈もあるため，RHVはほぼS7のみをドレナージしていた．肝離断を頭側に進めてRHVの枝を同定してこれを下大静脈に追求した．

② Ant Gの根部はMHVの背側に位置するため，これを離断面上でMHV背側に落とすように離断した．

③ 最終的にはS5あるいはS8をドレナージするMHVの枝を結紮切離し，V8の比較的太い枝は血管鉗子で把持して切離のうえ，連続縫合閉鎖した．これにより中央二区域が完全に切除された．

Pringle時間は105分で，下大静脈のハーフクランプ時間は34分だった．

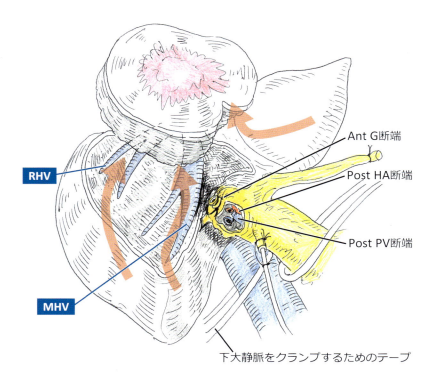

術者コメント
肝静脈からのback flowが多い場合は適宜，下大静脈をハーフクランプすることで著明に出血量を低減させることができる．ただし，血圧も低下することがあるので，麻酔医と相談しながらクランプする．

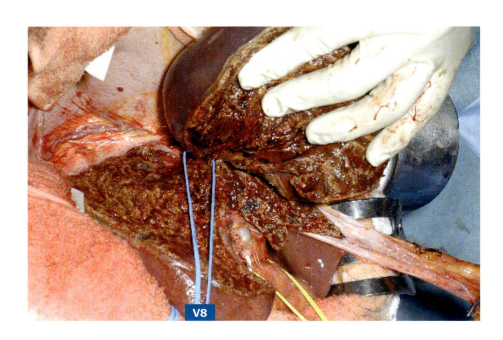

5. 混合型肝癌に対する肝中央二区域切除

■ ドレーン留置と閉腹

　胆管チューブから空気を注入して胆汁リークテストを行い，リークポイントは5-0のモノフィラメントで縫合閉鎖した．腹腔内を温生食3,000 mLで洗浄後，止血を確認しフィブリン糊を肝離断面に塗布した．

　16 Frの胸腔ドレーンを胸腔内に挿入し，24 Frのドレーンを肝離断面に挿入して閉腹した．

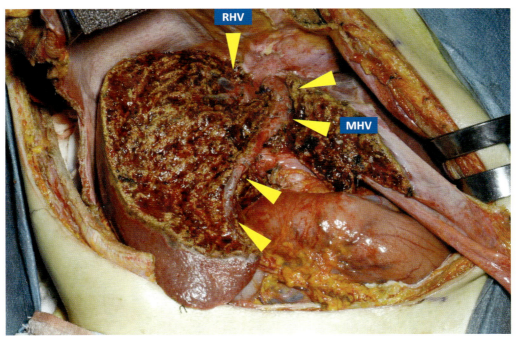

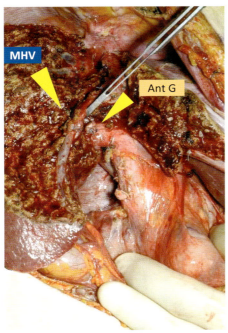

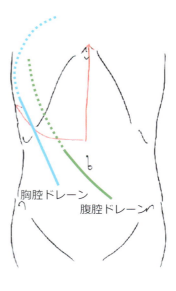

病理診断

Combined hepatocellular-cholangiocarcinoma, 3.8×3.6 cm, S4, eg, fc(+), fc-inf(+), sf(+), s0, vp1, vv1, va0, b0, im(+), sm(−), LN(0/1), CH, pT4N0M0, Stage ⅣA［原発性肝癌取扱い規約（第6版）］.

病理学的にも広義の混合型肝癌と診断された．明らかな肝細胞癌成分と肝内胆管癌成分を示していたが両者の移行像は確認されていないため，Allen-Lisaのtype B，Contiguous nodules，いわゆる衝突癌ということになる．

肝内転移結節はともに肝細胞癌成分の転移と診断された．

術後経過

術後は特に合併症なく，第11病日に軽快退院した．

術後1年で肝内再発を2ヵ所認め，再肝切除を行った．

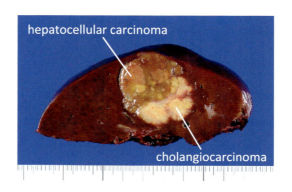

まとめ

肝S84にまたがる混合型肝癌症例に対して肝中央二区域切除を施行した．肝離断面が広く，RHV・MHVを露出・温存する系統的な切除を行ったが，出血量は100 mLと非常に少なく抑えることができた．術式のポイントは，以下3点である．

1) 肝門操作によって流入血を遮断すること．肝離断前に前区域Glisson鞘を結紮切離できれば後の操作が容易となるが，肝離断中の切離でも問題はない．
2) 後区域胆管に狭窄や損傷をきたさないためにも胆道造影は必須である．
3) 肝離断面は広いが，肝静脈圧をコントロールし，肝静脈に沿った丁寧な肝離断を行えば，出血量を少なく抑えることが可能である．

文献

1) McBride CM, Wallace S：Cancer of the right lobe of the liver：a variety of operative procedures. *Arch Surg* **105**：289-296, 1972
2) Hasegawa H et al：Central bisegmentectomy of the liver: experience in 16 patients. *World J Surg* **13**：786-790, 1989
3) Kokubo T et al：Use of a right lateral sector graft in livinig donor liver transplantation is feasible, but special caution is needed with respect to liver anatomy. *Am J Transplant* **16**：1258-1265, 2016

（阪本良弘，新川寛二）

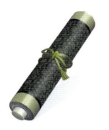

流儀・勘どころ

肝臓の手術⑤

Clamp crushing法とデバイスによる肝離断

肝離断の方法・機器

　肝離断の方法として，ペアンで肝実質を破砕し出てきた脈管を結紮切離するclamp crushing法(CC法)は出血をコントロールしやすく特別な機器も必要としないため，広く用いられている．当科ではこのCC法を中心に，ultrasonic dissector(CUSA)[1]，saline-linked radiofrequency coagulator(Dissecting Sealer)[2]，bipolar vessel-sealing device(LigaSure Precise)[3]の有用性を検討するため，過去に3つの無作為化比較試験(RCT)を行った．いずれも出血量もしくは肝離断時間を主要評価項目とし検証したが，デバイス使用群の優位性は示されなかった．コクランレビューをはじめとする過去のメタアナリシスにおいてもエネルギーデバイスを用いないclamp crushing法が肝離断のゴールドスタンダードと結論づけられた[4]．

　その後もエネルギーデバイスの開発・改良は続き，その性能は著しく向上している．本項では2012年1月に国内導入されたHarmonic FOCUS Long Curved Shearsと2011年7月に国内導入されたLigaSure Small Jawを用いた肝離断とその有用性を評価したRCT(UMIN CTR：C000008372)[5]について紹介する．

Harmonic FOCUS Long Curved Shears

　従来のモデルと比べ，組織の把持力・シーリング力が向上した．また，長さが長くなったことで深い術野においても安定した凝固・切離が可能となった[6]．

　肝離断においては太い脈管のない肝表ではアクティブブレードを肝実質につきたてるように刺入し，離断を進めることができる．また，形状が従来の手術用鉗子に近づけられており，デバイスで直接肝実質を破砕し，脈管を露出することも可能である．

LigaSure Small Jaw

　ジェネレータの改良(ForceTriad Energy Platform)により，従来より短い時間で安定したシーリングが可能となった．また，出力スイッチとカットスイッチの位置を工夫することで器具を持ち替えることなくシールした組織をそのままカットできるようになった[7,8]．

　肝離断においてはペアンを用いて露出した脈管を凝固・切離する際に使用している．

デバイスを用いた肝離断の方法に関する臨床試験の概要

他臓器合併切除や胆道再建を伴わない待機的肝切除の患者を対象とし，東京大学肝胆膵外科と日本大学消化器外科の2施設で行った[5]．

①エネルギーデバイスを用いないコントロール群（C群），②超音波凝固切開装置群（U群：Harmonicを使用），③bipolar vessel-sealing device群（B群：LigaSureを使用）の3群に最小化法を用いて1：1：1の割合で動的に患者を割り付けた．主要評価項目は肝離断中出血量，副次評価項目は肝離断時間，離断速度，術中総出血量，術後合併症率などとした．U群とB群を合わせてエネルギーデバイス群（E群）とし，まずC群とE群の間でアウトカムの比較を行った．C群とE群の比較において有意差を認めた項目においてのみ，C群・U群・B群の間で2群ごとのペアでの比較を行った．

東京大学肝胆膵外科の過去の症例において肝離断中出血量の中央値は315 mLであったが，エネルギーデバイスの使用で100 mL（約30％）出血量が減少すると仮説を立て，これを検出するために必要な症例数は全体で333例と算出され，逸脱を考慮して，最終的な目標症例数は380例とした．

380人の患者が登録され，最終的にC群116人，U群122人，B群123人について解析が行われた．肝離断中出血量はE群で中央値190 mL（範囲0～3,575 mL），C群で中央値230 mL（範囲3～1,570 mL）とE群で有意に少なかった（$P=0.048$）．

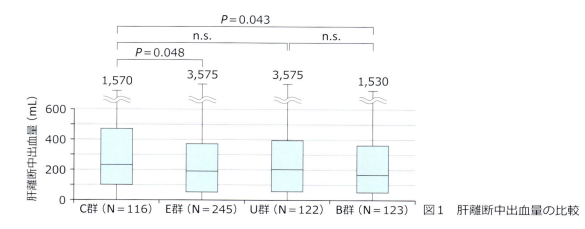

図1　肝離断中出血量の比較

肝離断速度はE群が有意に速く（$P=0.004$），Clavien-Dindo分類grade Ⅲ以上の合併症率には差を認めなかった（$P=0.242$）．ペアでの比較ではB群はC群よりも有意に離断中出血量が少なかった（$P=0.043$）．出血量の軽減は肝切除の成績向上における重要項目とされている．出血量軽減について，CC法との併用におけるエネルギーデバイスの有用性が本研究においてはじめてRCTで示された．

文献

1) Takayama T et al：Randomized comparison of ultrasonic vs clamp transection of the liver. *Arch Surg* **136**：922-928, 2001
2) Arita J et al：Randomized clinical trial of the effect of a saline-linked radiofrequency coagulator on blood loss during hepatic resection. *Br J Surg* **92**：954-959, 2005
3) Ikeda M et al：The vessel sealing system（LigaSure）in hepatic resection：a randomized controlled trial. *Ann Surg* **250**：199-203, 2009
4) Gurusamy KS et al：Techniques for liver parenchymal transection in liver resection. *Cochrane Database Syst Rev* 2009：(1) CD006880
5) Ichida A et al：Randomized clinical trial comparing two vessel-sealing devices with crush clamping during liver transection. *Br J Surg* **103**：1795-1803, 2016
6) HARMONIC FOCUS Long Curved Shears ［ETHICON web site］．〈http://www.ethicon.com/healthcare-professionals/products/advanced-energy/harmonic/harmonic-focus-long〉［Accessed July 8, 2016］
7) LigaSureTM Small Jaw Open Instrument ［COVIDIEN web site］．〈http://www.covidien.com/surgical/products/vessel-sealing/ligasure-small-jaw〉［Accessed July 8, 2016］
8) Ponsky TA et al：Experience with a new energy source for tissue fusion in pediatric patients. *J Laparoendosc Adv Surg Tech A* **19**［Suppl 1］：S207-S209, 2009

〔市田晃彦〕

肝臓の手術

6 肉眼的腫瘍栓を伴う肝細胞癌に対する肝S8系統的切除

適応とポイント

　肝細胞癌(HCC)はしばしば門脈腫瘍栓を合併し，術式や予後の規定因子となることが知られている．肉眼的腫瘍栓を伴うHCCの予後は一般的に不良であるが，根治的切除を受けた患者では比較的良好な予後が得られることが報告されている[1,2]．腫瘍栓を伴う肝癌の切除に際しては腫瘍栓を血管ごと *en bloc* に切除する手技が技術的な簡便さにおいても根治性の面でも望ましいと考えられるが，腫瘍栓を伴う肝癌症例は通常肝機能不良例が多く，拡大肝切除が困難であることも多い．またVp3，Vp4のような高度進展例ではそもそも血管を *en bloc* に切除することが困難である．そのようなケースでは血管を温存し腫瘍栓を掻き出すpeeling off techniqueが選択されるが，腫瘍栓を損傷しないように適切な手技が施行されれば，*en bloc* 切除と比較しても遜色ない成績が得られるとする報告もあり[3]，腫瘍栓を伴う肝癌に対する治療選択肢として習熟しておくべき手技のひとつである．

現病歴と術前画像

　70歳代男性．アルコール多飲を背景とする肝硬変を以前より指摘されていた．検診にてAFPの上昇を認め，精査を施行したところ肝S8に3cm大のHCCが認められた．CT，エコー上，腫瘍から伸び出す門脈内腫瘍栓がP8を完全閉塞しており，腫瘍栓先端は門脈前区域枝まで達していることが確認された(Vp2)．根治的には前区域切除が望ましいが，ICG-R15値 32%と肝予備能が悪く，S8系統的切除＋腫瘍栓摘除の方針で手術を行った．

術前CT

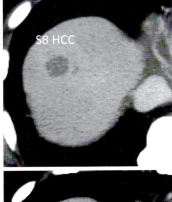

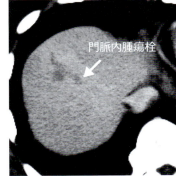

術前超音波像

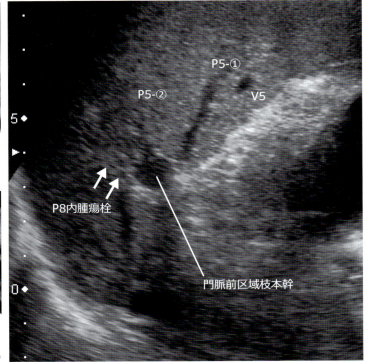

Ⅰ．肝臓の手術

門脈内腫瘍栓摘出を伴う肝S8系統的切除

4時間0分／310 mL

■ 開腹所見

　　心窩部から臍上，第9肋間方向へ向かう逆L字切開にて開腹した．腹水や播種結節なし．肝は表面不整，辺縁鈍で完成した硬変肝の所見だった．剣状突起は切除し，肋軟骨は切離せず術野を展開した．

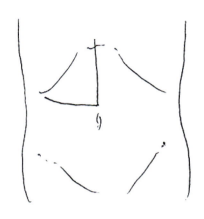
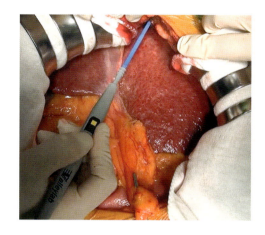

■ 授動，術中超音波検査

　　まず肝上部にて下大静脈を露出し，右肝静脈（RHV），中肝静脈（MHV）根部を明らかにした（下図①）．続いて右肝を副腎外縁のレベルまで授動し，肝十二指腸靱帯をテーピングした（下図②）．ここで非造影術中超音波（IOUS，fundamental IOUS）を施行．ソナゾイド造影IOUSではS8に3 cm大の腫瘤が描出され，ここからP8内を充満する腫瘍栓（PVTT）が伸び出し，前区域本幹に達していた（Vp2）．P5は太いものが2本存在した．新規病変は認めなかった．根治的には前区域切除が望ましいが，ICG-R15 32％の肝予備能とCT volumetryの結果から前区域切除は過大切除と考えられ，予定通り肝S8系統的切除＋腫瘍栓摘除の方針とした．

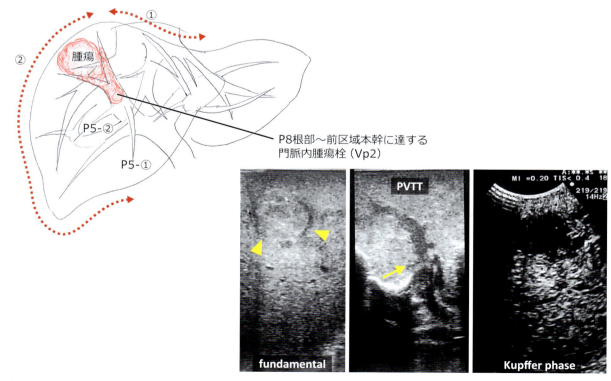

6. 肉眼的腫瘍栓を伴う肝細胞癌に対する肝S8系統的切除

■ 胆摘・マーキング

まず胆摘を施行し，右肝動脈（RHA）を剥離テーピングした．P8は完全に腫瘍栓で閉塞しており，ドップラーIOUSにて血流信号を認めなかった．そこでRHAをクランプしてみると，写真のようにS8が白色調に虚脱し区域間境界のわずかな段差が明瞭となった．これにより，S8の範囲をマーキングすることが可能となった．

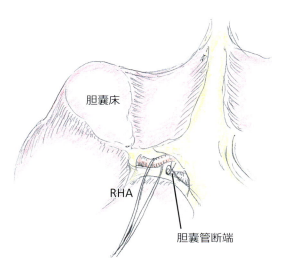

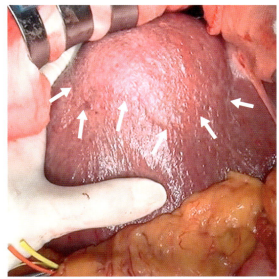

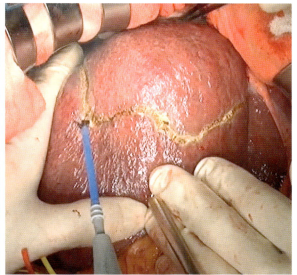

> **術者コメント**
>
> 系統的切除を行う際の区域染色は当該区域門脈枝領域をインジゴカルミンにて染色するのが基本であるが，当該区域に枝が多数存在し染色が難しい場合や，門脈腫瘍栓を伴う場合においてはcounter stainingなど他のアプローチを適宜選択することが必要となる．本例のように門脈が完全閉塞している場合は動脈をクランプしてみることもひとつの手である．

I．肝臓の手術

■ 肝離断

　ハイドロコートン100 mgを静注し，Pringle法下に肝離断を開始．まずmain portal scissureから離断を始め，MHVを同定．これを根部まで露出していき，V8枝を結紮切離した．続いて尾側のS8/5境界からright portal scissureへ離断を進め，RHVを同定．MHVと同様に根部まで露出．S8背側よりRHVに流入するV8dを処理した．S8のGlisson鞘（G8）は腫瘍栓を有しているため処理は後回しとし，左右の離断面をつなげるようにS8背側の離断を行い，G8を残してS8を完全に遊離させた．

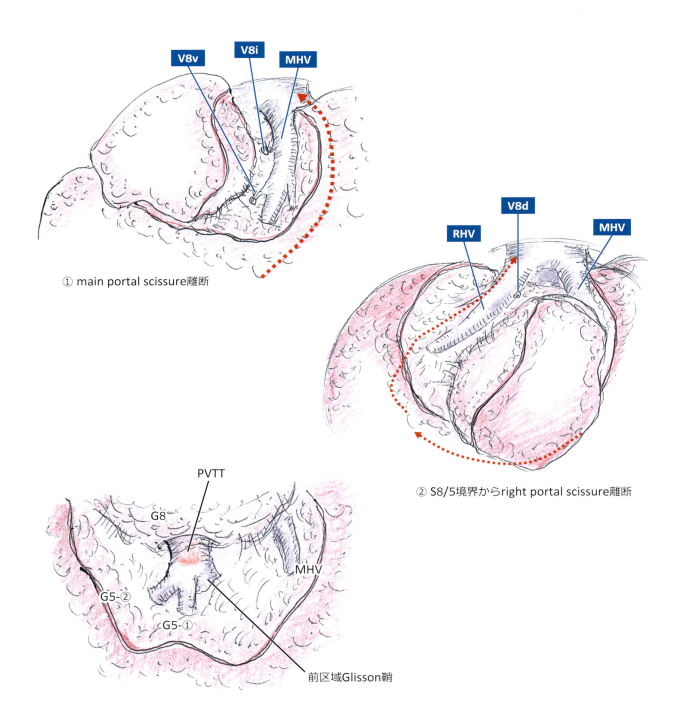

① main portal scissure離断

② S8/5境界からright portal scissure離断

■ 肝S8系統的切除，腫瘍栓摘除

　エコーにて腫瘍栓の先進部を再度確認ののち，G5根部のレベルで前区域Glisson鞘本幹に血管鉗子をかけ，G8を切開．腫瘍栓を損傷しないようにP8を全周にわたって切開し，前区域本幹から腫瘍栓を抜き出すように検体を摘出．G8断端にstay sutureを置き，血管鉗子を緩めて門脈血を十分フラッシュしたのち，Glisson鞘断端を3-0 Ti-Cronにて連続縫合閉鎖した．

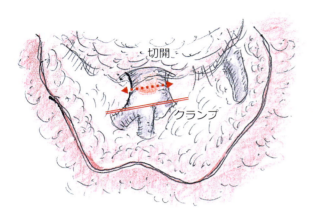

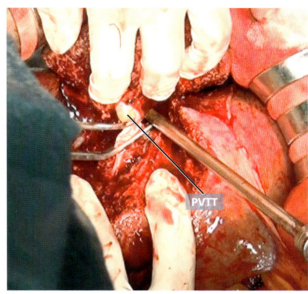

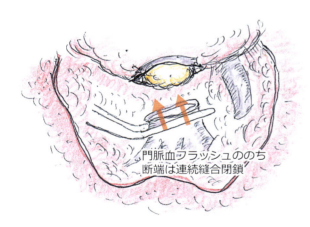

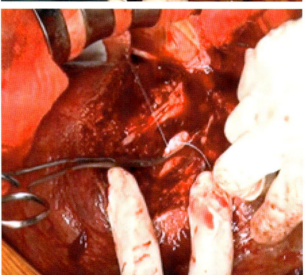

> **術者コメント**
> 切除マージンが取れない場合は本症例のようにpeeling off techniqueを応用して腫瘍栓を血管内から引き出し，残った門脈内の血液をフラッシュすることで腫瘍細胞の遺残を予防する．

Ⅰ．肝臓の手術

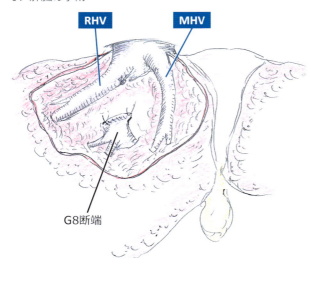
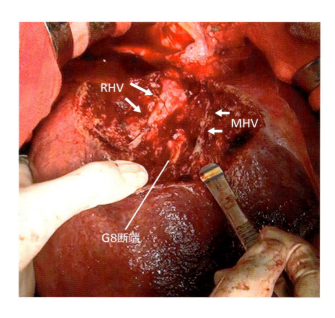

■ 止血，閉腹

　止血を確認し，胆嚢管断端よりカテーテルを挿入し空気を注入してリークテストを施行した．胆汁漏のないことを確認．腹腔内を洗浄し，離断面をフィブリン糊にて被覆した．右側腹部より離断面へ向けてソフトプリーツドレーンを1本留置．肝門および左肝横隔膜面にセプラフィルムを貼付し，層々に閉創した．

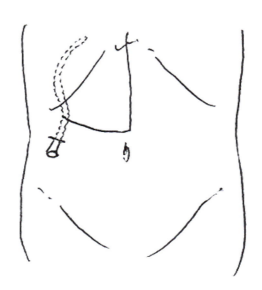

病理診断

Hepatocellular carcinoma, S8 St 32 mm, 単純結節周囲増殖型.
eg(+), fc(+), fc-inf(+), sf(−), s0, vp2, vv0, va0, b0, im0, p0, LC(F4A2).

術後経過

術後は難治性腹水のため利尿薬にてしばらく加療を要したが，保存的に軽快した．
第16病日にドレーンを抜去，第24病日に軽快退院した．術後8ヵ月時点で無再発で経過している．

まとめ

ICG-R15 30％台の高度肝機能障害と門脈内腫瘍栓(Vp2)を伴うHCCに対し，腫瘍栓摘除を伴う肝S8系統的切除術を施行した症例である．肝機能不良のため術後は腹水のコントロールを必要としたが，大きな合併症なく経過し，術後8ヵ月時点で無再発で経過している．

術式のポイントは，以下2点である．
1) 腫瘍栓を有する血管の処理は後回しとし，先に肝離断を完了しておくこと．
2) 腫瘍栓の位置をエコーで確認し，門脈を切開．愛護的に腫瘍栓を血管内から摘除し，血液をフラッシュさせることで腫瘍細胞の遺残を予防すること．

粗暴な術操作により術中に腫瘍栓がちぎれたりすることのないよう，適宜配慮しながら術操作を進めることも大切である．

文献

1) Minagawa M, Makuuchi M：Treatment of hepatocellular carcinoma accompanied by portal vein tumor thrombus. *World J Gastroenterol* **12**：7561-7567, 2006
2) Minagawa M et al：Selection criteria for hepatectomy in patients with hepatocellular carcinoma and portal vein tumor thrombus. *Ann Surg* **233**：379-384, 2001
3) Inoue Y et al：Is there any difference in survival according to the portal tumor thrombectomy method in patients with hepatocellular carcinoma? *Surgery* **145**：9-19, 2009

（進藤潤一）

流儀・勘どころ 肝臓の手術⑥

肝離断の手順と肝静脈の露出

　一般的に肝細胞癌は経門脈的に進展するとされ，担癌門脈域を系統的に切除することが望ましい．解剖学的に区域や亜区域の間には太い肝静脈枝が走行していることが多く，正確に系統的切除を行えば，この肝静脈枝が長く広く露出することは必然である．一方で肝静脈には細い枝が流入しており，それらをうまく処理しないと全体では思わぬ出血量になってしまうことがある．よって肝静脈をいかに出血少なく，きれいに露出するかは肝臓外科医にとって必須の技術であり，また腕の見せどころでもある．

肝離断の基本手順

　まず，肝の被膜を離断予定線に沿って電気メスで切離し，基本的に肝門に近い側から離断を開始する．ペアン鉗子で肝実質を圧挫し，残った索状物を3-0または4-0 silkで結紮する．1mm以下の細いものは電気メスで焼灼するか，各種エネルギーデバイスを用いてシールしたのち，切離する．当科では最近のRCTの結果を受け，LigaSure Small Jawやハーモニックスカルペルを用いることが多い[1]．ペアンは離断線に垂直に当て，動かす幅は1cmを目安とする．超音波検査を適宜施行し，主要な脈管と腫瘍や離断面との位置関係を確かめながら離断する．

肝静脈の露出

　肝静脈をきれいに露出するには，超音波検査で目標とする肝静脈の位置を確かめ，それに向かって離断を進め，その一部が見えてきたら，ここをきっかけとして静脈の走行に沿い，壁を露出するように肝実質を破砕，除去し離断していく．静脈からは細い枝が数多く分岐しているのでこれらを根元から引き抜かないように，静脈壁をやさしくなでるようにして肝実質を除く．肝静脈周囲の細かい操作は従来のclamp crushing法が優れている．いわゆる股裂き損傷を避けるため，ここはペアン鉗子による破砕操作は丁寧に行う．静脈枝は1本1本丁寧に結紮するか(図1a)，エネルギーデバイスでシールしたのち，切離する(図1b)とよい．非常に細い枝は結紮しなくとも，鑷子で実質側から肝静脈本幹に向けて引き抜いてもよい(図2)．また，出血したらたとえ少量でも確実に止血してから次に進む．

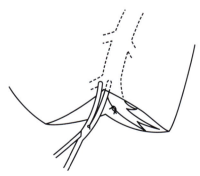

図1a　ペアン鉗子で肝静脈の走行に沿って肝実質を離断する．

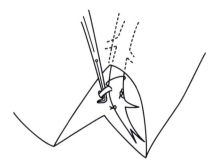

図1b　現れた肝静脈枝は糸で結紮するかエネルギーデバイスでシールして切離する．

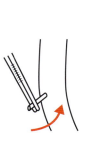
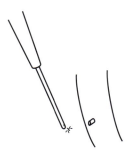

切除側は電気メスで焼灼しておく．
自然止血することも多い．

図2
細い枝は鑷子でつまんで温存する静脈側に引き抜くと，出血しない．

静脈壁から出血した場合の対処

　離断中に思わぬ出血を招いた場合，最も大切なのは慌てて狭い視野で止血しにいかないことである．出血した瞬間は，見た目ほど出血点は大きくないことがほとんどで，無理やり止血しにいくと，かえって出血点を広げてしまうことが多い．まず心を落ち着け，しっかり圧迫したり肝全体を挙上して出血の勢いを減じる．いったんオキシセル綿を出血点に充填し，ガーゼで圧迫するのもひとつのよい方法である．そして，出血点やその周囲を確認し，処理してよい肝静脈か否か，冷静に考えてみる．出血がある程度落ち着いたら，周りの肝実質を離断して，視野を大きく広げる．出血点が正面視できたら，当該血管を結紮するか，無傷針糸で出血点のみを縫合閉鎖する．やみくもに大きく針糸をかけるのは，有効な止血操作とならないことが多く，むしろ近傍の温存すべき脈管を損傷する恐れがある．肝静脈そのものに穴があいたとき，針糸で縫合閉鎖するのが第一選択だが，稚拙な結紮で静脈壁を裂くと，穴が広がってかえって収拾がつかなくなる．このような場合の結紮は軽く穴が寄せられているだけでもよい，という気持ちで絶対裂かないことだけを心がける．フィブリン糊を塗って，穴をふさぐという方法も時に有効である．

助手の役割

　肝離断中は助手の役割も重要である．第一助手は離断面を適切に展開し，細い脈管でも的確かつ素早く結紮することが求められる．第二助手は手術操作の邪魔にならないよう注意しながら，吸引嘴管で血液を吸い取って，術野を良好に保つ．このとき吸引嘴管は頭側から尾側に動かして吸引するように心がける（図3）．

　逆向きに動かすと肝静脈の分枝の股に吸引嘴管の先端が入り，さらに静脈を損傷して余計な出血を招くことがある．肝実質からわずかに離して，血液のみをすくいとるように心がける．

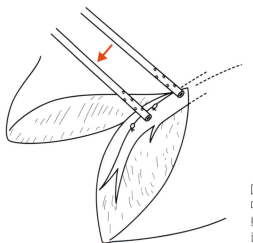

図3
吸引管の先端は肝静脈の根部から末梢に向けて動かす．肝実質や静脈枝を損傷しないよう，液面にわずかに触れるくらいで吸引するとよい．

Ⅰ．肝臓の手術

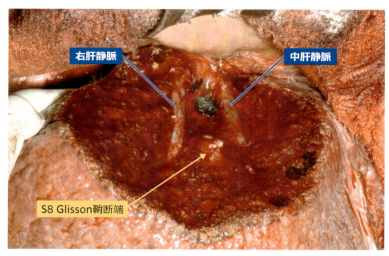

図4　S8系統的切除後の離断面
右・中肝静脈が長く露出されている．

ま と め

　肝静脈の露出は肝臓外科の基本手技である．あくまで丁寧で着実な操作が大事で，その積み重ねが最終的に図4のような離断面に結びつく．

文献
1) Ichida A et al：Randomized clinical trial comparing two vessel-sealing devices with crush clamping during liver transection. *Br J Surg* **103**：1795-1803, 2016

（長谷川潔）

肝臓の手術

7 肝細胞癌に対する肝外側区域切除

適応とポイント

　肝外側区域切除は肝S2＋3を系統的に切除する解剖学的区域切除である[1]．肝細胞癌，転移性肝腫瘍，肝内結石症などが主な適応疾患であり，肝予備能として，ICG-R15値が20％未満であることが望ましい[2]．

　門脈臍部を剥離して肝門処理を行ってから離断を行う方法[3]と，門脈臍部の左側の肝実質を離断してGlisson鞘を処理する方法がある．離断面は小さく頭尾方向に直線的であるが，いったん肝離断が始まると，G2，G3のGlisson鞘の処理，左肝静脈やfissural veinの処理など重要な脈管処理が連続する．

　腹腔鏡下肝切除において最初に定型化された解剖学的肝切除が外側区域切除である[4]．2010年に腹腔鏡下肝外側区域切除は肝部分切除と合わせて保険収載され比較的広く行われる術式となった[5]．

　本項では，開腹下での定型的な肝外側区域切除を供覧する．

現病歴と術前画像

　50歳代女性．B型肝炎ウイルス（HBV）キャリアとして経過観察されていた．最近5年間はエンテカビルを内服し肝機能は落ち着いていたが，スクリーニング目的の腹部超音波検査で，肝S3に腫瘤性病変を指摘された．造影CTではS3に47×33mm大の不均一な早期濃染および，後期染まり抜けを呈する腫瘍として描出された．門脈，肝静脈内腫瘍栓は認めなかった．EOB-MRIではdynamic studyでCT同様に早期濃染を呈し，hapatobiliary phaseで均一なEOB取り込み低下域として描出され，他病変は指摘されなかった．

　以上より，肝S3単発の古典的肝細胞癌，T2N0M0 cStage IIと診断した．腫瘍は比較的大きく，門脈臍部に近接しているため，開腹下の肝外側区域切除の適応とした．

腫瘍マーカー：AFP 3.3 ng/mL，PIVKA-II 591 mAU/mL．
ICG-R15 1.6％．

造影CT．早期相

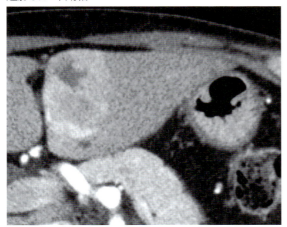

EOBを用いたMRIのhepatobiliary phase

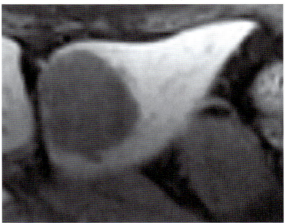

I. 肝臓の手術

開腹下の定型的肝外側区域切除

3時間00分／250 mL

■ 開　腹

　　上腹部正中切開をおいて腹腔内を検索し，播種のないことを確認した．肝は辺縁鋭・表面整で軟らかく正常肝の所見だった．主病巣は肝S3尾側の臓側面にvisible, palpableな腫瘍として認められた．

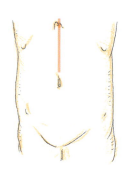
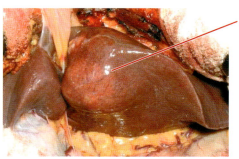

肝S3腫瘤

> **術者コメント**
> 正中切開にこだわる必要はない．良好な視野が得られるように逆L字切開なども採用される．

■ 肝授動

　　肝臓側面にガーゼを1枚挿入し，授動を開始した．鎌状間膜から冠状間膜左側方向に切開を進め，左三角間膜を切離した．続いて小網内を走行する左胃動脈（LGA）から分岐する副左肝動脈（AcLHA）に留意しながら臓側面を小網から剥離した．AcLHAは切離した．再度頭側に戻り左肝静脈（LHV）周囲を丁寧に剥離し露出・同定した．

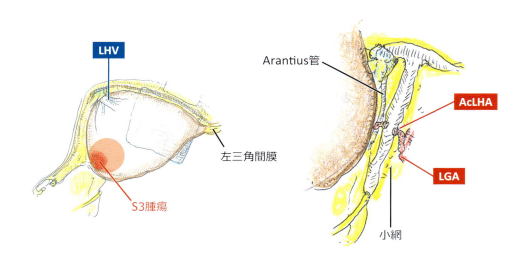

■ 術中超音波

　術中超音波（IOUS）では直径46 mm，辺縁整で内部不均一な腫瘍として描出された．ソナゾイドを用いた造影検査では早期層で濃染し，Kupffer相で染まり抜けとして描出された．本腫瘍以外に，新出病変は認めなかった．

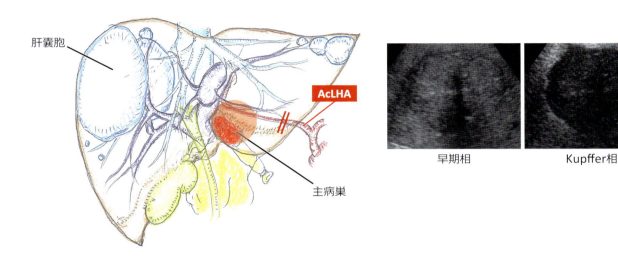

早期相　　　Kupffer相

■ 門脈臍部の処理

　肝円索を頭側に牽引し，肝の臓側面を展開した．門脈臍部の漿膜を切開し，動脈枝を数本処理した．また，その背側を走る門脈臍部（UP）からの門脈枝も観察範囲内でそれぞれ個別に処理した．本症例ではA2, A3はAcLHAから分岐しており，肝門には太い動脈枝は現れなかった．また，P2, P3の本枝は肝離断中に切離することにした．

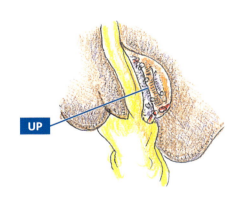
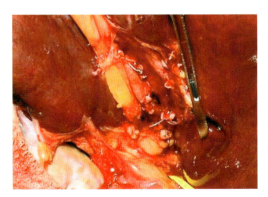

> **術者コメント**
> 本症例ではA2, A3が左胃動脈から分岐しており，門脈臍部の剥離を行っても，A2, A3の本幹は同定されなかった．しかし，ここでA2, A3をそれぞれ結紮切離し，さらにP2, P3も切離することで，外側区域への流入血を遮断することが可能である．

I. 肝臓の手術

■ 肝離断

① Pringle法下にclamp crushing法で肝実質離断を行い，細い脈管はHarmonic FOCUSで閉鎖あるいは結紮切離した．

② 最初にG3，続いてG2のGlisson鞘を同定し，それぞれ刺通結紮を含めて二重に縫合閉鎖した．Fissural veinが離断面に一部露出される形で離断を進めた．

③ 肝離断の最終段階でLHVが露出され，分枝も含めて血管鉗子をかけ切離し，標本を摘出した．LHVの断端は4-0 Ti-Cronの連続縫合で閉鎖した．肝阻血時間は25分だった．

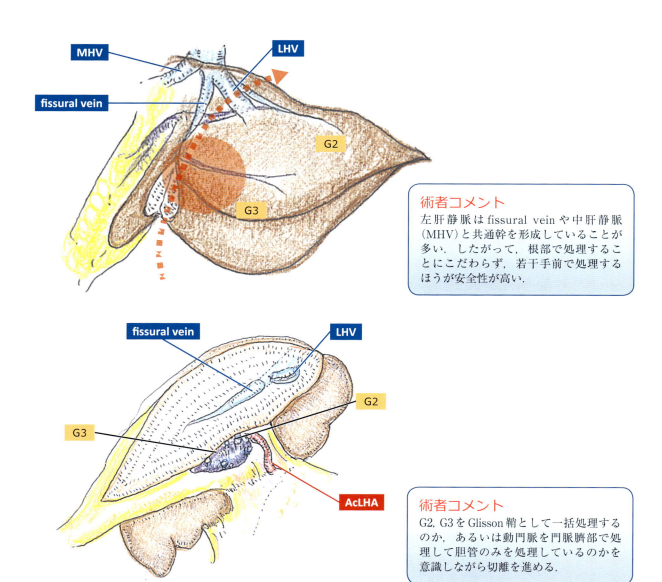

術者コメント
左肝静脈はfissural veinや中肝静脈（MHV）と共通幹を形成していることが多い．したがって，根部で処理することにこだわらず，若干手前で処理するほうが安全性が高い．

術者コメント
G2，G3をGlisson鞘として一括処理するのか，あるいは動脈を門脈臍部で処理して胆管のみを処理しているのかを意識しながら切離を進める．

7．肝細胞癌に対する肝外側区域切除

■ 閉　腹

　離断面の止血や胆汁漏のないことを確認後，肝離断面にフィブリン糊を塗布した．肝離断面に24 Frドレーンを留置後，層々に閉腹した．

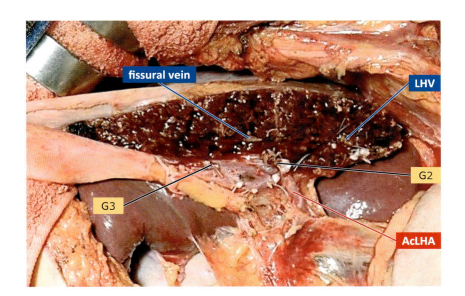

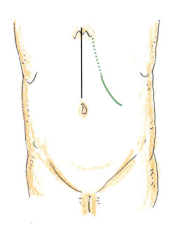

病理診断

Moderately differentiated hepatocellular carcinoma, L, S3, 45×42×35 mm, simple nodular type with extranodular growth, eg, im(0), fc(+), fc-inf(+), sf(+), s0, vp0, vv1, va0, b0, sm(−), f0-1.

中から太い索状構造をなす中分化肝細胞癌であり，静脈侵襲を認めた．背景肝はF0/A0-1程度の慢性肝炎の所見を呈していた．

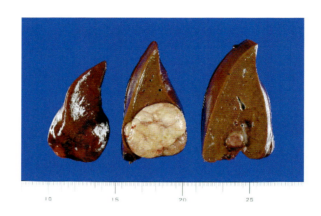

術後経過

術後良好に経過し第16病日に退院した．術後4年間経過した時点で，無再発生存中である．B型肝炎に対してはエンテカビル投与を継続し，HBV-DNAは2.1 Log copies/mL未満であり，肝機能は正常値を維持している．

まとめ

肝細胞癌に対する開腹下の定型的な肝外側区域切除を提示した．

術式のポイントは，以下3点である．

1) 本例では上腹部正中切開で開腹したが，症例によっては逆L字切開など十分な視野を得られる切開法を採用し，良好な視野で行う．
2) 門脈臍部での脈管処理を行う方法と肝円索の左側で実質を離断し，Glisson鞘を処理する方法を認識する．
3) LHVはMHVと共通幹を形成している．LHVの根部での処理にこだわる必要はない．

文献

1) Couinaud C：Surgical Anatomy of the Liver Revisited, 1989
2) 幕内雅敏ほか：肝硬変合併肝癌治療のStrategy．外科診療 **29**：1530-1536, 1987
3) 山本雅一ほか：肝門部グリソン鞘一括処理による左区域(肝左葉)切除．臨外 **61**：233-238, 2006
4) Wakabayashi G et al：Standardization of basic skills for laparoscopic liver surgery：towards laparoscopic donor hepatectomy. *J Hepatobiliary Pancreat Sci* **16**：439-444, 2009
5) Kawaguchi Y et al：Survey results on daily practice in open and laparoscopic liver resections from 27 centers participationg in the second International Consensus Conference. *J Hepatobiliary Pancreat Sci* **23**：283-288, 2016

（冲永裕子，長田梨比人，長谷川潔）

肝臓の手術

8 肝細胞癌に対する central hepatectomy

適応とポイント

　尾状葉，特に paracaval portion は3つの主要肝静脈と肝門板，下大静脈（IVC）に囲まれた領域であり[1,2]，この位置に発生した肝腫瘍に対する切除は技術的に困難なことが多い．前方からアプローチして中肝静脈（MHV）に至り，MHV の左側を離断して尾状葉領域を肝全切除する方法[3]や，尾状葉の単独の切除法（高位背方切除）[4]，左肝，S8，後区域などと合併切除する方法など[5]が報告されている．尾状葉に発生した単発の肝細胞癌（HCC）の予後は他の区域に発生した HCC と比較して同等の予後であるが，paracaval portion に発生した HCC の切除は出血量が多く，切除断端が陽性になりやすい[5]．

　ミラノ大学の Torzilli 医師は MHV を含む肝中央部分の小範囲の切除を Mini-mesohepatectomy として報告した．肝腹側から IVC 前面まで肝臓を掘り抜く形となり，切除後には肝臓のトンネルができあがるとしている[6,7]．Mesohepatectomy では肝門部へのアプローチは行わないが，本項では S4-8 および S1 に発生した HCC に対して，肝門アプローチによる central hepatectomy を施行し，*en bloc* に切除しえた一例を紹介する．

現病歴と術前画像

　80歳代女性．健康診断の腹部超音波検査で肝 S4 に2 cm の腫瘤を認め，精査を行ったところ，肝 S4-8 に1ヵ所（2個），S1 paracaval portion に1個の腫瘤を認め，HCC と診断された．B 型肝炎ウイルス（HBV）に既感染であること以外に，肝疾患の罹患歴は認めない．

AFP 260 ng/mL, PIVKA-II 140 mAU/mL, ICG-R15 9.7%.
CT volumetry による左肝容積は，尾状葉を含めると48%，前区域容積は24%だった．

造影CT：早期相
S4-8境界に早期濃染される3 cmの腫瘤を認めた．

造影CT：晩期相
S4-8の腫瘤は低濃度領域として描出された．

EOB-MRI, hepatobiliary phase
S1のSpiegel部から下大静脈部にまたがるように2 cmの腫瘤を認めた．

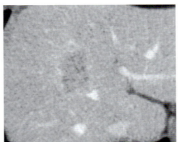
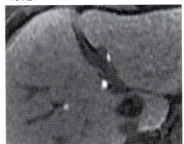

I. 肝臓の手術

肝門アプローチによる central hepatectomy

7時間20分／110 mL

■ 開腹所見

① 第10肋間に向かう逆L字切開で開腹した．腹水は認めないが，肝表面に軽い凹凸を認め慢性肝障害の存在を疑わせた．まず横行結腸および膵頭部を左側に授動して左腎静脈にテーピングを施し，広い視野を確保した．

② 術中超音波（IOUS）で観察するとS4-8にまたがる主腫瘍は3～4 cm径でMHVを比較的強く背側に圧排し，S4に肝内転移の存在が疑われた．S1のHCCは2 cm径で，paracaval portionに位置し，一部はIVCに接していた．

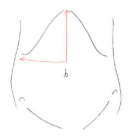
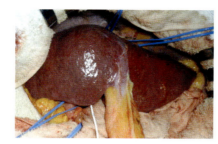
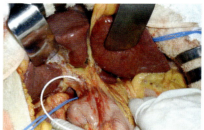

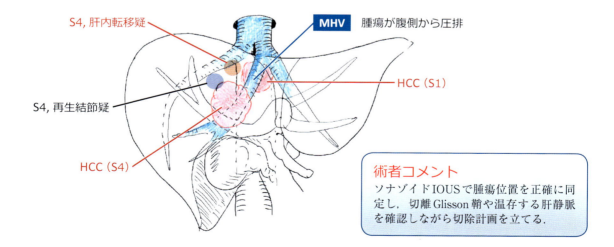

術者コメント
ソナゾイドIOUSで腫瘍位置を正確に同定し，切離Glisson鞘や温存する肝静脈を確認しながら切除計画を立てる．

■ 下大静脈からの授動

① S1の腫瘍はparacaval portionに位置しており，IVCから完全に尾状葉を剥離しなければ安全な切除はできないため，肝右側から肝授動を開始した．

② 下右肝静脈から副腎静脈の分岐を認め，結紮切離した．また下右肝静脈自体も二重に結紮切離した．右下大静脈靱帯を切離後，右肝静脈（RHV）をテーピングした．

③ Spiegel portionの尾状葉静脈の肝臓側は二重に結紮，IVCはSatinsky型血管鉗子で把持のうえ切離，4-0 Ti-Cronの連続縫合で閉鎖した．Spiegel portionは下図のように下大静脈の背側まで巻きついた状態であったが，すべて右側から剥離を進めて完全にIVCから剥離した．

④ 尾状葉を完全に授動したのち，中左肝静脈の共通幹にテーピングを行った．

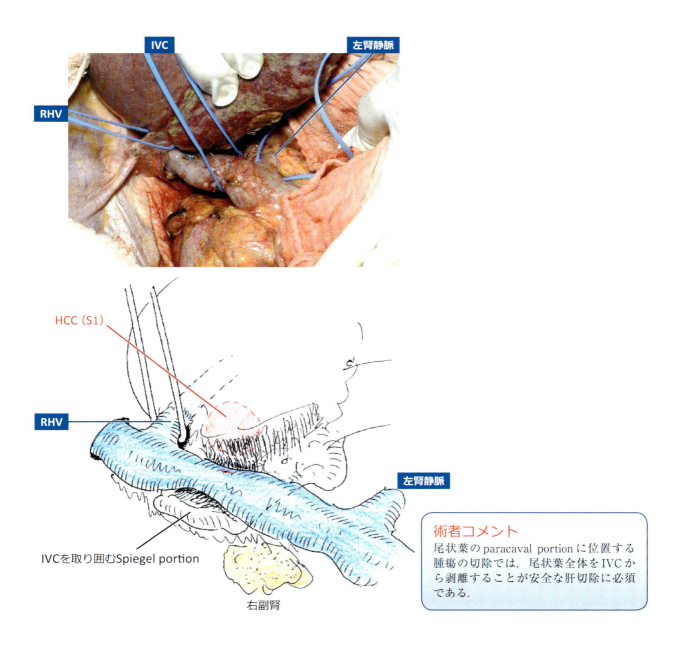

術者コメント
尾状葉のparacaval portionに位置する腫瘍の切除では，尾状葉全体をIVCから剥離することが安全な肝切除に必須である．

■ IOUS

尾状葉を下大静脈からの完全に授動した後にソナゾイドIOUSを行ったが，術前に肝内転移と考えたS4の2個の結節のうち，頭側は非造影超音波でhyper echoic，Kupffer相でhypo-echoicであり，肝内転移と診断した．しかし，尾側の結節は非造影超音波でhypo-echoic，Kupffer相では不明瞭であり，再生結節と診断した．

I. 肝臓の手術

■ 肝離断線設定

P8 ventを染色し,さらにICG蛍光法で染色域を確認したが色素法と比較して大きな差異は認めず,S4の右側のS8 ventの一部の支配領域が染色された.肝離断線はS8 ventの一部を右側縁,肝円索を左側縁,Spiegel portionは全切除し,尾状葉の尾側ではcaudate processは含めずに離断線を設定し,S1 HCCがRHVに近接していたため,尾状葉の右側縁はRHVとした.

MHVを合併切除することで,離断線はシンプルとなり,S4+S8 ventとS1(Spiegel葉 + paracaval portion)を*en bloc*に切除することにした.良好な視野を得るためにhilar plateを中心に,肝実質を離断して左右に開くcentral hepatectomyを企画した.

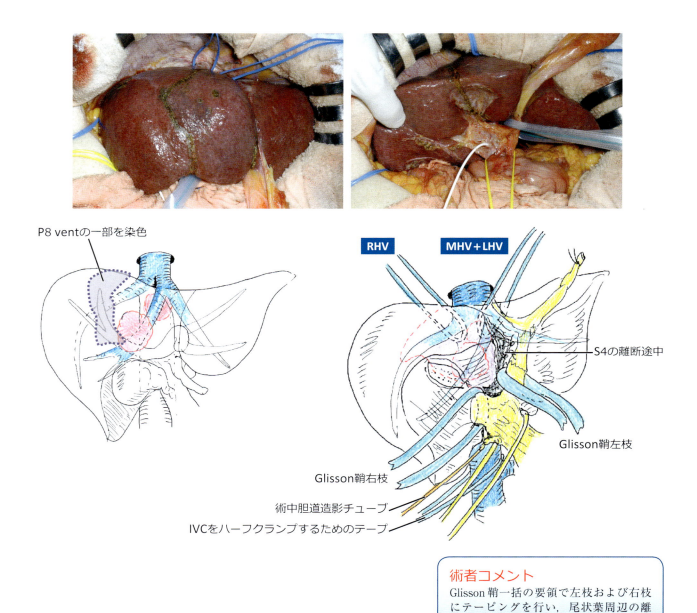

術者コメント
Glisson鞘一括の要領で左枝および右枝にテーピングを行い,尾状葉周辺の離断に役立てる.

■ 肝離断のための補助的なテーピング

肝授動の段階でIVC,RHV,MHV+LHVはすでにテーピングを行っていた.さらにArantius管を切離し,左肝管をテーピングしたのち,さらにPenroseドレーンによって牽引を加えた.Glisson鞘右枝には当初はテーピングは行わなかったが,肝離断を進めている最中に右Glisson鞘もPenroseドレーンで牽引した.

8. 肝細胞癌に対するcentral hepatectomy

■ 肝離断

　Pringle法下にclamp crushing法で肝実質を破砕し，脈管はLigaSure Small Jawで閉鎖あるいは結紮した．太いGlisson鞘にはTi-Cronの刺通結紮を追加し，静脈の切除側はLigaclipやLigaSureで閉鎖した．肝離断の進め方は以下の通りとした．

① 肝円索を把持しながら，門脈臍部とS4の間を離断した．S4に向かうGlisson鞘を5～6本結紮切離した．Glisson鞘左枝のテーピング部位まで離断後はArantius管に平行に，外側区域と尾状葉の間隙を離断し，頭側でLHVの根部に至った．Hilar plateから尾状葉に向かう小枝を一部結紮切離した．

② 右側でS8-S5の離断を進め，MHVの本幹を末梢で二重に結紮切離した．さらにS8 ventのGlisson鞘を同定し，これを比較的末梢で結紮切離した．この後，尾状葉背側に挿入した左手示指に向かって垂直に離断を進め，RHVより左側で肝を貫通しIVC前面に至った．

③ 肝門板周囲の視野がよくなったので左手示指でSpiegel葉を頭側に引き上げながら，肝門板から延びるparacaval portionへ向かうGlisson鞘とSpiegel葉のGlisson鞘をそれぞれ同定して二重に結紮切離した．以上の操作により，標本はMHVとのみ連続している状態となった．

④ MHVとLHV分岐部周囲の肝実質を剥離（このときも左手がMHVを背側から圧排しているため非常に安全），V8を二重に結紮切離後，MHVを血管鉗子で把持して切離，標本を摘出した．MHV断端は4-0 Ti-Cronの連続縫合で閉鎖した．

　Pringle時間は60分だった．

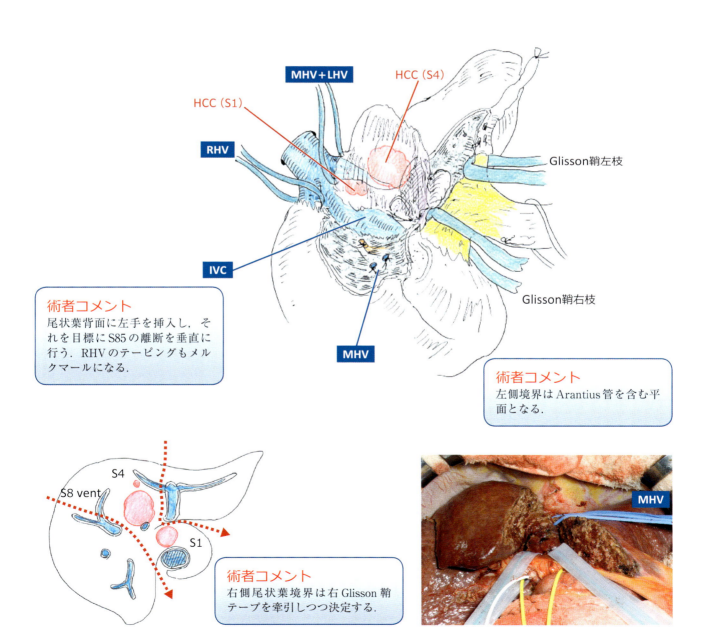

術者コメント
尾状葉背面に左手を挿入し，それを目標にS85の離断を垂直に行う．RHVのテーピングもメルクマールになる．

術者コメント
左側境界はArantius管を含む平面となる．

術者コメント
右側尾状葉境界は右Glisson鞘テープを牽引しつつ決定する．

I．肝臓の手術

■ 胆汁リークテスト，洗浄，誘導，閉腹

　胆道造影用チューブを用いてリークテストを何度か行い，リークポイントは5-0 Proleneで縫合閉鎖した．特に肝門板や尾状葉の実質周囲を中心にリークを認めたが，リークを認めなくなるまで閉鎖を行った．

　腹腔内を温生食3,000 mLで洗浄し，肝離断面にはフィブリン糊を3 mL塗布．肝離断面に24 Frドレーンを挿入し，肝円索を正中に固定しながら閉腹した．

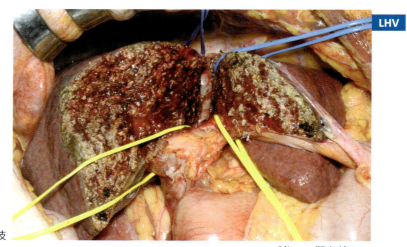

Glisson鞘右枝　　　Glisson鞘左枝

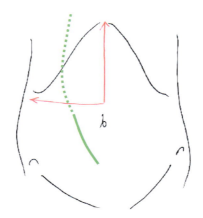

病理診断

Multiple hepatocellular carcinomas of the liver, partial hepatectomy.
① Moderately to poorly differentiated HCC, confluent multinodular type, 3.5×2.5×2.5 cm, S4, eg, fc(+), fc-inf(+), sf(+), s0, vp1, vv0, va0, b0, sm(−).
② Poorly differentiated HCC, confluent multinodular type, 2.5×1.5×1.5 cm, S1, eg, fc(+), fc-inf(+), sf(−), s0, vp1, vv0, va0, b0, sm(−).
③ Well differentiated HCC, simple nodular type, 0.5×0.5×0.3 cm, S4, eg, fc(−), sf(−), s0, vp0, vv0, va0, b0, sm(−).
④ Well differentiated HCC, simple nodular type, 0.8×0.7×0.5 cm, S4, eg, fc(+), fc-inf(−), sf(−), s0, vp0, vv0, va0, b0, sm(−).
Chronic hepatitis(F3A1) with features of steatohepatitis.
合計4個の肝細胞癌を認めた．

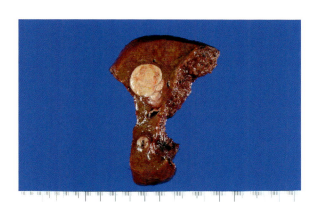

術後経過

術後の胆汁漏を認めず，第14病日に退院した．

術後4ヵ月目で肝右葉に肝内再発および肝門や所属リンパ節に再発を認め，ソラフェニブの導入となった．

まとめ

80歳代の患者のS4&8およびS1 paracaval portionに発生したHCCに対して，残肝を温存した尾状葉を含めた肝門アプローチによるcentral hepatectomyを施行した．残念ながら早期再発したが，肝容量の損失の少ない安全な切除を行うことができた．

術式のポイントは，以下3点である．
1) Paracaval portionの腫瘍の切除に際しては尾状葉を下大静脈から完全剥離することが第一歩である．左手を尾状葉背面に挿入することで腹側から安全な肝離断を進めることができる．
2) 左右Glisson鞘にテーピングを行うことで，肝門板と尾状葉の間の剥離が容易となる．
3) RHVの温存およびMHVの切離がポイントとなる．

I. 肝臓の手術

文献

1) Kumon M : Anatomical study of the caudate lobe with special reference to the portal venous and biliary branches using corrosion liver casts and its clinical application. *Liver Cancer* **6** : 161-170, 2017
2) 公文正光 : 肝鋳型標本とその臨床応用. 肝臓 **26** : 55-60, 1985
3) Yamamoto J et al : An isolated caudate lobectomy by the transhepatic approach for hepatocellular carcinoma in cirrhotic liver. *Surgery* **111** : 699-702, 1992
4) Takayama T et al : High dorsal resection of the liver. *J Am Coll Surg* **179** : 72-75, 1994
5) Sakamoto Y et al : Prognosis of patients undergoing hepatectomy for solitary hepatocellular carcinoma originating in the caudate lobe. *Surgery* **150** : 959-967, 2011
6) Torzilli G et al : A new systematic small for size resection for liver tumors invading the middle hepatic vein at its caval confluence : mini-mesohepatectomy. *Ann Surg* **251** : 33-39, 2010
7) Torzilli G et al : Conservative hepatectomy for tumors involving the middle hepatic vein and segment 1 : the liver tunnel. *Ann Surg Oncol* **21** : 2699, 2014
8) Billingsley KG et al : Segment-oriented hepatic resection in the management of malignant neoplasms of the liver. *J Am Coll Surg* **187** : 471-481, 1998

〔阪本良弘, 新川寛二〕

肝臓の手術

9 両葉多発大腸癌肝転移に対する parenchymal-sparing hepatectomy

適応とポイント

　大腸癌の肝転移に対する治療戦略は分枝標的薬を含めた化学療法の発達とともに変化を遂げつつある．しかし，肝切除がその重要な位置を占めることに変わりはない．当科の大腸癌肝転移の治療方針は，①安全な肝切除が可能ならば，腫瘍の大きさや個数，場所に制限は設けない[1]，②部分切除を基本とする，③切除不能あるいは切除困難症例に対しては術前化学療法を導入し，conversionを狙う，④再肝切除を積極的に行う[2,3]，などである．周術期補助化学療法が大腸癌肝転移の術後生存率を向上させるという明確な臨床試験によるエビデンスはいまだ得られていないが，術後補助療法を行うことにはコンセンサスが得られている[4]．

　本項では治療困難な両葉多発肝転移症例を取り上げた．肝転移の切除法は肝区域切除でなく肝部分切除を基本とする．肝実質を温存した肝切除法の生存率が良好であると，最近米国のMD Andersonがんセンターから報告された[5]．このように多発肝転移に対する肝実質温存術式をparenchymal-sparing hepatectomyと呼ぶ．欧州では部分切除後の状態がスイスチーズに似ていることからSwiss cheese hepatectomyあるいはcherry picking hepatectomyと呼ばれることがある．本症例では長期生存は得られなかったが，外科切除を断念することが患者の予後を大きく左右すること[6]も報告されており，積極的な切除は欠かせない．

現病歴と術前画像

　40歳代男性．血便を主訴にtype 2の直腸癌と両葉多発の肝転移を指摘された．KRASは野生型，腫瘍数は19個であり，NEXTO試験（切除不能または困難な肝転移を有するKRAS野生型大腸癌を対象としたmFOLFOX＋セツキシマブ導入化学療法後における肝転移R0切除率・安全性の検討：UMIN000007923）に登録し，4コースの化学療法を施行した．

　ICG-R15値は7.7％．

　血清CEA値は初診時11.5 ng/mL，化学療法後は6.8 ng/mLに低下した．

　術直前のEOB-MRI検査で腫瘍は全部で24個と診断された．

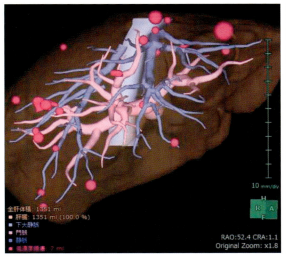 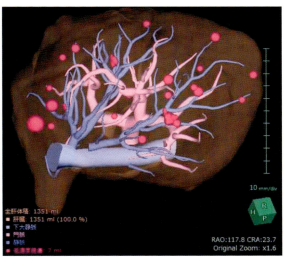

Ⅰ．肝臓の手術

Parenchymal-sparing hepatectomy

10時間20分／600 mL

■ 開腹，腫瘍の確認

　　逆L字型切開で開腹し，原発巣の直上近傍も含めて腹膜播種のないことを確認した．直腸の病変の可能性は良好で切除可能と診断した．術前のEOB-MRI検査で精査を行った通り，全部で24個の腫瘍をソナゾイドを用いた造影超音波（IOUS）で確認した．

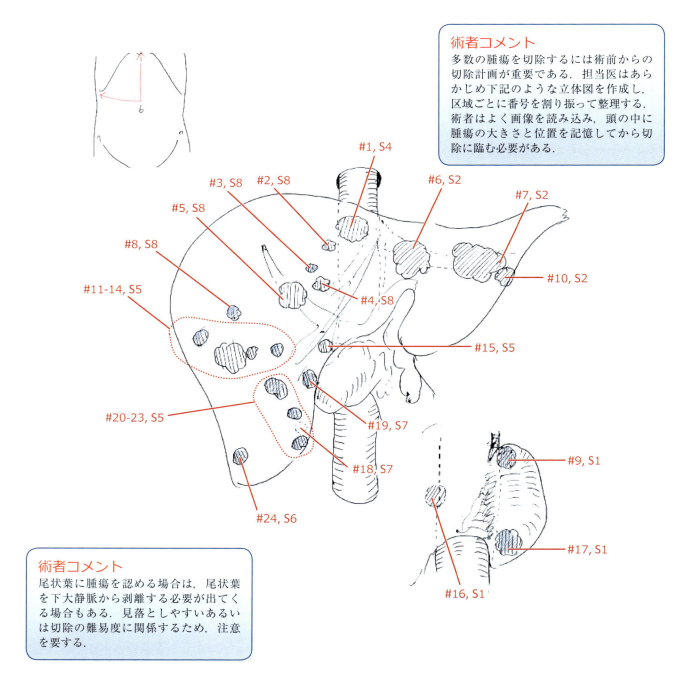

術者コメント
多数の腫瘍を切除するには術前からの切除計画が重要である．担当医はあらかじめ下記のような立体図を作成し，区域ごとに番号を割り振って整理する．術者はよく画像を読み込み，頭の中に腫瘍の大きさと位置を記憶してから切除に臨む必要がある．

術者コメント
尾状葉に腫瘍を認める場合は，尾状葉を下大静脈から剥離する必要が出てくる場合もある．見落としやすいあるいは切除の難易度に関係するため，注意を要する．

■ 尾状葉の授動

24個の腫瘍のうち3個の腫瘍は尾状葉に位置し，そのうちひとつはparacaval portionの腫瘍であった．そこで，尾状葉を下大静脈から完全に剥離し，主要3肝静脈のみでつながった状態とした．

胆嚢を摘出し，胆道造影チューブを胆嚢管から挿入し，後の胆汁リークテストの準備を行った．

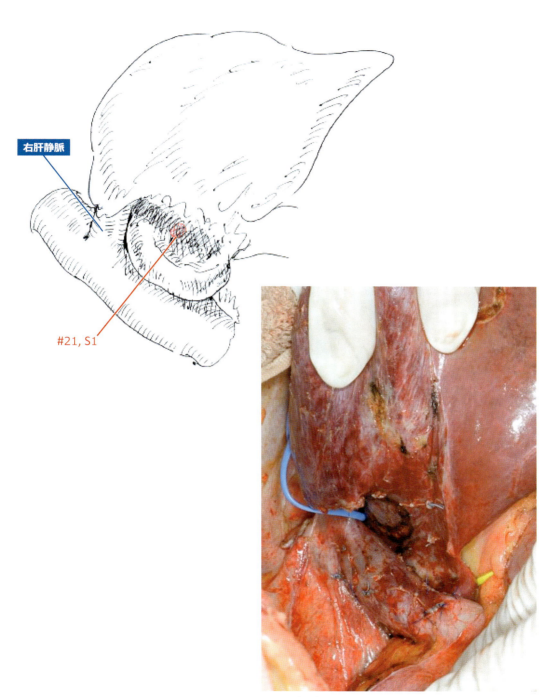

#21を切除した図

I. 肝臓の手術

■ 肝切除のデザイン

腫瘍の位置に従って，左肝の2ヵ所の部分切除，尾状葉の3ヵ所の部分切除，前区域の3ヵ所の部分切除，後区域の3ヵ所の部分切除の合計11ヵ所の部分切除を計画した．

> **術者コメント**
> IOUSを駆使して区域ごとに切除箇所に1ヵ所ずつ丁寧にマーキングを行う．ソナゾイドの効果は1～2時間以上経過すると減弱するため，必要に応じて適宜追加する．

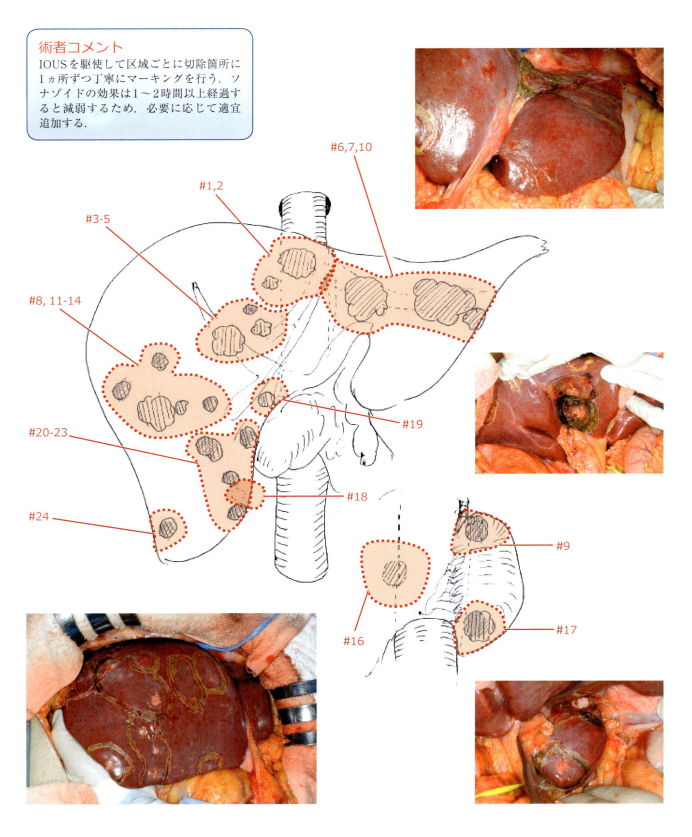

9. 両葉多発大腸癌肝転移に対するparenchymal-sparing hepatectomy

■ 肝離断

　肝離断はPringle法下にclamp crushing法で行い，露出される脈管は結紮あるいはLigaSure Small Jawでシールしたうえで切離した．外側区域の2個の腫瘍は左肝静脈に固着していたが，これを剥離した．S5の腫瘍は中肝静脈から剥離した．腫瘍はいずれも肝表面近くに位置していたため，肝切除自体の難易度はそれほど高くなかった．

　肝温阻血時間は140分であった．

> **術者コメント**
> 離断時間が2時間を超えることも多いが，間欠的にPringle法を施行し，出血量をコントロールしている限り安全である．最長5時間以上の間欠的Pringle法の報告もある[7]．

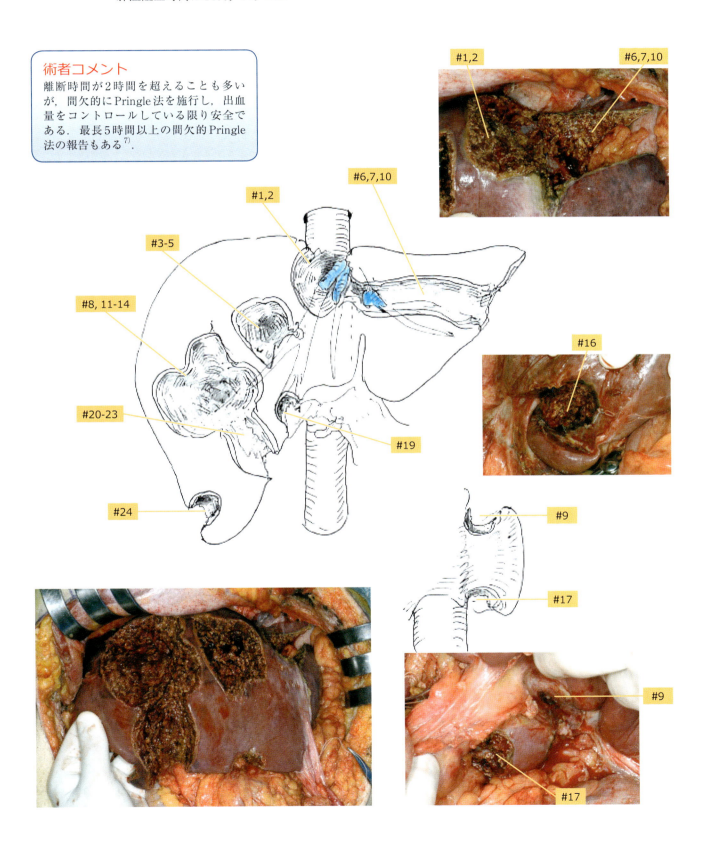

I. 肝臓の手術

■ 止血, 洗浄, ドレナージ, 閉腹

止血を十分に確認後, 胆道造影チューブから空気を注入して胆汁リークテストを行った. リークポイントは6-0 Proleneで縫合閉鎖した. 3本のドレーンを肝離断面に挿入して閉腹した.

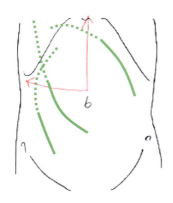

術者コメント
肝離断面積は広くなるため, 胆汁漏の確率も高くなる. 胆汁漏を最小限にとどめるため, リークテストを極力施行する.

病理診断

Adenocarcinoma metastatic to the liver.
24 nodules.
組織学的にはいずれも直腸癌の転移と考えられる管状腺癌の像を認めた. 腫瘍内には線維化や壊死, 泡沫状マクロファージの集簇を認める部分もあり, 多少の治療効果があったと考えるが, すべての腫瘍でviableな癌細胞の残存を認めた.
24個中S3にあった1個の腫瘍では切除断端が陽性となった. その他は断端陰性であった.

術後経過

第1病日のドレーン排液中のビリルビン濃度はいずれも2.0 mg/dL以下であり, すべて抜去した. その後, 腹水の感染とともに血清ビリルビンは4.5 mg/dLまで上昇したが, 保存治療で軽快し, 第20病日に退院した.

術後6週目に腹腔鏡下低位前方切除術を行い, 原発の直腸癌を切除した. 病理学的にはT3(SS), pN3(6/22)であった.

しかし退院後1ヵ月目の造影CTでは残肝に多発性肝転移を認め, FOLFOXとアバスチンによる治療を開始. さらにprogressive diseaseとなったため10ヵ月後にFOLFIRIとアバスチンの治療, その2ヵ月後にイリノテカンとセツキシマブを投与した. しかし肝転移が増大し肺転移や膵大動脈リンパ節転移を認め, 肝切除後1年9ヵ月で死亡した.

まとめ

比較的若年者に発生した直腸癌同時性両葉多発肝転移に対する11ヵ所のparenchymal-sparing hepatectomyの一例を示した.

術式のポイントは, 以下3点である.
1) 術前のEOB-MRIに従ってマッピングを行い, 術者の頭の中にイメージを作っておく.
2) 術中はソナゾイドの造影を含めたIOUSによりすべての腫瘍を同定し, マーキングを行う.
3) 尾状葉や深部の腫瘍に対しては下大静脈から尾状葉を十分剥離し, 主要肝静脈にテーピングをすることで肝離断の難易度を下げることができる.

文献

1) Saiura A et al : Liver resection for multiple colorectal liver metastases with surgery up-front approach : bi-institutional analysis of 736 consecutive cases. *World J Surg* **36** : 2171-2178, 2012
2) Oba M et al : Survival benefit of repeat resection of successive recurrences after the initial hepatic resection for colorectal liver metastases. *Surgery* **15** : 632-640, 2016
3) Takahashi M et al : Repeat resection leads to long-term survival : analysis of 10-year follow-up of patients with colorectal liver metastases. *Am J Surg* **210** : 904-910, 2015
4) Hasegawa K et al : Perioperative chemotherapy and liver resection for hepatic metastases of colorectal cancer. *J Hepatobiliary Pancreat Sci* **19** : 503-508, 2012
5) Mise Y et al : Parenchymal-sparing hepatectomy in colorectal liver metastasis improves salvageability and survival. *Ann Surg* **263** : 146-152, 2016
6) Oba M et al : Discrepancy between recurrence-free survival and overall survival in patients with resectable colorectal liver metastases : a potential surrogate endpoint for time to surgical failure. *Ann Surg Oncol* **21** : 1817-1824, 2014
7) Sakamoto Y et al : Pringle's maneuver lasting 322 min. *Hepatogastroenterology* **46** : 457-458, 1999

〔阪本良弘，新川寛二〕

肝臓の手術

10 化学療法によるconversion後の肝切除

適応とポイント

　殺細胞性抗癌剤と分子標的薬を用いた新規化学療法の台頭によって大腸癌治療は年々変化しつつある．一方，大腸癌の肝転移に対する標準治療は肝切除であり，原則的には腫瘍数に制限は設ける必要はないと考えている[1]．また，肝転移の再発に対しても積極的な再肝切除を行うことが生存率の向上に寄与する[2]．

　しかし，両葉多発肝転移の治療はやはり困難であり，肝切除のみでの成績は決して良好とはいえない[3]．このような進行肝転移症例に対して，近年術前化学療法の導入によって切除可能な肝転移にconversionすることが可能となってきた[4]．当科では臨床試験の形でKRAS野生型の切除不能な大腸癌肝転移症例に対するFOLFOXとセツキシマブを用いたconversion therapyを行っており，紹介する一例はconversion後に一期的な肝切除に成功した症例である．

現病歴と術前画像

　60歳代女性．S状結腸癌の診断でS状結腸切除を施行された．術後1年のCTで肝両葉多発肝転移を指摘された．肝静脈への腫瘍浸潤が著明のため，切除不能と判断され，NEXTO試験（切除不能または困難な肝転移を有するKRAS野生型大腸癌を対象としたmFOLFOX+セツキシマブ導入化学療法後における肝転移R0切除率・安全性の検討：UMIN000007923)に登録され，mFOLFOX+セツキシマブを4サイクル施行した．

　RECISTでは39％の腫瘍縮小効果を認め，partial responseと判定，切除可能と判断した．
ICG-R15値は4.1％と肝機能は良好である．

術前化学療法前
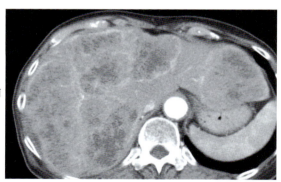

術前化学療法後
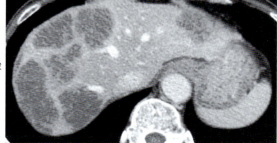

右肝静脈の合併切除を伴う肝S478部分切除

6時間00分／280 mL

■ 開腹，授動，IOUS

① 逆L字切開で開腹し，第11肋間に向かって横切開を伸ばし，十分な視野を確保した．混濁した腹水を少量認めるが，播種は認めない．前回手術創部への脂肪の癒着を認め，可及的に剝離した．腫瘍は肝S874の主に横隔膜下に集簇するように存在し，横隔膜面への固着が認められた．

② 術中超音波（IOUS）では右肝静脈（RHV）は腫瘍に浸潤を受けていた．中肝静脈（MHV）との距離は保たれているが，その枝のV8は浸潤を受けていた．

③ 右肝を授動し，右副腎を剝離した．副腎の肝下面への固着は認めなかった．数本の短肝静脈を結紮切離後，右下大静脈靱帯を切離し，RHVにテーピングを行った．

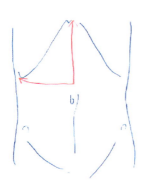

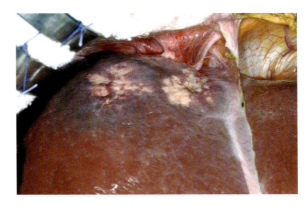

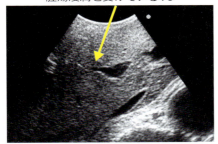

腫瘍浸潤を受けているV8

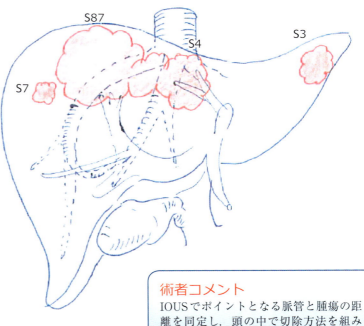

術者コメント
IOUSでポイントとなる脈管と腫瘍の距離を同定し，頭の中で切除方法を組み立てる．

I. 肝臓の手術

■ 右肝静脈のテストクランプとうっ血領域の評価

　テーピングしたRHVをテストクランプしてみたが、肉眼的には肝表面の色調の変化は認めなかった。超音波のドップラーモードで観察するとRHV本幹の血流は停滞したが、V5に逆流を認め、MHVとの交通枝を確認することができた。さらに右肝動脈をテストクランプしたが、肝表面の色調に変化は認めなかった。

　RHVを切離しても温存した前後区域がうっ血や壊死に陥る可能性は少ないと判断し、RHVの切離を伴う部分切除を行う方針とした。

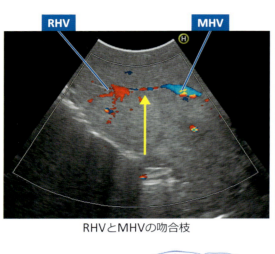

RHVとMHVの吻合枝

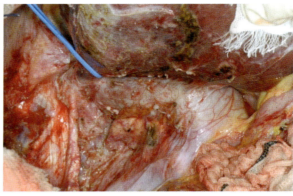

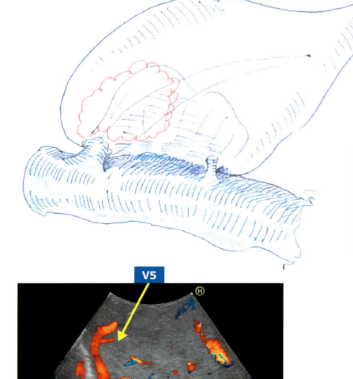

> **術者コメント**
> うっ血領域が不明瞭な場合は、右肝動脈をクランプすると明らかになる場合がある。これは動脈からの流入血のみの供給状態になっているうっ血領域が阻血状態になるからである[5]。

10. 化学療法によるconversion後の肝切除

■ 肝離断線設定

　S784にまたがる腫瘍から1cmのマージンを保ちながら部分切除の切離線を設定した．次の手術計画を立てた．

① RHVは根部および中腹の2ヵ所で切離するが，非再建とする．
② MHV本幹を温存してV8は根部で切離する．
③ Glisson鞘として切離すべきはG8, G7, G4, G1（下大静脈部）である．
④ 左手を肝背面にしっかり挿入して腹側から離断した際に，背側にまで貫通させる．

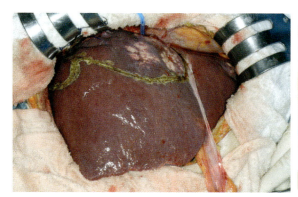
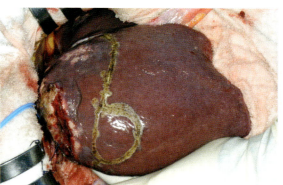

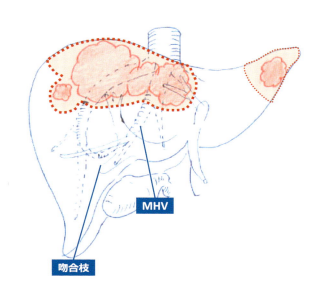
MHV
吻合枝

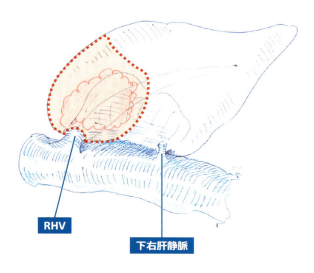
RHV
下右肝静脈

術者コメント
超音波で確認しながら，切離線は丁寧に決めていく．転移性肝癌の切除では切除断端の陰性化が重要である．

I. 肝臓の手術

肝離断

　Pringle法下にclamp crushing法で肝離断を開始し，LigaSureを用いて脈管を閉鎖した．以下の順番で切除を行った．

① S78実質の離断とRHV末梢の同定
② S8 Glisson鞘の切離
③ S4 Glisson鞘の切離
④ MHV前壁から右側壁の露出
⑤ MHVから分岐するV8の切離
⑥ 尾状葉下大静脈部へ向かうGlisson鞘の切離
⑦ RHV内側のS7肝実質の離断

と進めると，切除肝は下図のように，RHVのみでつながった状態となった．その後，再度RHVのテストクランプを行ったのち，

⑧ RHV末梢を二重に結紮切離
⑨ RHV中枢を血管鉗子で把持して標本を摘出．肝静脈断端は5-0 Proleneによる連続縫合で閉鎖．

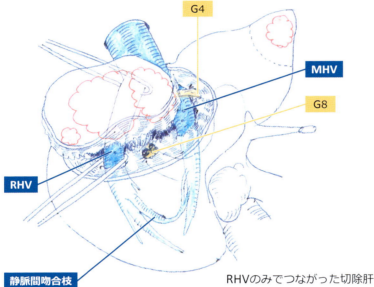

術者コメント
RHVは最後まで切離せず，左手の中で把握した状態で離断を進める．肝静脈からの出血をコントロールするためには，左手指を目標にして尾状葉を背側まで貫通離断してしまうのがコツである．

RHVのみでつながった切除肝

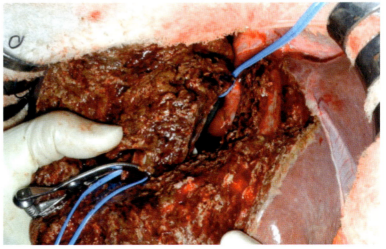

■ 肝S3部分切除

　続いて肝S3の部分切除を行った．G3およびG2の末梢枝を二重に結紮切離し，最後に左肝静脈の末梢枝を結紮切離した．

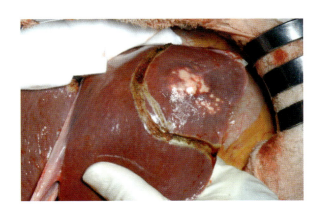

■ インドシアニングリーン(ICG)蛍光法によるうっ血領域の評価

　ICG溶液を0.1 mL静注後，近赤外線カメラで肝表面を観察し，肝実質へのICGの蓄積状況を確認した．うっ血領域のICG取り込みは低下することが知られている[6]．RHV還流領域のICG取り込み低下は軽度にとどまることを確認した．

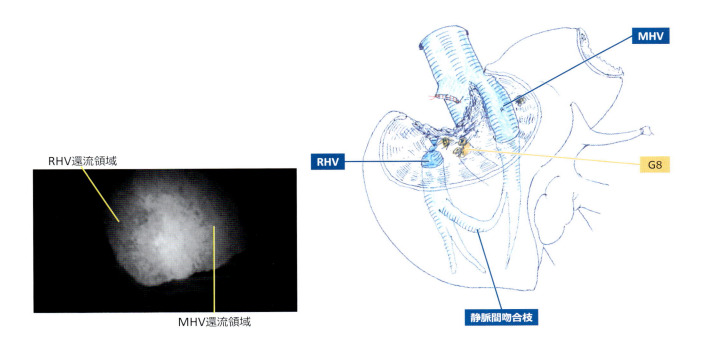

I.肝臓の手術

■ 止血,リークテスト,閉腹

ドップラー超音波検査を行ってV5とMHVの吻合枝を再度を確認した.
肝離断面の止血は良好で胆汁漏も認めなかった.
腹腔内を温生食3,000 mLで洗浄し,ドレーンを挿入して閉腹した.

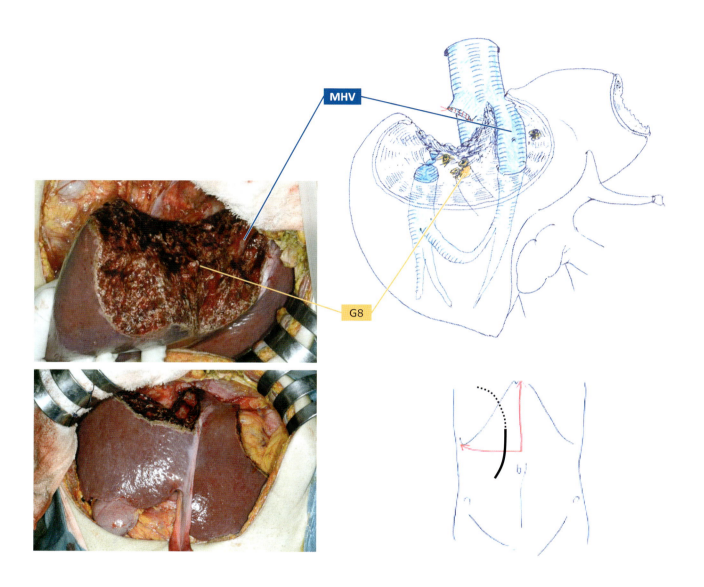

病理診断

Metastatic adenocarcinoma.

切除腫瘍数は7個で，そのうちひとつの腫瘍において切除断端が陽性となった．

RHV壁への浸潤は認めるが，内腔には達していない．V8には腫瘍の浸潤は認めていない．

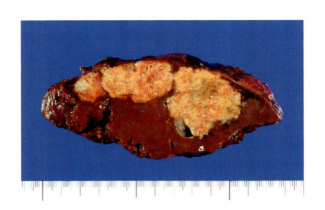

術後経過

　　胆汁漏や肝不全傾向を認めず，第8病日に血糖値管理目的に内科へ転科し，第19病日に退院した．臨床試験のプロトコールに従い術後mFOLFOX＋セツキシマブによる補助化学療法を8サイクル施行した．術後3年経過した時点で，無再発生存中である．

まとめ

　　切除不能の両葉多発大腸癌肝転移症例に対して，conversion目的にFOLFOX＋セツキシマブを導入したところ39％の腫瘍縮小を認め，partial responseと判定された．肝部分切除と術後補助療法を施行した．

　　術式のポイントは，以下3点である．

1) 静脈に浸潤を認める肝転移の切除では，阻血のみならず温存肝のうっ血も考慮して切除計画を立てる．必要に応じて静脈再建の準備をしておく．
2) 左手の中に切除肝を収めながら，尾状葉まで離断を貫通させて，いわゆるliver tunnel[7]を作る．
3) 肝静脈のflowの評価をドップラー超音波検査で行い，肝表面からのうっ血領域の評価はICG蛍光法によって行う．

文献

1) Saiura A et al：Liver resection for multiple colorectal liver metastases with surgery up-front approach: bi-institutional analysis of 739 consecutive cases. *World J Surg* **36**：2171-2178, 2012
2) Oba M et al：Survival benefit of repeat resection of successive recurrences after the initial hepatic resection for colorectal liver metastases. *Surgery* **159**：632-640, 2016
3) Sakamoto Y et al：Is surgical resection justified for stage IV colorectal cancer patients having bilobar hepatic metastases? An Analysis of survival of 77 patients undergoing hepatectomy. *J Surg Oncol* **102**：784-788, 2010
4) Folphrecht G et al：Tumor response and secondary resectability of colorectal liver metastases following neoadjuvant chemotherapy with cetuximab：the CELIM randomized phase 2 trial. *Lancet Oncol* **11**：38-47, 2010
5) Sano K et al：Evaluation of hepatic venous congestion: proposed indication criteria for haptic vein reconstruction. *Ann Surg* **236**：241-247, 2002
6) Kawaguchi Y et al：Portal uptake function in veno-occlusive regions evaluated by real-time fluorescent imaging using indocyanine green. *J Hepatol* **58**：247-253, 2013
7) Torzilli G et al：Conservative hepatectomy for tumors involving the middle hepatic vein and segment 1：the liver tunnel. *Ann Surg Oncol* **21**：2699, 2014

（阪本良弘）

肝臓の手術

11 両葉多発大腸癌肝転移に対するALPTIPS 1st stage

適応とポイント

　大量肝切除後の予定残肝の容積が小さいことが予想される場合，切除予定肝の門脈枝を塞栓することで予定残肝の再生を促し，肝切除後の肝不全を回避することができる．これが門脈塞栓術（portal vein embolization：PVE）で，1982年，幕内によって最初に施行された[1,2]．当科では，ICG-R15値が10％未満の場合，予定残肝（future liver remnant：FLR）容量が40％に満たない症例に対して，ICG-R15値が10％以上20％未満の場合にはFLR容量が50％に満たない症例に対して術前のPVEを適応している[3]．

　PVE後の肝切除完遂割合は80％であり，20％の症例は様々な理由により肝切除に至らない[4]．肝切除に至らない理由の80％は待機期間中の腫瘍進展によるもので，PVEから切除までの3〜8週間に及ぶ待機期間を問題視する意見もある[5]．この問題に対する解決策として，近年欧州や南米を中心に一部の施設で行われつつあるALPPS（Associating Liver Partition and Portal vein ligation for Staged hepatectomy）と呼ばれる二期的肝切除法がある[6]．ALPPS手術の一期目では，切除予定肝の門脈を結紮，肝S4で完全肝離断を行い，中肝静脈も切離する．その後，急速に残左肝の再生が促され，7〜10日後に二期目の根治術を行う．PVEと比較して肝再生速度・再生率の面で優れているが，一方で，高い合併症率と死亡率が問題視されている[7,8]．

　本項と次項で紹介するALPTIPS手術（Associating Liver Partial partition and Trans-Ileocecal Portal vein embolization for Staged hepatectomy）はALPPS手術の変法で，門脈を結紮する代わりに，肝門操作を避けて経回結腸静脈的門脈塞栓術を行い，S4の完全肝離断の代わりにRex-Cantlie線に沿った部分肝離断を行う．一期目と二期目の間隔は2週間を目安にしている．肝再生と安全性のバランスのよい術式[9]だと考えている．

現病歴と術前画像

　70歳代女性．下血・肛門部痛を契機に施行された大腸内視鏡検査（CF）で，直腸Rs部に2型病変を指摘された．また肛門部腫瘤と右鼠径部リンパ節転移・多発肝転移も認めた．Rs直腸癌（T4aN3M1 StageⅣ）に対して，当院大腸外科で腹腔鏡下高位前方切除術および肛門部腫瘤切除術・右鼠径リンパ節切除術を施行した．

　約1ヵ月後に両葉多発肝転移に対する治療目的に当科に入院した．左肝には3個の腫瘍を認め，うちひとつがS3のGlisson鞘本幹に近接していた．ICG-R15値は15.6％と高値で軽度の肝機能障害を認めた．腫瘍を除いたFLR容量は35.5％で，肝S3の腫瘍の切除を行うために肝S3を切除すると，FLR容量は28.3％となるため，従来の経皮経肝的門脈塞栓術（PTPE）後の一期的肝切除では十分なFLR容量の確保が難しいと判断して，ALPTIPSの適応とした．

肝部分切除の場合（実際に行った術式）
FLR容量：35.5％（394 mL）

部分切除兼S3切除の場合
FLR容量：28.3％（315 mL）

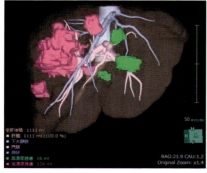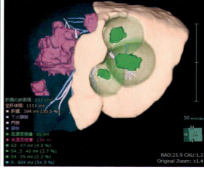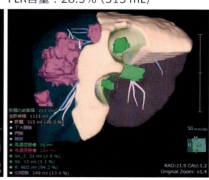

左肝部分切除, 部分肝離断, 経回結腸静脈的門脈塞栓術

6時間10分／240 mL

■ 開腹所見

上腹部正中切開にて開腹した. 前回腹腔鏡下前方切除による癒着はほとんどみられなかった. 腹水や腹膜播種がないことを確認して, 横切開を追加した. 肝表面は平滑だが, 辺縁はやや鈍だった.

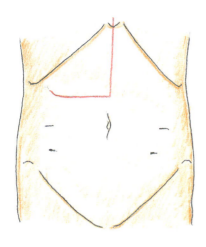

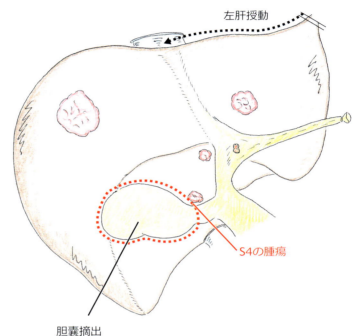

> **術者コメント**
> ALPTIPSの一期目の手術では肝十二指腸間膜は可能ならばno-touchで終了する.

■ 左肝授動, IOUS

1) 小網を切開したのち, 左三角間膜・冠状間膜も切離して左肝の授動を行った. 次に術中超音波検査 (IOUS) を行ったが, 左肝に新病変は認めなかった.
2) ALPTIPSでは胆嚢を温存することを基本とするが, 本症例ではS4の胆嚢近傍に腫瘍 (次頁④) を認めたため, 正中の肝離断を行いやすくするために胆嚢を摘出した. 胆嚢管を長く残す形で二重結紮後に切離し, さらに糸を長く切って二期的肝切除に備えた.
3) ソナゾイドを静注15分後のKupffer相で, 再度IOUSを行ったが, やはり左肝に新病変は認めなかった.

I. 肝臓の手術

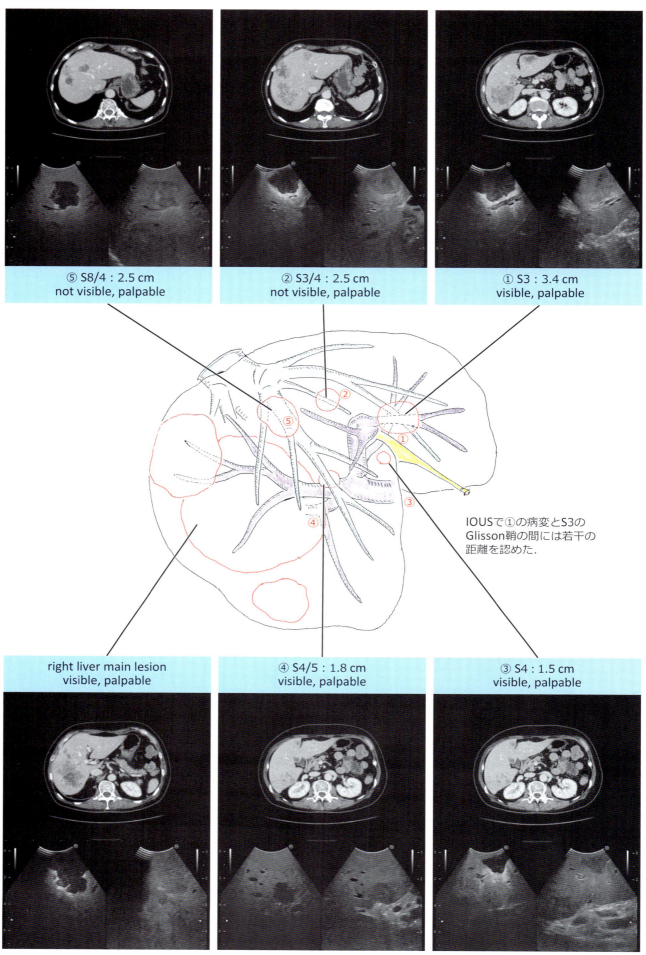

⑤ S8/4 : 2.5 cm
not visible, palpable

② S3/4 : 2.5 cm
not visible, palpable

① S3 : 3.4 cm
visible, palpable

IOUSで①の病変とS3のGlisson鞘の間には若干の距離を認めた．

right liver main lesion
visible, palpable

④ S4/5 : 1.8 cm
visible, palpable

③ S4 : 1.5 cm
visible, palpable

11. 両葉多発大腸癌肝転移に対するALPTIPS 1st stage

■ 肝離断線設定

今回手術では図の①・②・③の病変を切除し，左右境界部分の④と⑤の病変については二期目の右肝切除で切除することにした．Partial partition（部分肝離断）の離断線は，下図のごとくCantlie線に沿うが，肝門や頭側には及ばず，あくまで部分的な切離線とした．①の病変とS3のGlisson鞘はIOUSでわずかに距離が保たれると判断されたので，S3のGlisson鞘を温存する部分切除のラインを設定した．

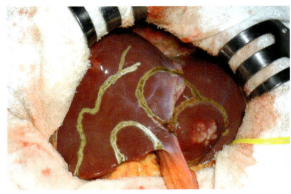

術者コメント
部分肝離断は中肝静脈（MHV）の前面を露出するまでとしている．肝門部付近は極力触らずに，二期的肝切除のqualityを落とさないように留意する．
部分肝離断といっても，V字の谷底の切離を必要とされるため，MHVの枝からの出血は意外と止血しづらいので注意する．

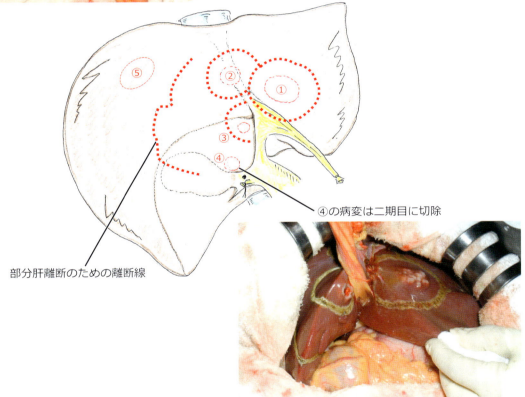

④の病変は二期目に切除

部分肝離断のための離断線

I．肝臓の手術

■ 左肝部分切除

　Pringle法下にclamp crushing法で肝を離断し，露出された脈管は結紮あるいはLigaSure Small Jawで閉鎖，切離した．

　①の病変は尾側から腫瘍を起こし，離断中にS3のGlisson鞘の枝を3本，左肝静脈の枝を1本切離した．
　②の病変の切除は①の離断面から開始し，S4supに向かう枝を1本切離した．
　③の病変はS4infに向かう枝を切離して部分切除した．
　肝部分切除に要したPringle時間は67分だった．

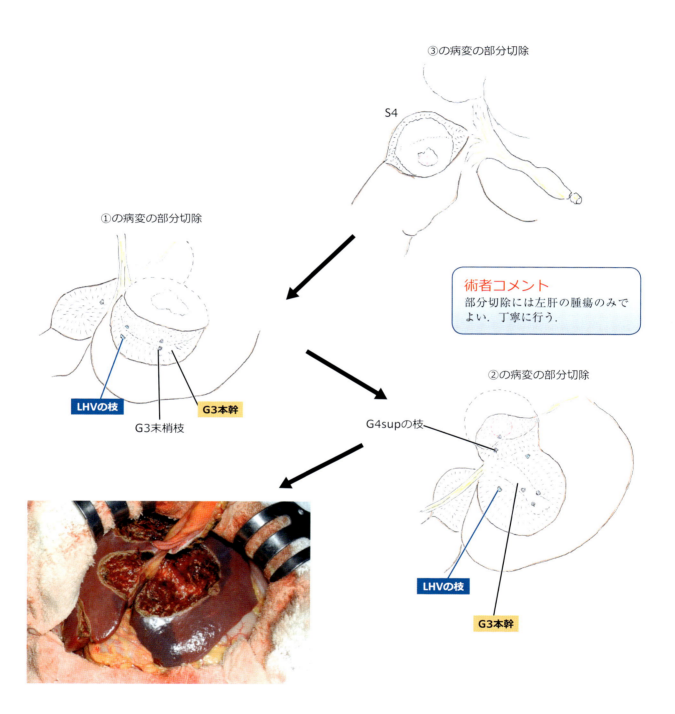

■ 部分肝離断

　肝離断はRex-Cantlie線に沿って行った．中肝静脈（MHV）のV4・V5の分岐の深さまで離断を行った．離断はPringle法下にclamp crushing法で行った．この肝離断Pringle時間は15分で，Pringle時間の総計は82分だった．

　リークテストを行うためにいったん結紮した胆嚢管断端の結紮糸をはずして，胆道造影用チューブを留置した．S3のGlisson鞘末梢から胆汁漏があったため，6-0 Proleneをかけてリークを止めた．止血も確認したのち，肝離断面にフィブリン糊を3 mL撒いた．二期目の手術に備えて，部分肝離断部ならびに肝十二指腸靱帯にセプラフィルムを貼付した．

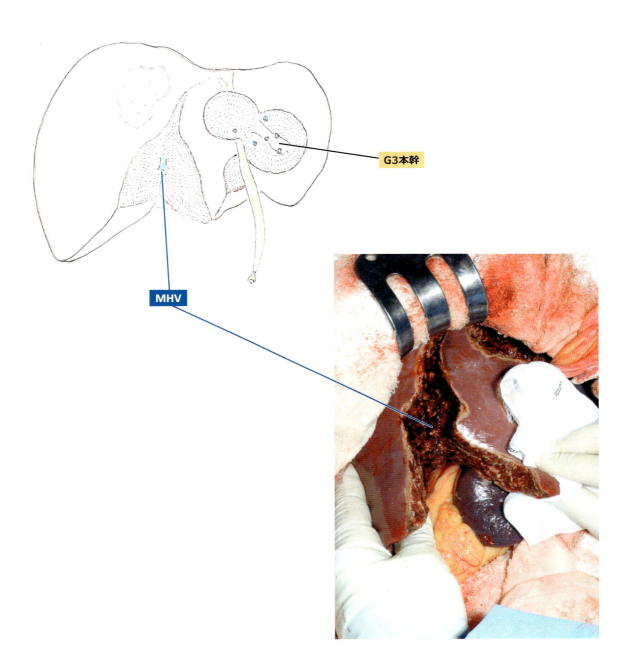

I．肝臓の手術

■ シース留置

　空腸静脈の分枝からシースを留置した．腸間膜脂肪織が厚かったため，エコーで静脈の走行を確認したうえで，腸間膜を切開して空腸静脈を剥離固定した．8 Fr シースをカットダウン法で留置した．

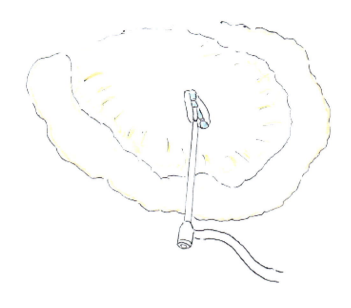

■ 術中門脈塞栓

　MP カテーテル 6 Fr（balloon 径 13 mm），0.035 inch ラジフォーカスガイドワイヤー 150 cm を使用．SMV-脾静脈合流部よりやや尾側から造影し，門脈分岐形態を確認した．

　Paracaval branch より遠位の右枝までカテーテルを進めて，バルーンを拡張した状態で，まず無水エタノール 10 mL を投与した．5 分待機してから，用手的に造影したところ，後区域枝および P5 の塞栓が不十分であり，無水エタノール 3 mL を追加投与．さらに 3 分待機してから，用手的に造影を行ったが，P5 の描出が残ったため，再度無水エタノール 3 mL を追加し，3 分待機した（無水エタノール合計 16 mL 使用）．

　門脈本幹からの造影で右枝灌流領域の十分な塞栓効果を確認した．Paracaval branch は塞栓せずに温存することとし，門脈塞栓手技を終了した．

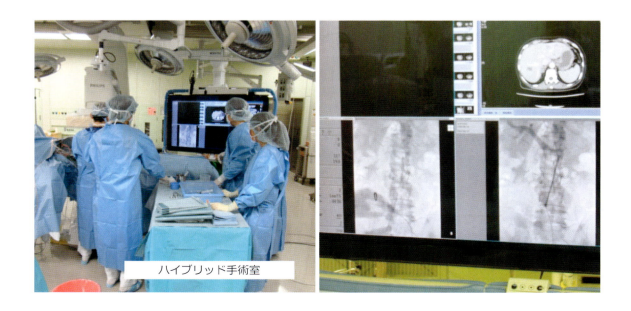

ハイブリッド手術室

塞栓前	塞栓後
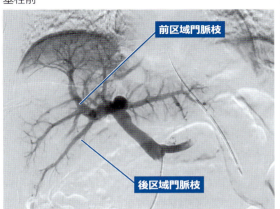	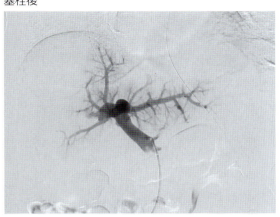

前区域門脈枝
後区域門脈枝

■ 閉　腹

　出血や胆汁漏がないことを再度確認した後に，温生食3,000 mLで腹腔内を洗浄した．胆道造影用チューブを抜去して，胆嚢管は二重結紮を行った．また目印としてナイロン糸で末梢側を結紮した．クリオドレーンソフトタイプを1本，左腹部から肝離断面に留置した．また癒着防止のためにセプラフィルムを横切開創と正中切開創の直下に貼付した．創は層々に閉じて手術を終了した．

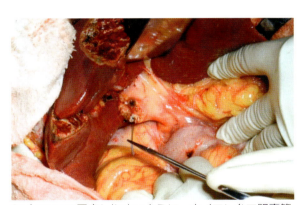

2nd stageで同定しやすいように，ナイロン糸で胆嚢管に目印をした．

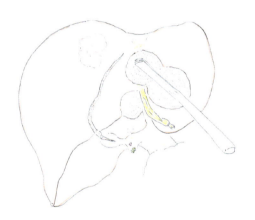

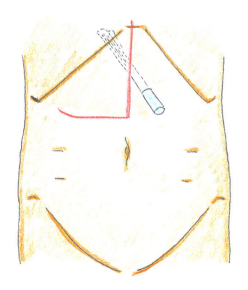

Ⅰ. 肝臓の手術

病理診断

Metastatic adenocarcinoma, multiple, involving the liver, partial resection.
Compatible with metastasis from rectal cancer.
Surgical margins are negative for carcinoma.

組織学的には腺癌で，既往の直腸癌に類似した組織像を示しており，直腸癌の肝転移として矛盾しなかった．

S3のGlisson鞘本幹に近接していた腫瘍も切除断端陰性であった．

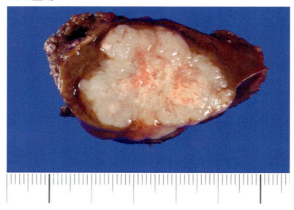

S3の腫瘍

術後経過

肝不全や胆汁漏などの周術期合併症は認めなかった．

第7病日と第12病日にCT検査を行って，FLR容量をVincentを用いて評価した．良好な肝肥大が得られたため，第14病日にALPTIPSの二期目の手術を行うことにした（詳細は次項「Ⅰ-12．両葉多発大腸癌肝転移に対するALPTIPS 2nd stage」を参照）．

まとめ

従来のPTPEを併用した一期的肝切除では場合によって残肝容積が不足する両葉多発肝転移症例に対して，欧州を中心に最近行われているALPPS手術をmodifyしたALPTIPS手術の一期目を施行した．

ALPTIPS 一期目の手術のポイントは，以下3点である．

1) 二期目の手術における癒着を軽減させるために，一期目の手術においては極力肝門部に操作が及ばないようにする．可能ならば胆嚢も温存する．
2) Rex-Cantlie線に沿った部分肝離断を行い，中肝静脈は温存する．
3) PVEをしっかりと行うために，可能ならば血管撮影装置を備えた手術室（ハイブリッド手術室）で一期目の手術を行うようにする．

文献

1) 幕内雅敏ほか：胆管癌に対する肝切除前肝内門脈枝塞栓術．日臨外会誌 **45**：1558-1564, 1984
2) Makuuchi M et al：Preoperative portal embolization to increase safety of major hepatectomy for hilar bile duct carcinoma：a preliminary report. *Surgery* **107**：521-527, 1990
3) Kubota K et al：Measurement of liver volume and hepatic functional reserve as a guide to decision-making in resectional surgery for hepatic tumors. *Hepatology* **26**：1176-1181, 1997
4) Yamashita S et al：Efficacy of preoperative portal vein embolization among patients with hepatocellular carcinoma, biliary tract cancer, and colorectal liver metastases：a comparative study based on single-center experience of 319 cases. *Ann surg Oncol*[in press]
5) van Glik TM et al：Controversies in the use of portal vein embolization. Dig Surg **25**：436-444, 2008
6) Baumgart J et al：A new method for induction of liver hypertrophy prior to right trisectionectomy：a report of three cases. *HPB*（*Oxford*）**13**[Supple 2]：71-72, 2011
7) Schnitzbauer AA et al：Right portal vein ligation combined with in situ splitting induces rapid left lateral liver lobe hypertrophy enabling 2-staged extended right hepatic resection in small-for-size settings. *Ann Surg* **255**：405-414, 2012
8) Schadde E et al：Early survival and safety of ALPPS. First report of the international ALPPS registry. *Ann Surg* **260**：820-838, 2014
9) Sakamoto Y et al：Associating liver partial partition and transileocecal portal vein embolization for staged hepatectomy. *Ann Surg* **264**：e21-e22, 2016

（稲垣冬樹，阪本良弘）

肝臓の手術

12 両葉多発大腸癌肝転移に対する ALPTIPS 2nd stage

適応とポイント

前項で述べたALPTIPSの二期目の肝切除である．

CT volumetryを用いて予定残肝（future liver remnant：FLR）容量を計算し，血液生化学検査結果，特にICG-R15値を参考にして，二期的切除の安全性について再度考慮する．新規抗癌剤を含めた術前化学療法を施行している症例における肝葉切除前は，特に肝機能に注意する必要がある．両葉多発肝転移症例では，二期目に新規病変を発見する場合があるため，術前のEOB-MRI検査および術中造影超音波検査を必ず施行する．一期目の術後に胆汁漏，感染，肝壊死・うっ血などの合併症を認めている場合には二期目の右肝切除の安全性を損なうことになるため，一期目の肝切除の質が極めて重要である．

現病歴と術前画像

現病歴については前項を参照．両葉多発肝転移に対する二期的肝切除の二期目である．

ICG-R15値が15.6％と高値で軽度の肝機能障害を認めた．腫瘍を除いたFLR容量は35.5％で，肝S3の腫瘍の切除を行うために肝S3を切除すると，FLR容量は28.3％となるため，従来の経皮経肝的門脈塞栓術（PTPE）後の一期的肝切除では十分なFLR容積の確保が難しいと判断された．そこで，

ALPTIPS（Associating Liver Partial partition and TransIleocecal Portal vein embolization for Staged hepatectomy）1st stageとして左肝部分切除3ヵ所，部分的肝離断，経回結腸静脈門脈右枝塞栓術（TIPE）を施行した．

第7病日のFLR容量は全肝の46.4％，第12病日のFLR容量は50.7％で，術前値から15.2％の増加を認めた．通常のPTPEの第14病日のFLR容量の増加率の期待値は8％である[1]．

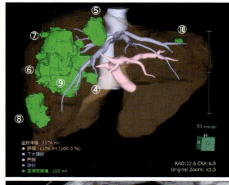

ICG-R15：15.6％
FLR容量
術前　　　35.5％
第7病日　 46.4％（＋10.9％ or ▲46.9％）
第12病日　50.7％（＋15.2％ or ▲51.2％）

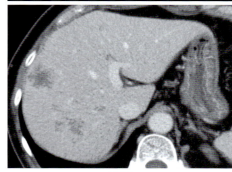

術前

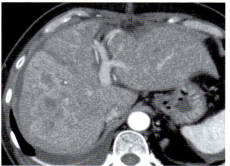

第12病日

肝門個別処理による右肝切除

6時間15分／350 mL

■ 開腹所見

　逆L字型切開で開腹し第10肋間に向かって横切開を進め，今回は右肝切除を行うため，さらに横切開を追加した．前回セプラフィルムを貼付した腹部正中，横切開部分，肝門部での癒着は軽度で，若干出血するものの用手的に剥離可能な程度であった．

　1st stageの肝切離部分には，肝円索が広く固着していた．肝離断部分にも固着が認められた．肝門部では胆嚢管を結紮して長く残したナイロン糸を目印に胆嚢管を同定した．

　術中超音波（IOUS）を行い，肝S2末梢の1.5 cmの新出病変を同定した．ソナゾイドIOUSでもS2以外には新出病変は認めなかった．中肝静脈（MHV）の腹側に乗り上げるように位置するS84境界の病変は，肝S4に若干拡大して離断線を設定することで，MHV本幹を温存して切除できると判断した．

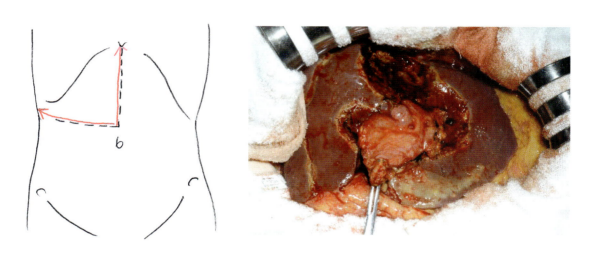

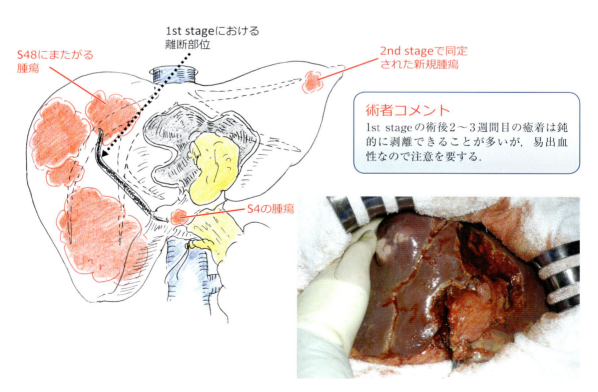

術者コメント
1st stageの術後2〜3週間目の癒着は鈍的に剥離できることが多いが，易出血性なので注意を要する．

Ⅰ. 肝臓の手術

■ 肝門での動門脈処理

①胆嚢管を開放し，胆道造影用のチューブを挿入した．

②胆嚢管頭側に右肝動脈（RHA）の拍動を確認し，周囲組織を剥離てRHAをテーピングした．RHAはテストクランプをして左肝動脈の血流を確認後，二重に結紮切離した．

③RHAの背面で門脈右枝前面を同定した．リンパ節（LN）#12b2を摘出して門脈本幹の右側壁も露出した．門脈右枝（RPV）から分岐する尾状葉枝を1本結紮切離し，RPVを慎重に剥離し，テーピングを行った．RPVはテストクランプをして左枝の血流を確認後，刺通結紮を含めて二重に結紮して切離した．

1st stageの肝切除，門脈塞栓術，胆嚢摘出の影響を受けて，組織は全体に硬く，剥離は若干困難であった．

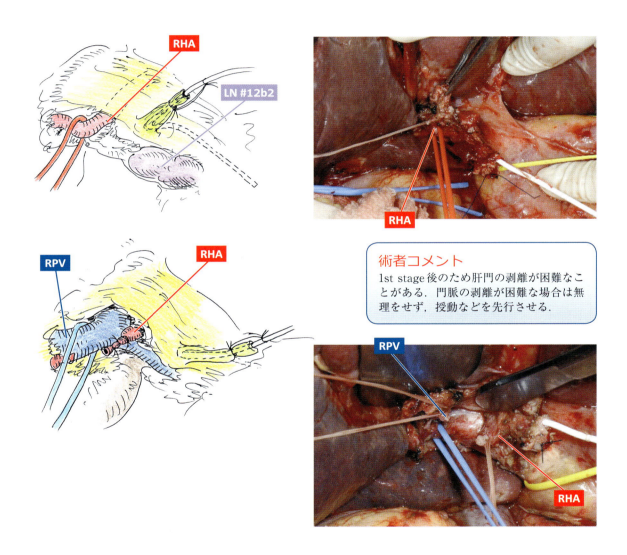

術者コメント
1st stage後のため肝門の剥離が困難なことがある．門脈の剥離が困難な場合は無理をせず，授動などを先行させる．

■ 肝授動と右肝静脈の切離

① 右肝を授動し，短肝静脈を結紮切離した．
② RHVを同定してテーピングを行い，血管鉗子で把持のうえ切離し，断端は4-0 Proleneの連続縫合を用いて閉鎖した．MHVと左肝静脈の共通幹の右側壁が露出されるまで剥離を行った．

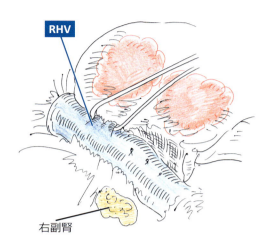
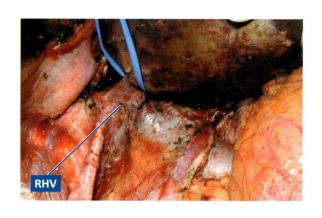

■ 右肝管の切離

① 肝門温阻血下に尾状葉突起を右肝管下縁まで離断した．
② S4の腫瘍に注意しつつ，肝門板の頭側腹側をMetzenbaumで丁寧に剥離，同様に尾側からも剥離を行って右肝管全体をテーピングした．
③ 胆道造影用チューブから胆管全体を造影したのち，右肝管の切離予定部位を血管鉗子で把持し，再度造影した（右下写真）．左肝管全体の描出は良好であることを確認した．
④ 血管鉗子のやや尾側で胆管を切離し，中枢側断端は6-0 Proleneの連続縫合で閉鎖した．

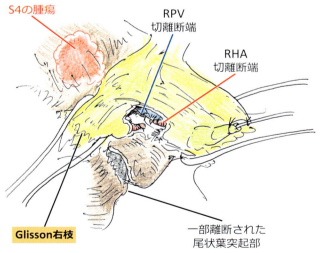
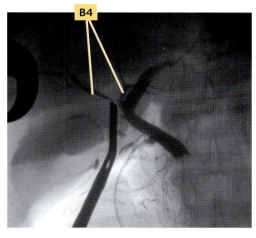

術者コメント
右肝切除では肝管切離後に総肝管に狭窄をきたさないように細心の注意が必要である．
① 前後区域Glisson鞘のレベルで結紮切離する．
② 右肝管で切離する場合は必ず造影する．
以上の2方法が原則である．

I. 肝臓の手術

■ 肝離断線設定

右肝管を切離後，右肝は下の写真のごとく完全に阻血域となった．IOUSでS48境界の腫瘍の位置を確認し，この腫瘍を含めてS4側に拡大して離断線を設定した．

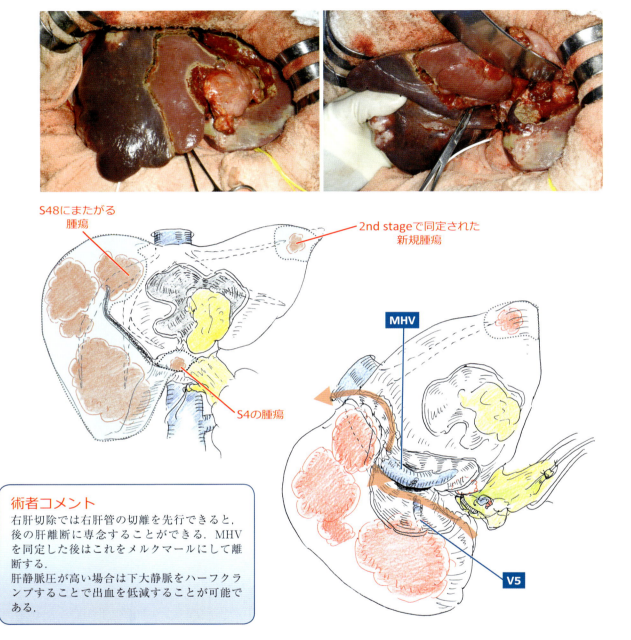

術者コメント
右肝切除では右肝管の切離を先行できると，後の肝離断に専念することができる．MHVを同定した後はこれをメルクマールにして離断する．
肝静脈圧が高い場合は下大静脈をハーフクランプすることで出血を低減することが可能である．

■ 肝離断

① Pringle法下にclamp crushing法で肝離断を行い，細い脈管はLigaSure Small Jawでシーリングし2mm以上の脈管は結紮切離した．まずS45境界の前回の離断部分を比較的容易に剥離し，MHVのV4とV5の分岐部に至った．V5を結紮切離し，MHVの右側壁を露出した．

② MHVに沿ってさらに中枢に離断を進めた．右肝管はすでに切離されているため，MHVの背側には尾状葉肝実質があるのみである．MHV背側では尾状葉を頭側に向かって離断し，比較的太い下大静脈部に向かうGlisson鞘を結紮切離した．

③ MHVから分岐するV8を同定して結紮切離し，右肝を摘出した．

④ S4の肝門板腹側の腫瘍およびS2の新規病変を摘出した．

12. 両葉多発大腸癌肝転移に対するALPTIPS 2nd stage

■ 閉　腹

① 肝離断面の止血が良好であることを確認した．
② 胆道造影を追加し，左肝管の描出が良好なことを確認した．
③ 胆道造影チューブから空気を注入して胆管のリークテストを行い，右肝管の切離断端からリークを認めたため，6-0 Proleneを用いて縫合閉鎖した．
④ ドップラー超音波で門脈左枝や左肝動脈の血流が良好であることを確認した．
⑤ 腹腔内を温生食3,000 mLで洗浄した．肝離断面および右肝管周囲にフィブリン糊を3 mL塗布後，ドレーンを挿入して閉腹した．

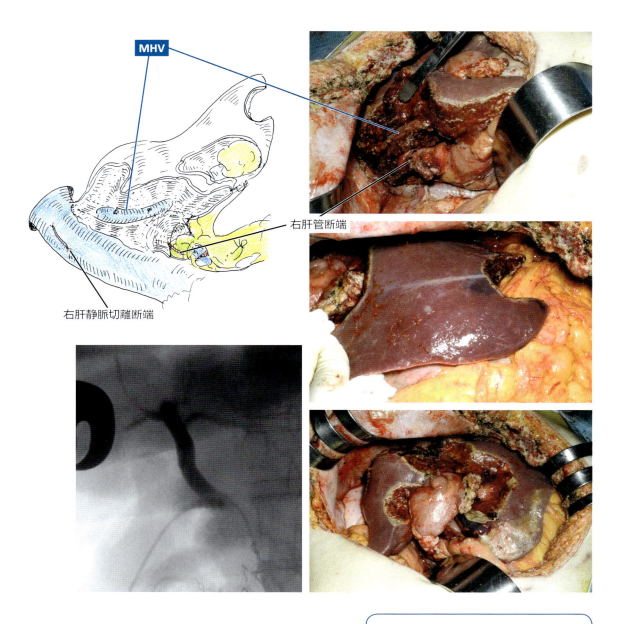

術者コメント
術後のリークテストを行い，リーク同定部分を縫合閉鎖できれば，系統的肝切除ではリークはほとんど発生しない．

病理診断

Multiple metastatic adenocarcinomas in the liver.
Negative surgical margins.
組織学的には7個の転移性肝癌を認め，1st stageと合わせて合計10個の腫瘍を摘出したことになる．

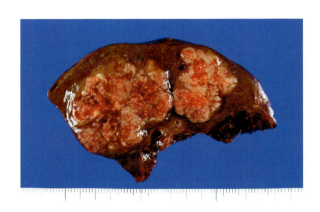

術後経過

　肝不全や胆汁漏は認めなかったが，胸水の貯留に対して穿刺吸引を行った．第19病日に退院した．
　術後3ヵ月目のCT検査では残肝に4個の再発を認めたため，分子標的薬を含めた全身化学療法を導入した．FOLFOX＋アバスチンによる化学療法では神経障害などの副作用が強く出現した．その後カペシタビンとアバスチンによる化学療法が奏効して腫瘍が縮小した．

まとめ

　従来のPTPEを併用した一期的肝切除では場合により残肝容量が不足する両葉多発肝転移症例に対して，欧州を中心に最近行われているALPPS手術[2〜4]をmodifyしたALPTIPS手術[5]（右肝切除）を二期的に施行し，術後肝不全や胆汁漏を認めずに良好な経過で退院した．
　術式のポイントは，以下の3点である．
1）一期目の術後に胆汁漏，うっ血，阻血などによる感染性合併症を起こさない．
2）二期目の手術時の癒着を軽減させるため，一期目での肝門操作は極力行わない．
3）二期目の右肝切除では，右肝管の安全な処理を行うために①胆道造影，あるいは②前後区域のGlisson鞘での処理を行うこと．

　両葉多発肝転移では術後の再発率が比較的高率であり，補助療法を施行する，あるいは再発に対しても再肝切除の周術期に化学療法の導入を検討することが肝要である．

文献

1) Yamashita S et al：Efficacy of preoperative portal vein embolization among patients with hepatocellular carcinoma, biliary tract cancer, and colorectal liver metastases：a comparative study based on single-center experience of 319 cases. *Ann Surg Oncol*[in press]
2) Schnitzbauer AA et al：Right portal vein ligation combined with in situ splitting induces rapid left lateral liver lobe hypertrophy enabling 2-staged extended right hepatic resection in small-for-size settings. *Ann Surg* **255**：405-414, 2012
3) Schadde E et al：Early survival and safety of ALPPS. First report of the international ALPPS registry. *Ann Surg* **260**：820-838, 2014
4) Kokudo N, Shindoh J：How can we safely climb the ALPPS? *Update Surg* **65**：175-177, 2013
5) Sakamoto Y et al：Associating liver partial partition and transileocecal portal vein embolization for staged hepatectomy. *Ann Surg* **264**：e21-e22, 2016

（阪本良弘，稲垣冬樹）

肝臓の手術

13 門脈腫瘍栓を伴う肝細胞癌に対する左肝切除

適応とポイント

　肝細胞癌は経門脈的に進展するため門脈に腫瘍栓を認めることが多く[1]，門脈腫瘍栓（PVTT）は予後不良因子のひとつである[2,3]．門脈本幹（PV）あるいは対側肝内一次分枝にまで進展する腫瘍栓を伴う肝細胞癌を切除する方法として，半肝切除＋腫瘍栓を含む門脈枝の切除・再建を行う *en bloc* resection が行われてきたが，肉眼的なPVTTを伴わない肝細胞癌に対する肝切除後の成績に比して，高い死亡率と合併症率が問題となった[4]．この原因は，PVや対側一次分枝の切除・再建という手技自体の技術的な難度の高さ・高度出血のリスクに加え，切除・再建に際し，機能的肝実質がより広範囲に犠牲となりうる点が挙げられていた．これらの問題点を克服するため，われわれはPVTTを有する門脈枝を開放し，内腔からPVTTを肉眼的に完全に剥離・摘出する peeling off technique を報告した[4]．本術式は，門脈の合併切除・再建を伴わないため，*en bloc* resection に比して簡便で安全な術式であるが，肝細胞癌に施行した際の長期成績は *en bloc* resection と同等であった[4,5]．Peeling off technique ではPVTTの飛散を避けるため，PVTT摘出を肝臓の授動や肝離断に先行して行うことが望ましいが，切離予定の門脈根部を十分に露出するのに必要であれば，授動や肝離断を先に行ってもよい．

現病歴と術前画像

　50歳代女性．約30年前に会社の検診にてB型肝炎ウイルス（HBV）陽性を指摘された．定期健診を続けていたが，肝酵素の上昇を認めたため3年前からエンテカビルの内服を開始した．フォローアップ中に腫瘍マーカーの上昇を認めたため造影CT検査を施行して，肝S3に40 mm大の肝細胞癌と門脈左枝（LPV）から門脈右枝や本幹にまで進展するPVTTを認めた（Vp4，下写真，黄矢頭）．術前にPVTT縮小効果を期待して左肝動脈から選択的に肝動脈塞栓療法（TACE）を施行した．TACE後のCT検査では腫瘍栓を含めて腫瘍内にリピオドールの良好な集積を認めた．

	AFP（ng/mL）	AFP L3（%）	PIVKA-II（mAU/mL）
TACE前	126	40	67
TACE後	21	35	12

TACE前（動脈相）　　TACE前（門脈相）　　TACE前（平衡相）

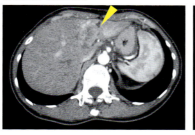 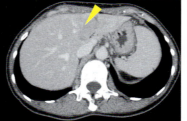 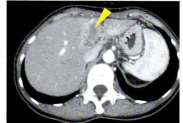

　　　　　　　　　TACE前（門脈相）　　TACE後（門脈相）

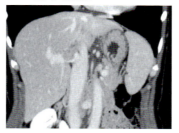 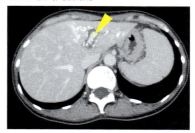

I. 肝臓の手術

門脈本幹の腫瘍栓摘出を伴う左肝切除

8時間0分／400 mL

■ 開腹所見

　上腹部正中切開を置いて腹腔内を検索した．播種や他臓器転移のないことを確認し，横切開を追加した．開胸は加えていない．術前に行われたTACEによる炎症のため，肝S3と横隔膜との癒着を認めた．横隔膜の腹側面の一部を肝側に付着させつつ癒着を剥離した．

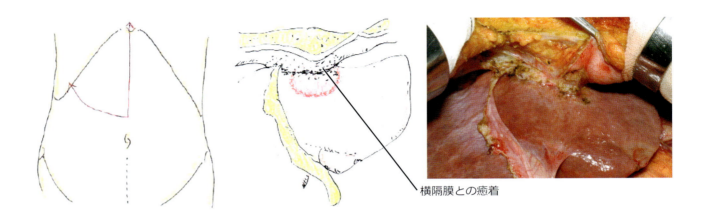

横隔膜との癒着

■ 左肝周囲の間膜剥離，小網開放

　前方より，冠状間膜を剥離し，下大静脈前面に至った．左三角間膜の剥離を加え，左・中肝静脈の根部を露出した．その後，小網を切開・開放した．

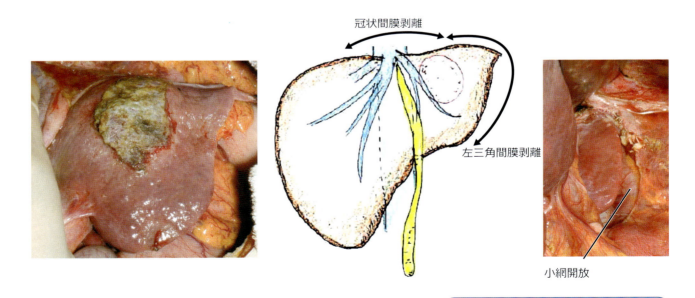

冠状間膜剥離
左三角間膜剥離
小網開放

術者コメント
門脈右枝本幹内のPVTTが末梢側に飛散する可能性もあるため，肝門処理・腫瘍栓摘除の前の肝周囲剥離は最小限としている．右肝授動は後回しとしている．

■ 術中超音波

肝全体を術中超音波(IOUS)で評価した．原発巣はS3に存在し，40 mm大のhypoechoic massとして同定された．術前診断通り，PVTTの先端は門脈右枝(RPV)内にまで伸び出していた．

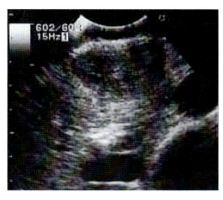
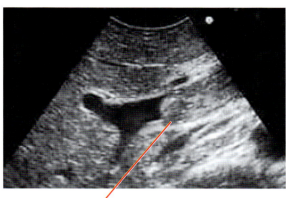

RPV内PVTT

■ 胆摘，肝門操作(1)

中肝動脈より分岐する胆嚢動脈(CyA)を胆嚢近傍で結紮切離し，胆嚢管を確保した．胆嚢を胆嚢床より剥離し，胆嚢管を切離した(胆摘)．肝十二指腸間膜を剥離し，左肝動脈(LHA)を同定し確保した．この際，#12aリンパ節が炎症性に腫大しており，適切な術野を確保するため摘出した．LHAはクランプテストののち，結紮切離した(2-0 silk・3-0 Ti-Cron)．次に中肝動脈(MHA)の根部を同定し確保した．MHAもテストクランプののち，結紮切離した(2-0 silk・3-0 Ti-Cron)．肝表面には明瞭なdemarcation lineが出現した．

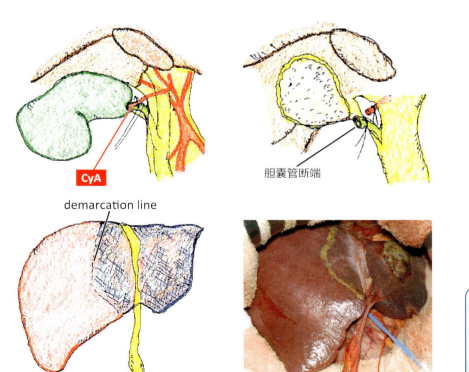
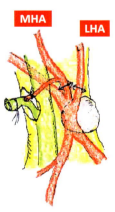

> **術者コメント**
> LHA, MHAの切離に先立ち，テストクランプを行って肝内血流が保たれていることをIOUSで観察することが肝要である．

I. 肝臓の手術

■ 肝門操作（2）

　右肝動脈（RHA）根部に続き，PVを同定し確保した．PVを頭側にたどり，LPV根部を同定した．LPV根部より分岐する尾状葉枝（S1 PV）を2本結紮切離したが，明らかな腫瘍栓の露出はなかった．LPV根部のテーピングに続き，RPV根部のテーピングも行った．

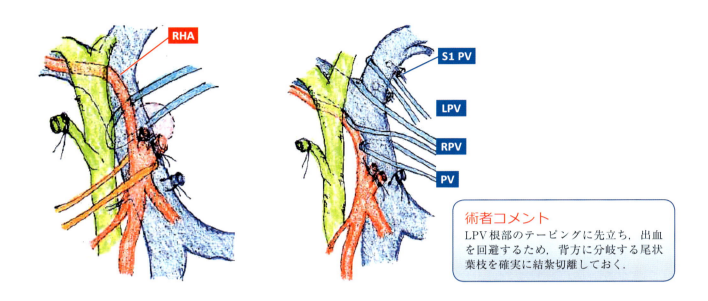

術者コメント
LPV根部のテーピングに先立ち，出血を回避するため，背方に分岐する尾状葉枝を確実に結紮切離しておく．

■ 腫瘍栓摘除

　PVを血管鉗子でクランプし，下図のような部位でLPVに切開を入れ，RPVまで進展したPVTTを攝子などで摘除したところ，LPV切開部から血液の良好な流出（back flow）を認めたため，RPVも血管鉗子でクランプした．LPVを完全に離断し，LPV断端からPV側の内腔を観察した．遺残する小さなPVTTも可及的に摘除し，PVの血管鉗子を一時的に開放することで，良好なfront flowによる腫瘍栓の除去も行った．再度，PVをクランプし，LPV断端を6-0 Proleneで連続縫合閉鎖とした．PVのクランプ時間は計7分間であった．すべての鉗子を開放し，IOUSを行い，門脈血流が良好であり，遺残PVTTがないことを確認した．

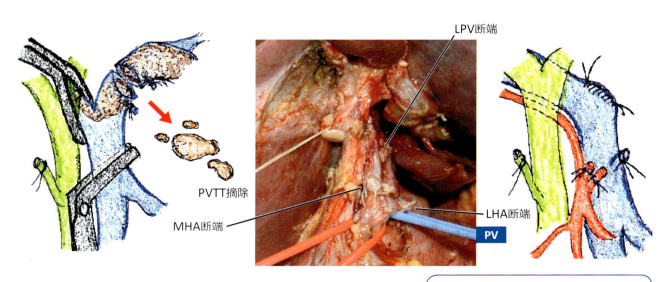

術者コメント
LPV断端の連続縫合閉鎖では狭窄を回避するように必要に応じてgrowth factorを置く．血流再開後の肝内門脈血流をIOUSを用いて確認する．

■ 左肝授動，右肝授動

　Arantius管を結紮切離し，Spiegel葉を下大静脈（IVC）から授動した．短肝静脈はおおむね結紮切離で処理したが，径5 mm以上のものに関しては，IVC側を血管鉗子でクランプしたうえで離断し，連続縫合閉鎖を行った．右肝授動は，右三角間膜の剥離ののち，右副腎の手前まで行った．

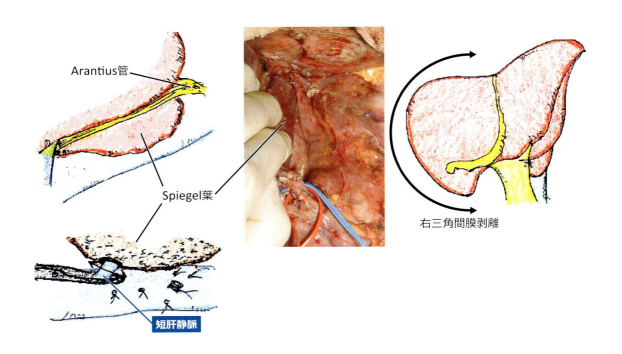

■ 肝離断（1）

　Demarcation lineを電気メスでマークし，Pringle法下にペアンによるclamp crushing法を用いて肝実質を離断した．次頁の図のように中肝静脈（MHV）を露出しながら離断を進め，肝門部に到達した．胆嚢管断端より留置した造影チューブを用いて術中胆道造影を行った．遺残胆管に狭窄が起こらないよう，安全な部位で左肝管（LHD）を2-0 silkで結紮切離した．

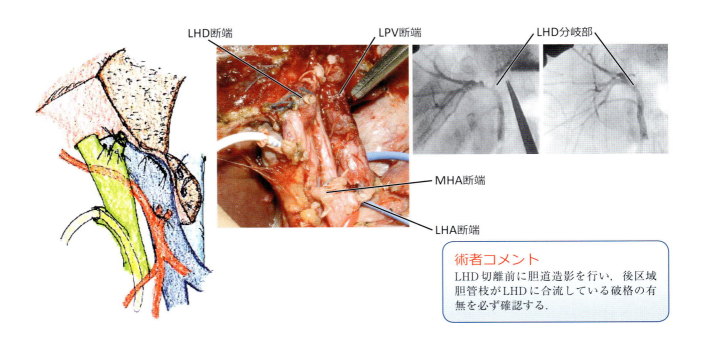

術者コメント
LHD切離前に胆道造影を行い，後区域胆管枝がLHDに合流している破格の有無を必ず確認する．

I. 肝臓の手術

■ 肝離断(2)

尾状葉を離断したのち，左肝静脈(LHV)のみを確保し，下図のように血管鉗子をかけて離断し，標本を摘出した．LHV断端は6-0 Proleneで連続縫合閉鎖とした．Pringle時間は計100分であった．

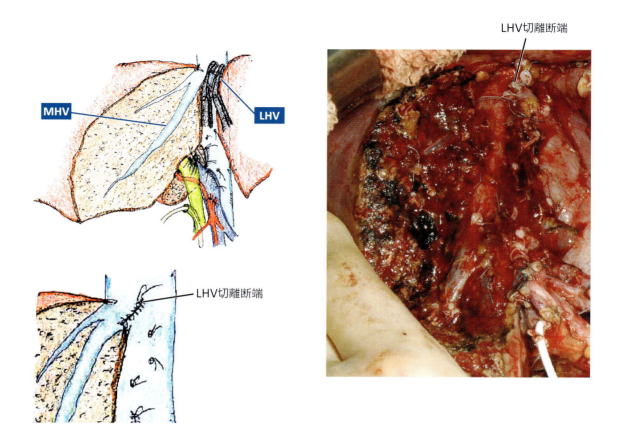

■ 洗浄，閉腹

腹腔内を温生食3,000 mLで洗浄後，肝離断面を観察し，胆汁漏や出血のないことを確認した．経胆嚢管チューブを抜去し，胆嚢管断端を2-0 silkで結紮した．肝離断面に24 Frドレーンを留置した．右横隔膜窩と創直下にセプラフィルムを敷き，層々に閉腹した．

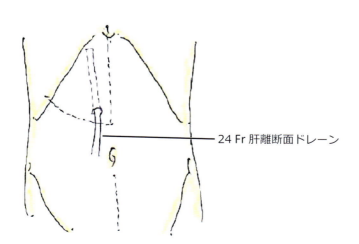

術者コメント
造影用経胆嚢管チューブから空気を注入し胆汁漏の有無の確認が可能である．胆汁漏の危険性が高いと判断された場合には，胆嚢管から細いドレナージチューブを胆管内に留置して術後外瘻とする．

病理診断

Well to moderately differentiated hepatocellular carcinoma of the liver. Massive necrosis post TACE. L, simple nodular type, 45×32×29 mm, eg, fc（－）, sf（－）, s0, vp3, vv0, va0, b0, sm（－）, fl-2.

TACEの影響で原発巣は全壊死の状態であり，viableな腫瘍はPVTTの一部のみで認められた．

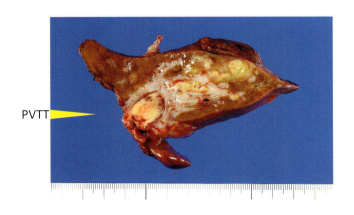

術後経過

術後胆汁漏や肝不全は認めず，第13病日に退院した．術後5ヵ月で腰椎転移を認めたために放射線療法を行い，術後8ヵ月で肝内再発を認めたためにラジオ波焼灼術を行った．術後11ヵ月で胸膜播種を認め，播種による胸腔内出血のために術後14ヵ月で亡くなった．

まとめ

B型肝炎を背景とするS3単発の肝細胞癌で，RPVに達するPVTTを認めた．術前TACEの後に左肝切除を行い，PVTTに対してはpeeling off techniqueによる摘出術を行った．術式のポイントは，以下3点である．
1）腫瘍の飛散を防ぐため，PVTTは肝授動や肝離断に先行して行う．
2）摘出の際も腫瘍の播種を防ぐため，門脈内からの出血は速やかに吸引する．
3）PVTTの遺残がないかを術中超音波で十分に確認する．

文献

1) Makuuchi M et al：Ultrasonically guided subsegmentectomy. *Surg Gynecol Obstet* **16**：346-350, 1985
2) Llovet JM et al：Natural history of untreated nonsurgical hepatocellular carcinoma：rationale for the design and evaluation of therapeutic trials. *Hepatology* **29**：62-67, 1999
3) Vauthey JN et al：Factors affecting long-term outcome after hepatic resection for hepatocellular carcinoma. *Am J Surg* **169**：28-34, 1995
4) Inoue Y et al：Is there any difference in survival according to the portal tumor thrombectomy method in patients with hepatocellular carcinoma? *Surgery* **145**：9-19, 2009
5) Wu CC et al：An appraisal of liver and portal vein resection for hepatocellular carcinoma with tumor thrombi extending to portal bifurcation. *Arch Surg* **135**：1273-1279, 2000

（山下　俊，伊藤橋司，國土典宏）

肝臓の手術

14 門脈腫瘍栓を伴う肝細胞癌に対する右肝切除

適応とポイント

　安全で確実な開腹肝切除を行うために，至適な範囲の肝授動を行ったうえで，良好な視野と術者の左手による肝臓のコントロールを得ることが極めて重要である．しかし横隔膜に浸潤する巨大腫瘍など，肝離断に先行して肝授動を行うことが困難な症例も存在する．このような場合，肝離断を先行させる，いわゆるanterior approachが1996年にLaiらによって報告された[1]．Anterior approachにおいては離断面深部の肝離断の出血のコントロールに難渋する場合があるが，Belghitiらによって提唱されたliver hanging maneuver（LHM）を用いて，離断面深部の肝実質を挙上することで，離断はより行いやすくなった．現在LHMは様々な変法も含めて，広く用いられている[2,3]．当科ではドナー肝切除を除く肝切除では，肝離断に先行して授動を行う方法を用いており，LHMのみで肝離断を行った症例は約3%（42/1,446例：2.9%[4]）であるが，anterior approachやLHMに習熟しておく必要がある．本項では肝離断に先行して右肝授動が不可能であった症例を提示する．

現病歴と術前画像

　50歳代男性．肉眼的血尿・右側腹部・背部痛を認め，近医を受診した．造影CT検査を施行したところ右肝および右腎に巨大腫瘤を認めたため当科へ紹介となった．門脈腫瘍栓を伴う肝細胞癌および右腎癌との診断を得て，同時に切除する方針となった．

　なお，患者は術前の精査でHBsAg陽性であることを初めて指摘されており，ICG-R15値は15.1%であった．

術前CT

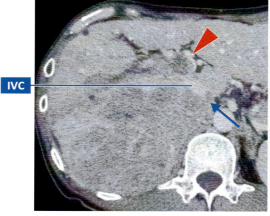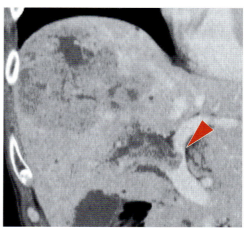

門脈本幹に至る腫瘍栓を認めた（矢頭）．
腫瘍は尾状葉に及び背側から広く下大静脈（IVC）に接していた（矢印）．

門脈本幹の腫瘍栓摘出を伴う右肝切除

9時間15分／2,000 mL

■ 開腹所見

　　上腹部正中切開で開腹．背景肝は再生結節による凹凸が目立ち，辺縁も鈍であり硬変肝の所見であった．肝下面に漿液性腹水を認めたが，迅速細胞診はclass Iであった．明らかな非切除因子がないことを確認し，第9肋間にかけてのJ字切開を置いた．この時点では門脈内の腫瘍栓を摘出することによる胸腔内播種を防ぐために非開胸．正中切開を臍右回りで下腹部に延長した．右腎摘に先立って肝切除を行った．

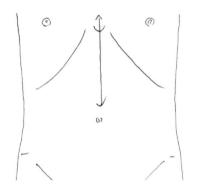
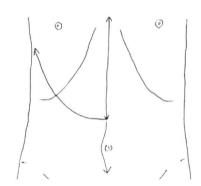

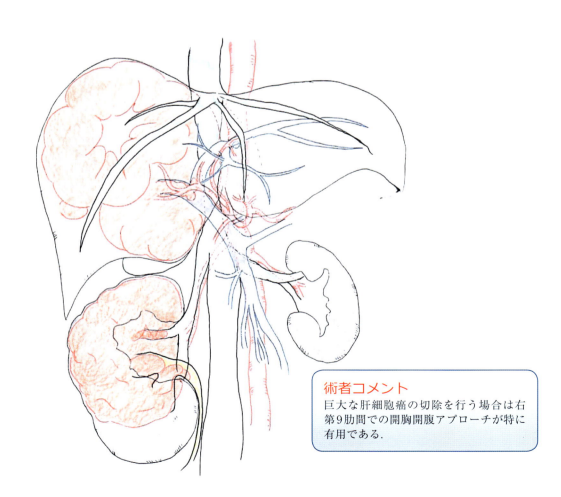

> **術者コメント**
> 巨大な肝細胞癌の切除を行う場合は右第9肋間での開胸開腹アプローチが特に有用である．

I．肝臓の手術

■ 術中超音波（IOUS）

　　肉眼所見通り，肝内も再生結節で斑状の様相を呈していた．腫瘍はCT上の最大径が16 cmあり，全貌をIOUSでとらえることはできなかった．門脈腫瘍栓（PVTT）先進部は門脈本幹および左枝に進展していることが観察された（左下矢頭）．造影IOUSによる全肝スクリーニング検査で腫瘍は単発と診断された．

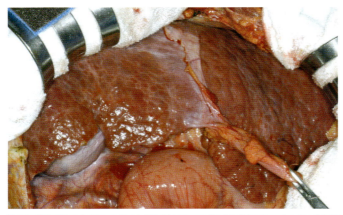

術者コメント
門脈腫瘍栓は術前画像に比較してさらに進展している場合もあり，IOUSや麻酔科による経食道エコーで腫瘍栓先進部を再度確認することが必要である．

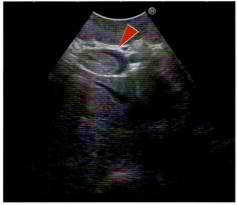
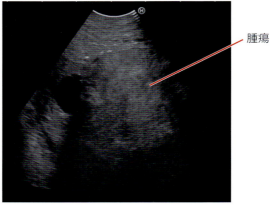

腫瘍

■ 肝門処理

　　総胆管右側で胆嚢管断端から肝門側へ漿膜切開を延長し，門脈右枝（RPV）に続く前後枝分岐を同定し，門脈本幹をテーピング．門脈と胆管（右肝管）の間を剥離して，右肝動脈（RHA）を二重結紮切離した．

MHA：中肝動脈，LHA：左肝動脈，MPV：門脈本幹．

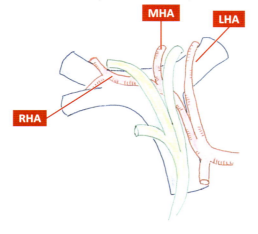
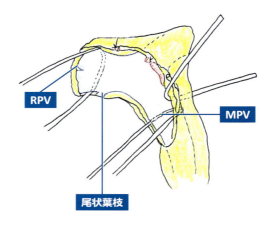

■ PVTT摘出［peeling off technique（「I-16」参照）］

　総胆管をテーピングして左方向へ牽引しつつ，門脈周囲の剥離を進め，RPVが尾状葉枝を1本分枝したすぐ末梢側でテーピングを行った．門脈前面での剥離を左枝方向に進め，PVTT先端よりも末梢側で鉗子がかかる位置で門脈左枝（LPV）をテーピングした（①）．

　MPV，LPVを血管鉗子でクランプし，RPVの前面を約半周横切開して腫瘍栓を搔き出した（②〜③）．肉眼的にはMPVからLPVの腫瘍栓が取りきれた状態でRPVの後壁も切離した（④）．切除側門脈断端は4-0 Ti-Cronを両端にかけ，頭側からover and over連続縫合閉鎖した．内腔をヘパリン生食で洗浄後，LPV・MPVのクランプをそれぞれ開放してback flowおよびfront flowで残肝側門脈内をwash outした（⑤）後に断端を同様に閉鎖した（⑥）．最後にIOUSで左肝の動門脈血流を確認して肝門処理を終了した．

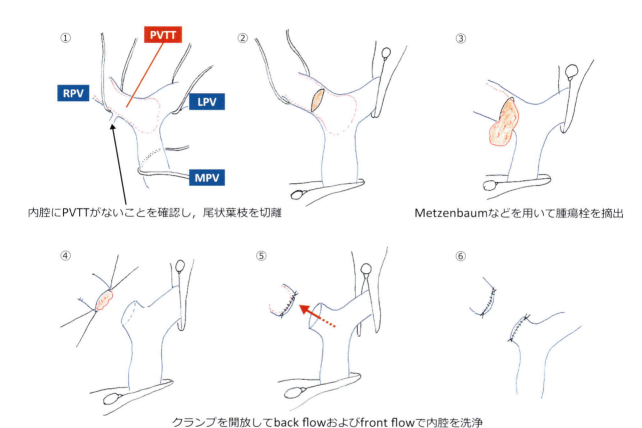

内腔にPVTTがないことを確認し，尾状葉枝を切離

Metzenbaumなどを用いて腫瘍栓を摘出

クランプを開放してback flowおよびfront flowで内腔を洗浄

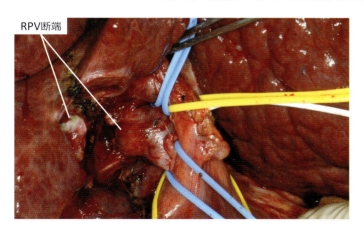

術者コメント
RPVの内腔はPVTTで満たされている状態であり，繊細かつ丁寧な操作が求められる．
無理な操作でPVTTがLPV側へ播種してしまうことは絶対に避けなければならないため，RPVのテーピングが困難であると判断した場合でも，LPVおよびPVのテーピングは必須である．

I. 肝臓の手術

■ 可及的な肝授動

肝門処理後，J字切開を延長して開胸した．

開胸すると胸腔内から横隔膜ごと右肝を手前へhandlingできるため視野が良好となった．

型通り右肝授動に移ったが，①下横隔膜静脈系への側副血行，②右腎癌による右腎静脈閉塞による右副腎周囲の側副血行路がそれぞれ発達しており，易出血性であったため，肝離断を先行する方針とした．

LHMを試みたがRHVが根部で腫瘍の圧排を受け，同部位で剥離困難であったため，危険と判断し，anterior approach原法で肝離断を行うこととした．

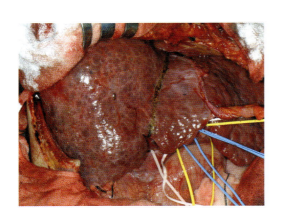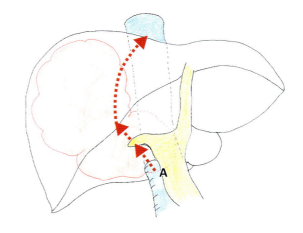

■ Anterior approachによる肝離断

① 肝離断はdemarcation lineに沿った．腹側の肝離断に先行してIVC前面の尾状葉をGlisson鞘右枝処理予定部まで離断しておいた（右上図：A）．

② 腹側より肝離断を進め，V8, V5をそれぞれ結紮切離した．Glisson鞘右枝へ至り，胆道造影を行い，切離ラインに問題のないことを確認した後にこれを二重結紮切離した．

③ 離断をさらにIVCへ向かって進め，右肝静脈（RHV）および中肝静脈（MHV）の根部を確認し，前方からの視野でRHVを根部で切離した（左下図：B）．RHVを切離したことでIVC背側の視野がさらに良好になった．

④ 尾状葉paracaval portionがIVC背側を全周に回ってSpiegel葉と癒着しており（左下図：矢頭），これを離断してSpiegel葉を左方向へIVCから授動してIVC背側の視野を確保した（右下図）．IVCの左右からIVC背側と切除肝の剥離を行い，一部浸潤を疑った部位でIVCを約1cm楔状切除しIVCは一時的に閉鎖した（楔状切除時はIVCを右下図CDでクランプした）．

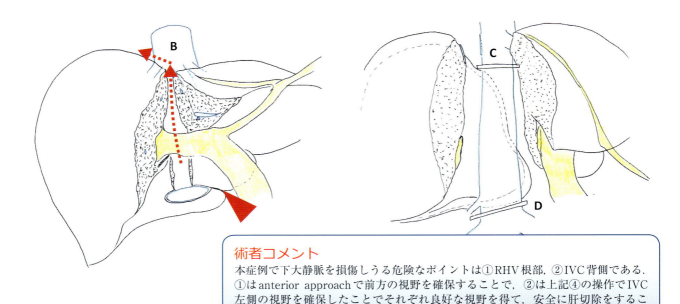

> **術者コメント**
> 本症例で下大静脈を損傷しうる危険なポイントは①RHV根部，②IVC背側である．①はanterior approachで前方の視野を確保することで，②は上記④の操作でIVC左側の視野を確保したことでそれぞれ良好な視野を得て，安全に肝切除をすることができた．

■ 肝切除後離断面

右肝の授動を正中から右方向へ行い，標本を摘出した．

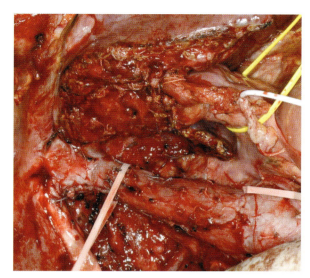
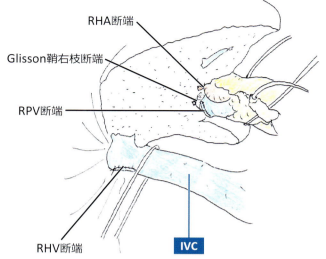

> **術者コメント**
> 本例ではMHVを完全には露出させていない．本例のような巨大腫瘍を切除する場合にMHV完全露出にこだわると静脈からの大量出血をきたすリスクがあるため，あえてMHVより少し右側で容易な方向で離断した．

■ 閉　創

右腎摘後に閉胸閉腹を行った．

右胸腔に16 Fr胸腔ドレーン（A），肝離断面に24 Frドレーン（B），胆嚢管断端から総胆管内の5 Fr減圧用ドレナージチューブ（C）を挿入し閉創して手術を終了した．

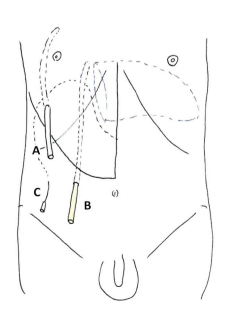

病理診断

Hepatocellular carcinoma of the liver.

Poorly differentiated hepatocellular carcinoma, confluent multinodular type, 14×13×10 cm, eg, fc(+), fc-inf(+), sf(+), s0, vp4, vv0, va0, b0, im0, sm(+), LC.

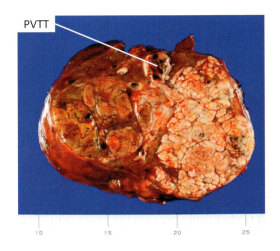

術後経過

　腹水コントロールにやや時間を要したものの，そのほか特に術後経過に問題なく，第16病日に退院となった．術後補助化学療法としてソラフェニブを導入したが，術後3ヵ月のCTにて残肝に再発を認めたため，TACEを施行した．その後約4年，肝細胞癌の再発なく経過中である．

まとめ

　Vp4のPVTTを伴い，離断前の肝授動が不可能であった肝細胞癌に対してpeeling off techniqueによる腫瘍栓摘出，anterior approachによる右肝切除を施行した．
　術式のポイントは，以下3点である．
1) 門脈本幹や対側門脈枝に及ぶPVTT症例において，peeling off techniqueが有用である．
2) 腫瘍が大きく右肝背側の視野が十分でない場合には，開胸を加えることで良好な視野のもと安全に肝切除を行うことが可能である．
3) 肝授動の後に肝離断を行うのが当科では原則だが，本症例のように離断を先行するanterior approachが必要となる場合がある．

　肝切除時に伴う右開胸操作による視野確保は，このように大きな肝腫瘍の切除では特に有効であり，常に留意しておくべきである．

文献

1) Lai EC et al：Anterior approach for difficult major right hepatectomy. World J Surg **20**：314-317, 1996
2) Belghiti J et al：Liver hanging maneuver：a safe approach to right hepatectomy without liver mobilization. J Am Coll Surg **193**：109-111, 2001
3) Kokudo N et al：Sling suspension of the liver in donor operation：a gradual tape-repositioning technique. Transplantation **76**：803-807, 2003
4) Shindoh J et al：Significance of liver hanging maneuvers for invasive liver lesions in no-routine anterior approach policy. J Gastrointest Surg **15**：988-995, 2011

〈吉岡龍二，長谷川潔，國土典宏〉

肝臓の手術

15 肝上部下大静脈内の腫瘍に対する静脈再建を伴う切除

適応とポイント

　　下大静脈（IVC）腫瘍栓を伴う疾患は小児ではWilms腫瘍[1, 2]や肝芽腫[2]，成人では肝細胞癌[3]や腎細胞癌[4]が挙げられる．なかにはIVCから右房に達する症例もあり，肺塞栓による突然死やBudd-Chiari症候群などの予防のため切除が検討されることが多い．腎原発の腫瘍では腎静脈を，肝原発の腫瘍では肝静脈・短肝静脈などを介して腫瘍栓がIVC内に進展する．腫瘍の先進部は可動性を有し，静脈壁から剥離できることも多い．術前画像診断で腫瘍栓の侵入経路，腫瘍の存在範囲，静脈浸潤の部位と範囲をできる限り明らかにすることが重要である[5]．

　　手術は肝静脈・IVC周囲の操作に慣れた肝臓外科医，縦隔内の操作を行う心臓外科医，熟練した麻酔科医の協力体制のもとに行う．腫瘍栓は経食道エコーにてモニタリングし，腫瘍塞栓摘除や開心術にも対応できるよう，人工心肺をスタンバイして行う．

現病歴と術前画像

　　10歳代半ばの女性．10年前に左腎原発のWilms腫瘍，IVCから右心房に伸びる腫瘍栓，肝・肺・腰椎転移に対し左腎摘，リンパ節郭清，右心房・IVC内腫瘍摘出術を施行した．この際，肝部IVCに若干腫瘍が残存した．その後，化学療法，放射線療法，陽子線治療を行ったがIVC内腫瘍栓が徐々に増大し，また肺転移が囊胞状に変化し気胸を起こしたため，過去に3回手術を行っている．根治的切除は困難と思われたが，肺塞栓による突然死や肝静脈閉塞予防のため，腫瘍切除術の方針となった．

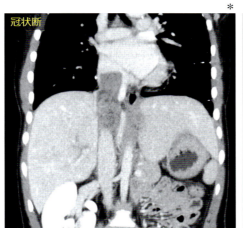

術前CT

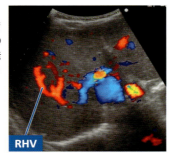

腹部超音波
右肝静脈根部は腫瘍で閉塞．中肝静脈へのcommunicationが発達し右肝静脈（RHV）は逆流していた．

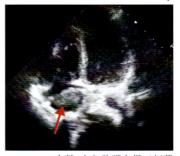

心臓超音波
右心房内に可動性良好な腫瘍栓を認めた（矢印）．

＊文献5より許諾を得て転載

I．肝臓の手術

右肝静脈・下大静脈再建を伴う下大静脈内腫瘍摘出

6時間20分／210 mL

■ 開腹所見，術中超音波

　第9肋間に向かうJ字切開で開腹．癒着はほとんどなく，肝は軟らかく表面平滑．辺縁は鋭．陽子線治療の影響はほとんど認めない．術中超音波では右肝静脈（RHV）根部は腫瘍でふさがれているように見えたが，RHV内への腫瘍進展はごく軽度と思われた．左肝静脈（LHV），中肝静脈（MHV）の血流は保たれていたが，根部は腫瘍閉塞をきたす寸前と考えられた．RHVの血流は逆流しておりMHVとの間にcommunicationが発達していた．小網を切開し肝十二指腸間膜をテーピング．肝冠状間膜，三角間膜を一部剥離し肝を授動した．

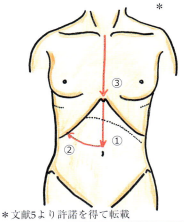
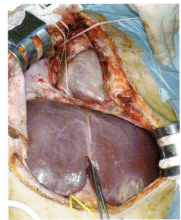
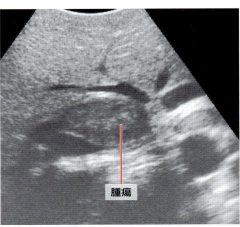

＊文献5より許諾を得て転載

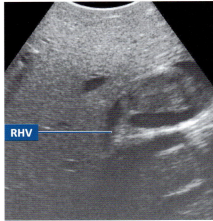
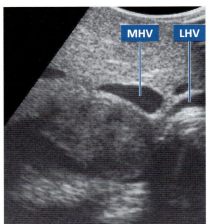
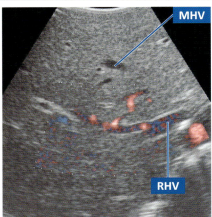

■ 心囊の解放と横隔膜上IVCのテーピング

　横隔膜をIVC前面まで切開し，心臓外科医に依頼し胸骨正中切開を行い心囊を解放した．横隔神経を損傷しないように気をつけながら横隔膜上IVCをテーピングした．上大静脈（SVC）もテーピングした．

> **術者コメント**
> IVC内に腫瘍栓が侵入している場合には，腫瘍栓がちぎれて肺動脈を閉塞させる危険性が常にある．緊急時に備えて，人工心肺を稼動させる準備を行うことが必須である．

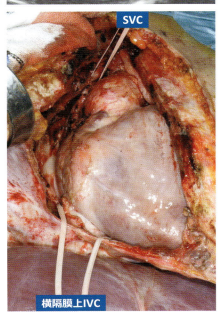

腫瘍栓の引き下げ

　肝を尾側に引き下げ腫瘍の頭側端を術中超音波で確認した．腫瘍を右房内から横隔膜上IVCに引き出すことができたため，人工心肺は使用せず切除できる可能性が高いと判断した．

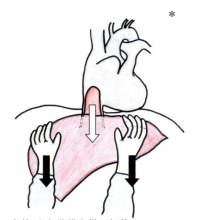

＊文献5より許諾を得て転載

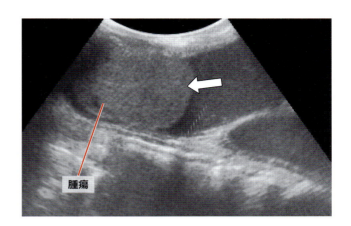

十二指腸・肝の授動，IVCの露出

　Kocherの授動を行い，肝の尾側でIVCを露出した．その後，さらに肝の授動を行った．短肝静脈を結紮切離．IVCの左右で下大静脈靱帯を切離．1本やや太めのcaudate veinを認めたため，肝側は2-0 silkで結紮し，IVC側は血管鉗子をかけて切離した．IVC側の断端は4-0 Ti-Cronを用いた連続縫合で閉鎖した．LHV根部，RHV根部近傍に流入する下横隔静脈を結紮切離（横隔膜側は3-0 Ti-Cron刺通結紮を加えた）．LHV根部近傍でArantius管を結紮切離した．RHV，LHV+MHVをそれぞれテーピング．また，肝下部でIVCをテーピングした（この際，腰静脈の枝を1本結紮切離）．

右側からの授動　　　　左側から　　　　頭側から

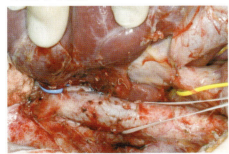
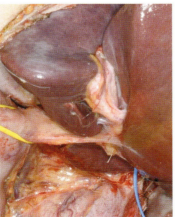
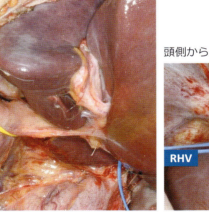
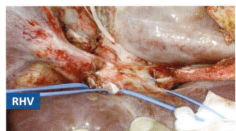

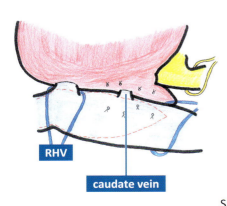
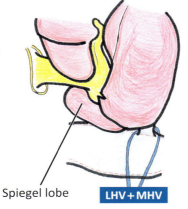

術者コメント
下横隔静脈や腰静脈も結紮切離しておくのが望ましい．IVC壁を切開した際にこれらの静脈からの流入血で出血がかさむことがある．

I. 肝臓の手術

■ 肝部分切除，RHV根部の露出

　術中超音波でもRHVはMHVとのcommunicationが発達しており，切離可能と考えられた．視野確保のため，RHVを切離する方針とした．RHVを腫瘍がない部位で切離するため，そして万が一再建が必要になった際に再建しやすいようにRHV根部周囲の肝実質を切除しRHV根部を露出する方針とした．3-0 Ti-Cronでstay sutureをかけ，S7/8の肝実質を一部切除しRHV根部を露出した．肝離断はPringle法下にLigaSure Small Jawを併用したclamp crushing法で施行，17分．途中，superficial RHVを1本処理した．

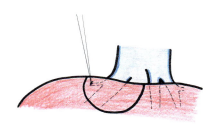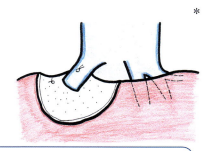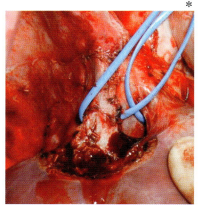

術者コメント
安全に腫瘍栓を切除するためには良視野を得ることが必要条件となる．そのためには肝静脈の切離も厭わない．あらゆる事態を想定し事前準備を行っておく．再建が不要と思われた場合でも万が一に備え肝静脈根部をしっかり露出しておくとより安心である．

＊文献5より許諾を得て転載

■ RHVの切離，IVC壁切開，腫瘍摘出

　肝を阻血再灌流障害から庇護するため事前にハイドロコートン100 mgを静注した．

① RHVの中枢側，末梢側に血管鉗子をかけ，RHVを切離した．
② Pringle法下に肝下部IVC遮断，横隔膜上IVC遮断の順に血流遮断を行いvital signが落ち着いていることを確認した．Total hepatic vascular exclusion(THVE)の状態となった．
③ 肝下部IVC遮断は右腎静脈流入部のやや頭側で，横隔膜上IVCの遮断は右房入口部ぎりぎりで行った．阻血中，肝は氷で冷却した．RHV中枢側の断端にかかった血管鉗子をはずし，断端を頭尾側方向に切開し，腫瘍を露出した．頭尾側ともに血管鉗子のすぐ近傍までIVC壁の切開を行った．
④ 電気メスを用いて腫瘍を血管壁から剥離．頭側では腫瘍と血管壁はほとんど固着していなかった．尾側では血管壁と一部固着していたため，電気メスで鋭的に切除した．腫瘍組織が血管壁に固着していたため，主腫瘍切除後電気メスを用いて可能な範囲で追加切除を行った．尾側の部分では血管の内膜が一部はがれる状態となった．

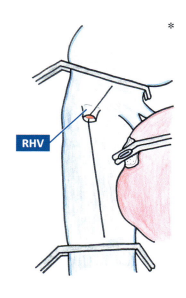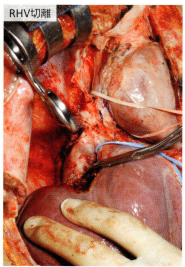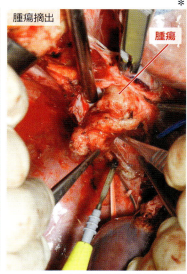

＊文献5より許諾を得て転載

15. 肝上部下大静脈内の腫瘍に対する静脈再建を伴う切除

■ 凍結保存同種組織（ホモグラフト）を用いたIVC・RHVの再建

① IVC壁を長く切開したため，切開部のIVC壁が大きく開き，壁を縫い寄せることは困難であった．あらかじめ解凍しておいたSVCホモグラフトを用いてパッチ再建を行う方針とした．

② SVCを図のように切り開き，パッチとして使用した．6-0 Proleneを用いて8ヵ所に指示糸をかけ，連続縫合で閉鎖した．

③ LHV+MHV流入部よりも尾側のレベルまで縫合を終えたのち，LHV+MHV流入部よりも尾側で肝部IVCを遮断し，head down positionとしたうえで肝門遮断および横隔膜上IVCの遮断を解除した．肝阻血時間は26分であった．

④ その後，尾側のパッチ再建を行い，IVCの遮断を解除した（肝血流再開後16分）．

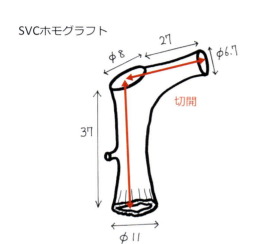

SVCホモグラフト

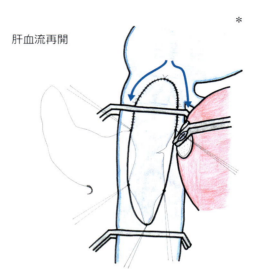

肝血流再開

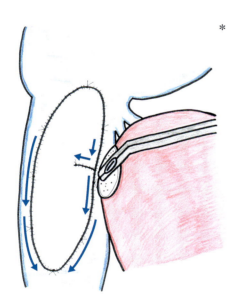

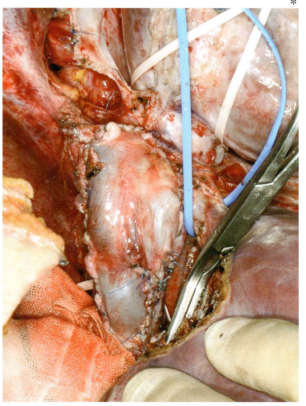

術者コメント

IVC壁の切除が必要なケースもあり，血管グラフトを事前に準備しておくことが望ましい．血流遮断時間を少しでも短縮するため途中で血管鉗子の位置を変更してかけ直すことができないか考慮する．血管鉗子をはずす際には再建部・グラフトに過剰な圧がかかって裂けることを予防するため，必ず中枢側の血管鉗子をはずしてから末梢側の血管鉗子をはずすようにしている．空気塞栓のリスクを考慮しhead down positionで遮断を解除している．

＊文献5より許諾を得て転載

I. 肝臓の手術

■ RHVの血流確認，再建

術中超音波で肝の血流確認を行った．RHVのflowが弱く，communicationを介した血流も拾いづらくなっていた．念のためRHVを再建する方針とした．ホモグラフト再建部を血管鉗子でサイドクランプ・切開しRHVの径と同程度の小孔を作製．6-0 Proleneを用いてRHVと吻合した．血流を確認するとRHVに順方向，5.7 cm/sのflowを認めた．

RHVの血流の変化

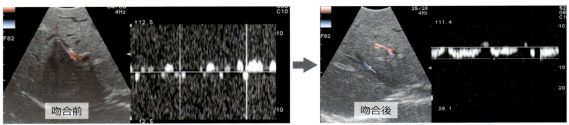

ホモグラフトとRHVの吻合

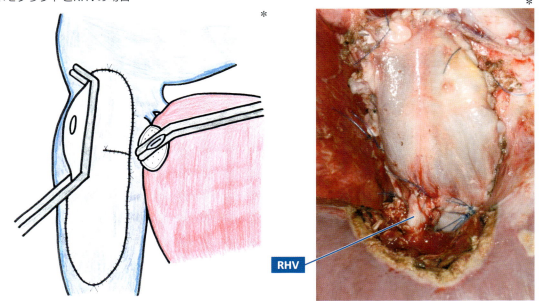

＊文献5より許諾を得て転載

■ 洗浄，止血確認，閉創

温生食1,000 mLを用いて洗浄し，止血を確認．肝離断面にタココンブを貼付．肝離断面にPenroseドレーンを留置．前縦隔にスパイラル10 Frを留置．横隔膜，心嚢，胸骨を心臓外科医にて閉創．肝門部および肝前面にセプラフィルムを敷き，閉創して手術を終了した．

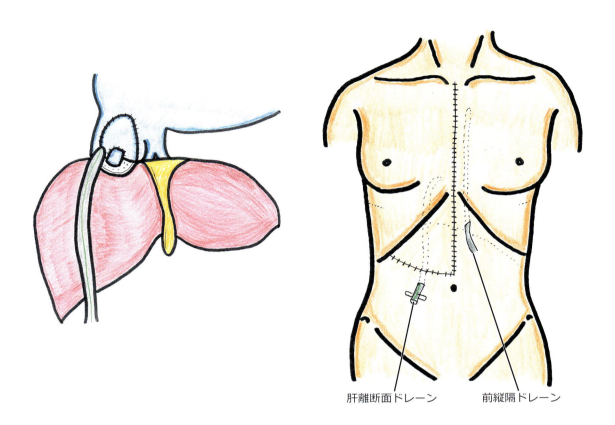

肝離断面ドレーン　　前縦隔ドレーン

病理診断

Wilms tumor, recurrence, involving the inferior vena cava.
5.2×3.0×1.8 cm 大までの検体.
組織学的には腎芽腫を認める.

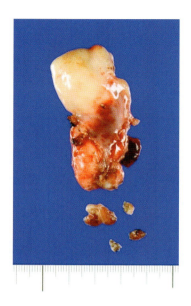

術後経過

術後経過は良好で第23病日に軽快退院した.

術1年後のCT検査では，腎静脈合流部よりもやや頭側から横隔膜レベルにかけてIVC内に再発腫瘍栓を認めた．再手術はリスクが高いと考えられたため，経過観察の方針となった．再発は認めたものの術後1年3ヵ月の時点で無症状で経過している．

まとめ

Wilms腫瘍術後，IVC内再発に対して腫瘍栓切除，肝静脈・IVCの再建を行った．術1年後に局所再発を認めたが，現在も日常生活は可能でQOLも保たれている．

術式のポイントは，以下3点である．
1) 肝を尾側に引き下げ腫瘍栓を引き出すことで可能な限り開心術を回避すること．
2) IVCを切開する前に良好な視野を得ておくこと．
3) 肝阻血時間を必要最小限にすること．

治療困難であったIVC腫瘍栓の多くは肝移植の技術を応用することで外科治療が可能となっている．しかし本術式は術中肺腫瘍塞栓や出血，阻血時間延長などリスクの高い術式であり，患者・家族へ十分なインフォームド・コンセントを行ったのち，手術適応については慎重に判断する必要がある．

文献

1) McMahon S, Carachi R: Wilms' tumor with intravascular extension: a review article. *J Indian Assoc Pediatr Surg* **19**: 195-200, 2014
2) Loh A et al: Long-term physiologic and oncologic outcomes of inferior vena cava thrombosis in pediatric malignant abdominal tumors. *J Pediatr Surg* **50**: 550-555, 2015
3) Kokudo T et al: Surgical treatment of hepatocellular carcinoma associated with hepatic vein tumor thrombosis. *J Hepatol* **61**: 583-588, 2014
4) Gagne-Loranger M et al: Renal cell carcinoma with thrombus extending to the hepatic veins or right atrium: operative strategies based on 41 consecutive patients. *Eur J Cardiothorac Surg* **50**: 317-321, 2016
5) 市田晃彦ほか：下大静脈内腫瘍塞栓に対するホモグラフトを用いた肝静脈・下大静脈部分切除術．小児外科 **46**: 153-157, 2014

（市田晃彦，國土典宏）

16 下大静脈と門脈内に腫瘍栓を伴う肝細胞癌に対する右肝切除

適応とポイント

　脈管侵襲を伴う肝細胞癌（HCC）は進行癌と考えられ，欧米で汎用されているBarcelona Clinic for Liver Cancer staging system[1]では外科治療の対象外とされている．しかし本邦では積極的に外科治療が行われ，比較的良好な治療成績が報告されている[2,3]．

　下大静脈腫瘍栓（IVCTT）を伴うHCCでは腫瘍栓（TT）が致命的な肺塞栓を起こす危険があり，肺腫瘍塞栓の回避のために手術が選択される場合がある[3]．IVC内の腫瘍栓が大きい場合，人工血管などによる再建が必要となるが，当科では異物による感染のリスクを軽減するため凍結保存同種静脈（ホモグラフト）を用いた再建を行っている．

　また，Vp3以上の肉眼的門脈腫瘍栓（PVTT）に対しては，術後門脈血栓などの合併症のリスク軽減のため門脈の合併切除と再建を行わないpeeling off technique[4]を用いている．

現病歴と術前画像

　30歳代男性．約5年前に慢性B型肝炎を指摘されるも経過観察していた．全身倦怠感を自覚するようになり近医を受診．ダイナミックCT検査を行ったところ右葉全体を占める径14 cm大のHCCとIVC，門脈右枝（RPV）内に進展する腫瘍栓を認めた（Vv3, Vp3）．

　ICG-R15 7.5％．

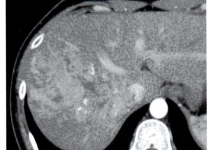
動脈相

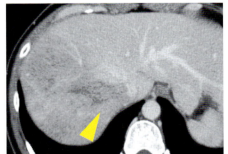
門脈相
右肝静脈（RHV）に侵入したTT

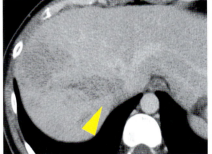
平衡相

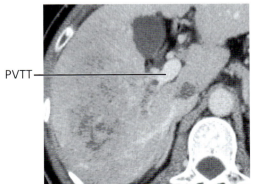
PVTT

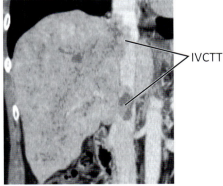
IVCTT

Ⅰ．肝臓の手術

下大静脈と門脈内の腫瘍栓摘出を伴う右肝切除

12時間30分／3,500 mL

■ 開腹所見

　　前項と同様に，心臓血管外科の協力のもとに手術を開始した．上腹部正中切開で開腹し腹腔内を検索した．播種，他臓器転移がないことを確認し，横切開を追加した．第9肋間で開胸した．肝臓は辺縁は鈍であったが軟らかく，B型肝炎による慢性肝炎と診断した．

　　剣状突起を切除し心外膜を切開した．横隔膜上で肝上部IVCを確保した．IVCTTはRHVから血管内に浸潤し頭側へ進展，右房入口部直下まで延びていた．

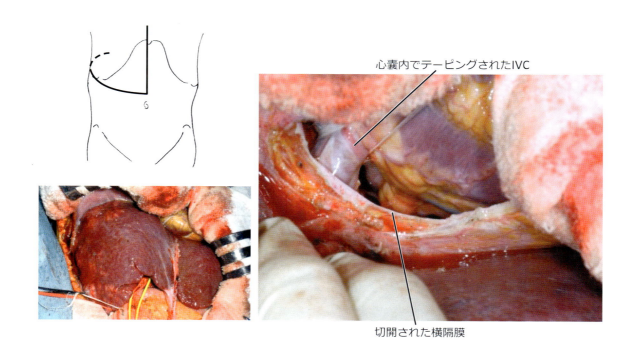

■ 胆囊摘出と術中胆道造影

　　胆囊摘出を行い胆囊管断端から4Frの栄養チューブを挿入し術中胆道造影を行った．
　　胆道造影では後区域胆管が独立して低位合流していた．

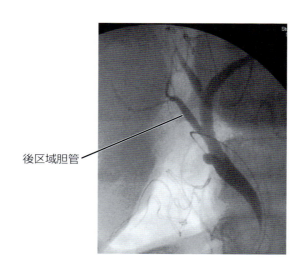

16．下大静脈と門脈内に腫瘍栓を伴う肝細胞癌に対する右肝切除

■ 肝授動

肝授動はTTをIVC内に押し込まないように注意しながら慎重に行った．
鎌状間膜を頭側に切離してゆき，そのまま左右に切開を進め肝静脈根部を露出させた．
右三角間膜と肝腎間膜も切開したが，背側の剥離と副腎の剥離はこの段階では行わなかった．

> **術者コメント**
> PVTT，IVCTTいずれも授動時の操作による破砕と飛散の可能性があるため，右肝の授動は最小限に行う．特に右肝の腹側への挙上，左側への圧排は肝門部，肝静脈根部のねじれを伴うため腫瘍栓飛散をきたしやすいので注意する．

■ 術中超音波

術中超音波を行って，各腫瘍栓の状況を十分に把握した．

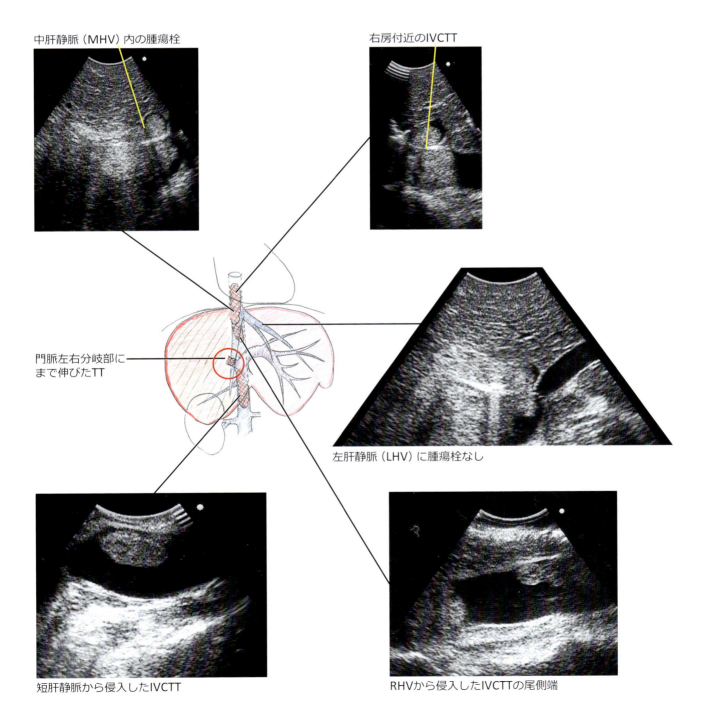

中肝静脈（MHV）内の腫瘍栓

右房付近のIVCTT

左肝静脈（LHV）に腫瘍栓なし

門脈左右分岐部にまで伸びたTT

短肝静脈から侵入したIVCTT

RHVから侵入したIVCTTの尾側端

I. 肝臓の手術

■ 肝門処理

胆嚢管断端を手がかりに肝動脈前区域枝(Ant HA)・後区域枝(Post HA)を同定し総肝管右側で結紮切離した．その後，門脈前面の視野を得るために，胆管左側で再度，右肝動脈(RHA)を同定し中枢側を結紮＋刺通結紮したのちに切離した．

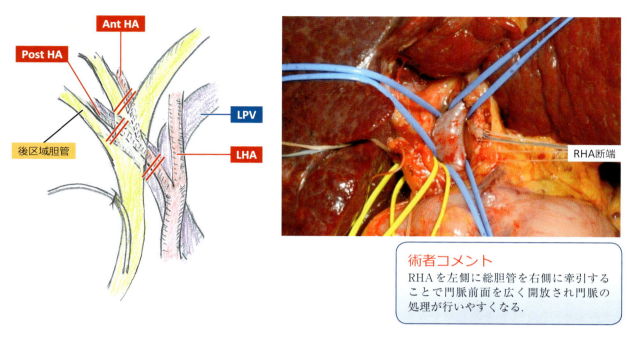

術者コメント
RHAを左側に総胆管を右側に牽引することで門脈前面を広く開放され門脈の処理が行いやすくなる．

■ 門脈腫瘍栓摘出

① 門脈本幹と門脈左枝(LPV)を血管鉗子で把持しRPV前壁のみを尖刃で切開した．
② 前壁と腫瘍の隙間にMetzenbaumなどの剪刀を挿入し門脈壁と腫瘍を剥がすように左右に動かした．前壁が剥がれたら，続けて後壁との間も剥がした(peeling off technique)[下図A, B]．
③ 切除側断端は腫瘍を少し押し込みながら縫合した．
④ 離断部から内腔を確認し肉眼的腫瘍栓の残存がなければ，LPVのクランプのみ解除し残存腫瘍細胞を洗い流した(下図C)．
⑤ 再度LPVをクランプし門脈本幹のクランプを解除し本幹をフラッシュした(下図D)．
⑥ 門脈縫合部の狭窄を避けるために本幹に対して短軸方向に連続縫合した．縫合は6-0 Proleneを使用した(下図E)．

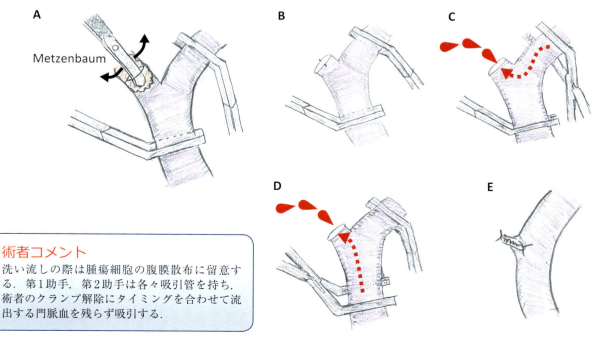

術者コメント
洗い流しの際は腫瘍細胞の腹膜散布に留意する．第1助手，第2助手は各々吸引管を持ち，術者のクランプ解除にタイミングを合わせて流出する門脈血を残らず吸引する．

16. 下大静脈と門脈内に腫瘍栓を伴う肝細胞癌に対する右肝切除

■ 肝離断線設定

① RHA，RPV を切離後，demarcation line を確認した．
② この後，IVCTT の飛散に注意しながら右肝授動を追加した．授動完了後，超音波で確認すると IVCTT の先進部は授動前よりも肝臓側に降りてきていた．
③ MHV の走行を確認し離断線を設定した．RHV から侵入した TT が MHV 末梢に向かって伸びていたため，MHV を切除するラインを設定した．

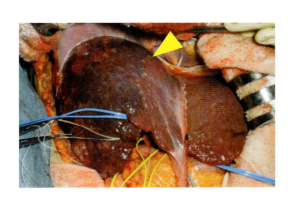
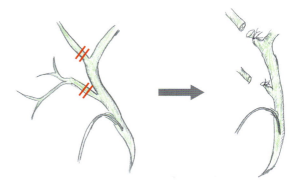

■ 肝離断開始，右肝管の切離

① ハイドロコートン 100 mg を静注後，Pringle 法下に肝実質の離断を開始した．Clamp crushing 法で肝を離断し，露出された脈管を結紮または LigaSure Small Jaw を用いて処理した．
② 胆道造影を行い，胆管の離断ポイントを決定した．総胆管を損傷しないように注意しながら中枢側を二重結紮して切離した（右上図）．
③ 短肝静脈から IVC に進展している TT の摘出には腫瘍栓よりも頭側での IVC の確保が必須であったが，下図のごとく TT 頭側は狭く，十分な作業スペースが取れないため赤矢印部分で離断し TT を摘出することとした．

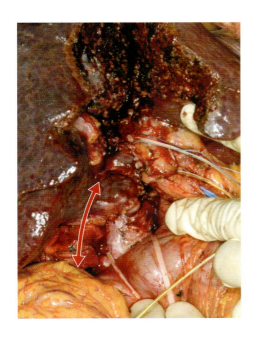
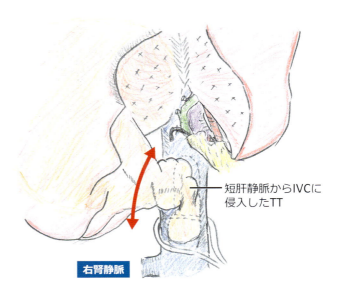

短肝静脈から IVC に侵入した TT

右腎静脈

I．肝臓の手術

■ 尾側のTT摘出

① TTの頭側および尾側のIVCを血管鉗子でクランプした（下図A）．
② 短肝静脈からIVCへの侵入部分を紡錘形に切除し，TTごと引き抜いた（下図B）．
③ 内腔に残存TTがないことを肉眼的に確認し，生理食塩水で内腔を十分に洗い流した．欠損部は4-0 Proleneを用いて連続縫合して閉鎖した（下図C）．

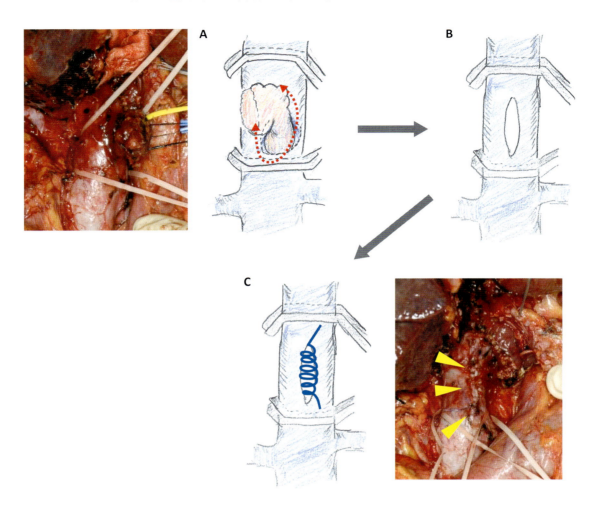

■ 術前に指摘されていなかった第3の腫瘍栓の同定

　　実質離断を進めると術前に指摘されていなかった第3のTTが短肝静脈からIVC内に侵入していることが判明した．このTTを摘出するためには，TTの頭尾側でIVCを確保する必要があったが，頭側にはほとんどスペースがなく確保は不可能であった．
　　そこで，このTTは心房付近に進展しているTTと同時に摘出することとした．

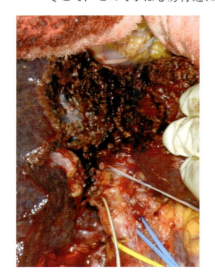
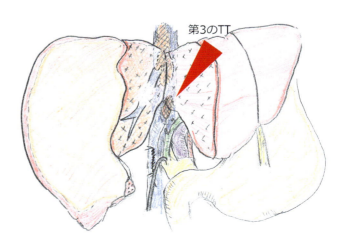

■ THVE下のIVC合併切除とTT摘出

① 肝実質離断を完全に遂行し，IVC前面の視野を確保し，右肝がIVC，RHV，MHVとのみつながった状態とした．
② Pringle法による肝門遮断に加えて肝上部および肝下部IVCも遮断しtotal hepatic vascular exclusion（THVE）の状態にし，血圧の変動の有無を確認した．
③ THVE下にIVC壁を切開しMHV，RHV根部ごと切除しTTを摘出した．
④ TTはIVC壁に一部硬く固着しておりpeeling offしても一部残存したため，その部分はIVC壁を切除した．

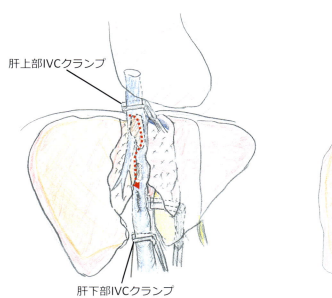

肝上部IVCクランプ

肝下部IVCクランプ

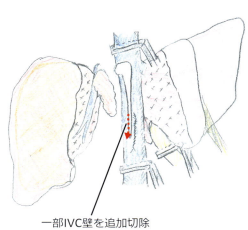

一部IVC壁を追加切除

■ 凍結保存同種静脈（ホモグラフト）の準備

上記肝切除と並行し，IVCの欠損部を補填するための静脈パッチを準備した．静脈パッチにはホモグラフトを用いて，下図のごとく，余すところなく使用できるようにパッチ状に形成した．

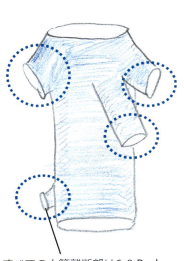

すべての血管離断部は6-0 Proleneの連続縫合で閉鎖．

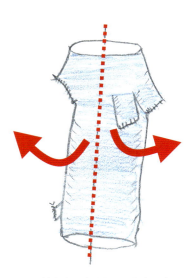

長軸方向に切開し，左右に切開．

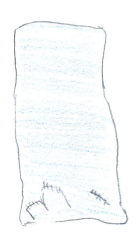

シート状にして使用．

I. 肝臓の手術

■ ホモグラフトによるIVC欠損部の再建

① ホモグラフトの血管内皮面を確認し，IVC欠損部とのサイズの差を確認した（下図A，B）．
② 4-0 Proleneを用いてグラフト上端と欠損部上端を縫合閉鎖した．5点支持として[1]，[2]，[3]の順に連続縫合を行い，欠損部の肝臓側を縫合閉鎖した（下図C）．
③ その後，縫合閉鎖の完了した部分の尾側に血管鉗子をかけ直した（下図D）．
④ 肝上部IVCのクランプを解除し，パッチ閉鎖部の出血を確認後，Pringle法を解除して肝血流を再開した．THVE時間は9分間だった（下図E）．
⑤ 欠損部尾側の縫合に移り，余剰ホモグラフトは切離して[4]，[5]の部分を連続縫合閉鎖した（下図E）．
⑥ 追加したクランプ鉗子を解除して[4]，[5]の吻合部分の出血の有無を確認後，肝下部IVCのクランプを解除し，IVCの血流を再開した．肝下部IVCクランプ時間は33分だった．

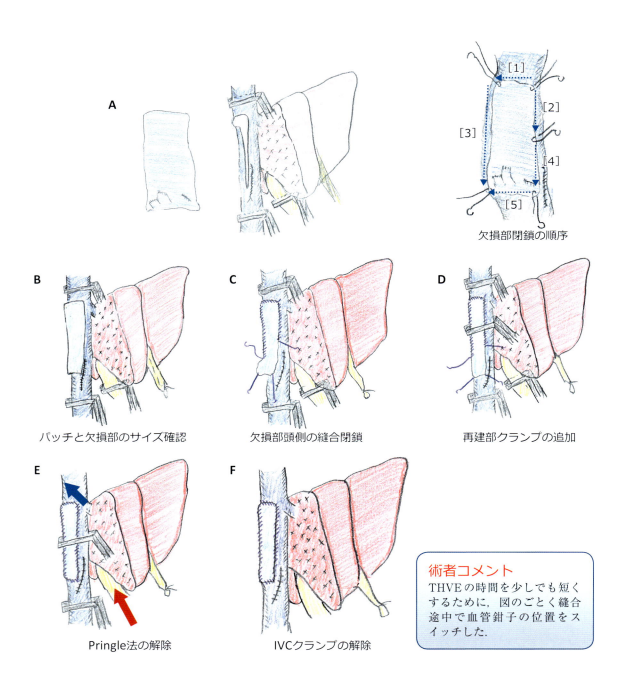

A

欠損部閉鎖の順序

B パッチと欠損部のサイズ確認　　C 欠損部頭側の縫合閉鎖　　D 再建部クランプの追加

E Pringle法の解除　　F IVCクランプの解除

術者コメント
THVEの時間を少しでも短くするために，図のごとく縫合途中で血管鉗子の位置をスイッチした．

■ 洗浄，ドレーン留置，閉腹

① 胸腔・腹腔内を3,000 mLの温生食で洗浄し16 Fr胸腔ドレーンを第8肋間から胸腔内へ挿入し皮下トンネルを作製後，体外へ誘導した．
② 胆道減圧用に4 Frチューブを胆嚢管断端から挿入し体外に誘導した．肝離断面に24 Frドレーンを留置した．
③ 層々に閉創し手術終了とした．

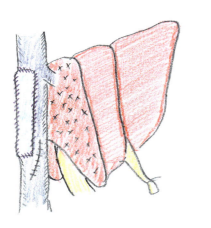
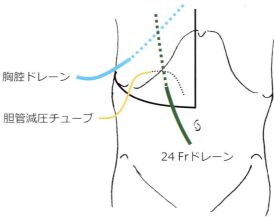

病理診断

Moderate to poorly differentiated hepatocellular carcinoma, massive type, AP, 17×8×7 cm, ig＞eg, fc(+), fc-inf(+), sf(+), s0, vp0, vv3, va0, b0, sm(−), F4A1.

腫瘍内に出血や壊死を伴い，異型の強い腫瘍細胞が充実性に増殖している．
門脈および静脈内に多数の腫瘍栓が認められる．

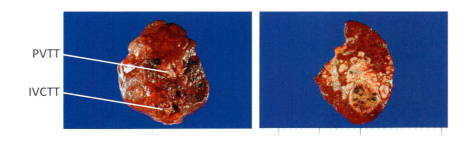

術後経過

術後経過は良好で胆汁漏を認めずエンテカビルの内服を開始し，第23日目に退院した．
術1ヵ月後に肝再発を認め治験薬のレンバチニブを開始した．腫瘍マーカーの低下と腫瘍の縮小を認めたが，術22ヵ月後に右副腎転移し，術26ヵ月後に多発肝再発を認めネクサバール開始となった．術後35ヵ月の時点で再発生存中である．

まとめ

B型肝炎を背景とする右肝全体を占めるHCCで，RPV内TTとIVCTTを認めた．PVTTに対してはpeeling off techniqueを用いて摘出し，IVC再建は凍結保存静脈ホモグラフトを用いて行った．

術式のポイントは，以下4点である．
1) IVCや門脈内の腫瘍栓の散布を防止するために授動のタイミングを工夫する．
2) PVTT飛散を防止するため，RHAは二度切りし，門脈前面の視野を得る．
3) Peeling off techniqueによるPVTTの可及的除去を行う．
4) THVEによる臓器障害軽減のため，IVC縫合途中に血管鉗子の位置をスイッチする．

文献

1) Bruix J, Llovet JM：Prognostic prediction and treatment strategy in hepatocellular Carcinoma. *Hepatology* **35**：519-524, 2002
2) Hasegawa K, Kokudo N：Surgical treatment of hepatocellular carcinoma. *Surg Today* **39**：833-843, 2009
3) Kokudo T et al：Surgical treatment of hepatocellular carcinoma associated with hepatic vein tumor thrombosis. *J Hepatol* **61**：583-588, 2014
4) Inoue Y et al：Is there any difference in survival according to the portal tumor thrombectomy method in patients with hepatocellular carcinoma? *Surgery* **145**：9-19, 2009

（山本訓史，新川寛二，長谷川潔，國土典宏）

第Ⅱ章
胆道の手術

胆道の手術

1 肝門部領域胆管癌に対する右肝切除

適応とポイント

肝門部領域胆管癌に対する最も定型的な切除術式で[1]，主としてBismuth type Ⅱ，Ⅲ症例に適応され，リンパ節郭清を行った後に尾状葉を含めた右肝と肝外胆管を *en bloc* に切除する術式である．胆管癌に対する右肝切除の利点は，胆管を含んだ肝十二指腸間膜の結合織を肝門板と一括に切除することが可能で，左肝管は右肝管よりも長いため，切除断端を陰性化しやすい点である[2]．肝門部の胆管，動門脈の解剖は複雑で変異も多いため，術前に十分に走行を検討しておく必要がある[3]．

右肝を切除するため肝切除量が大きく，術前門脈塞栓術が施行されることが多い．当科では，肝機能正常例（ICG-R15＜10％）では予定非癌部肝切除量が60％を上回る場合に術前門脈塞栓術の適応としている[4]．

現病歴と術前画像

70歳代男性．褐色尿，食欲低下を主訴に近医を受診し，黄疸と肝機能障害を認めて当院へ紹介された．CTおよび直接造影では中上部胆管に腫瘤像を認め，独立合流する後区域胆管枝（Post BD）は閉塞し，前区域胆管枝（Ant BD）および左肝管（LHD）の合流部にも進展していると診断された．動門脈への浸潤所見は認めなかった．Bismuth type Ⅲbの肝門部領域胆管癌と診断し，右肝切除を予定した．

減黄後のICG-R15値は7.5％と正常で，予定残肝量は46.6％であり，術前門脈塞栓術は施行しなかった．

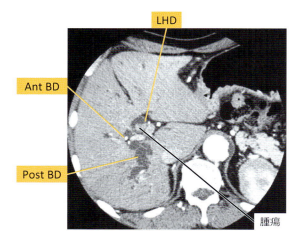

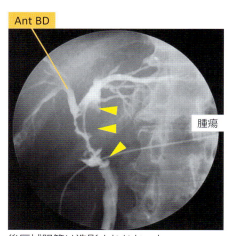

後区域胆管は造影されなかった．

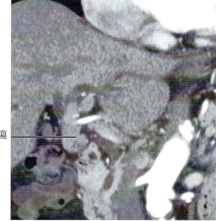

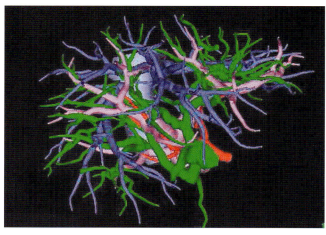

右肝切除，肝外胆管切除，胆管空腸吻合

6時間0分／570 mL

■ 開腹所見

　　仰臥位で上腹部正中切開を置き，播種，腹水の所見がないことを確認し，続いて逆L字切開とした．右肝の授動に十分な視野が得られ，開胸は行わなかった．肉眼的には正常肝であった．術中超音波で腫瘍が肝管左右分岐部を越えて左肝管に進展していたが，B2とB3＋4の分岐部には及んでいなかった．独立して合流する後区域枝の内腔には乳頭状腫瘍が充満し，その先進部とは別に skip lesion を示唆する病変を認めた．

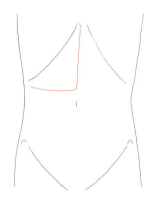
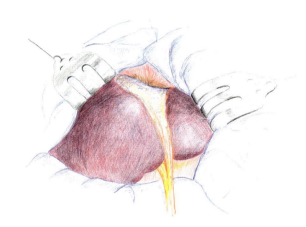

■ 総肝動脈周囲，膵後面の郭清

　　小網を切開，右胃動静脈を結紮切離した．総肝動脈周囲を郭清し右に進み，胃十二指腸動脈を確認した．Kocherの授動を行い，膵後面よりリンパ節（LN）#13を郭清．固有肝動脈（PHA）および門脈から周囲組織を剥離し，切除される総胆管（CBD）につけるようにした．この後，右肝の無漿膜野を剥離．下大静脈靱帯を2-0 silkで結紮切離した．短肝静脈と尾状葉の静脈を丹念に結紮，可及的に右肝の授動を進めておいた．

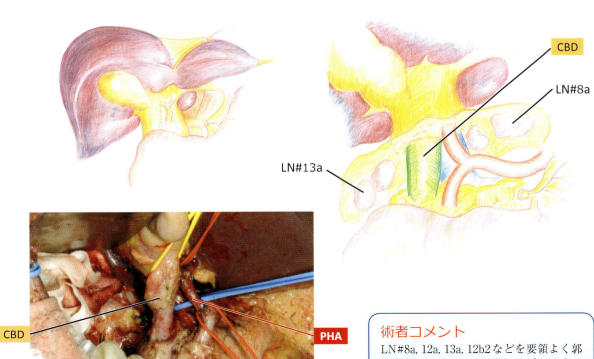

> **術者コメント**
> LN#8a, 12a, 13a, 12b2などを要領よく郭清する．CHAやPHAをテーピングすることで効率が向上する．

Ⅱ. 胆道の手術

■ 下部胆管切離，断端陰性の確認

膵上縁レベルで総胆管を露出して，肝臓側を1-0 silkで強く結紮し鋭的に切離した．内視鏡的経鼻胆道ドレナージ(ENBD)カテーテルは切断し十二指腸側は抜去．肝臓側は先端に手袋をかぶせドレナージを確保した．十二指腸側断端は4-0 Ti-Cronで往復連続縫合を行い確実に閉鎖した．総胆管断端は迅速病理診断で癌陰性であることを確認した．

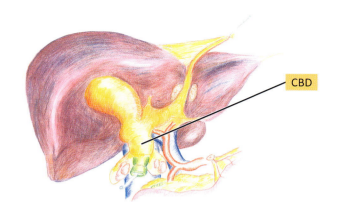

■ 肝門処理開始

左肝動脈は，右肝動脈(RHA)との分岐から約2cmでA2+3とA4に分岐していた．門脈臍部の背側を架橋する外側区域と内側区域の間の肝実質を切離した．

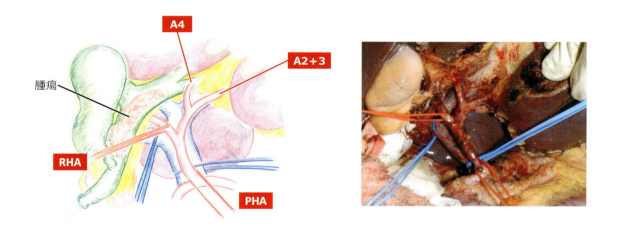

RHAをクランプし，左肝の動脈血流が低下しないことを確認した．3-0 silkと3-0 Ti-Cronで刺通二重結紮切離した．次に独立分岐する後区域門脈枝(Post PV)を同様に結紮切離した．

門脈背側の視野が開け，尾状葉枝を確保，結紮切離した．

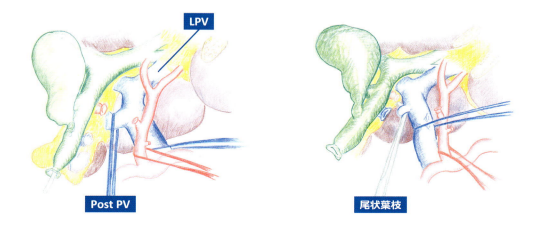

1. 肝門部領域胆管癌に対する右肝切除

■ 肝門処理の完了

　門脈前区域枝（Ant PV）をクランプ，門脈臍部の血流が確保されていることを確認し，結紮切離した．右肝の流入血が遮断され，肝表にCantlie線に一致する明瞭なdemarcation lineが出現した．

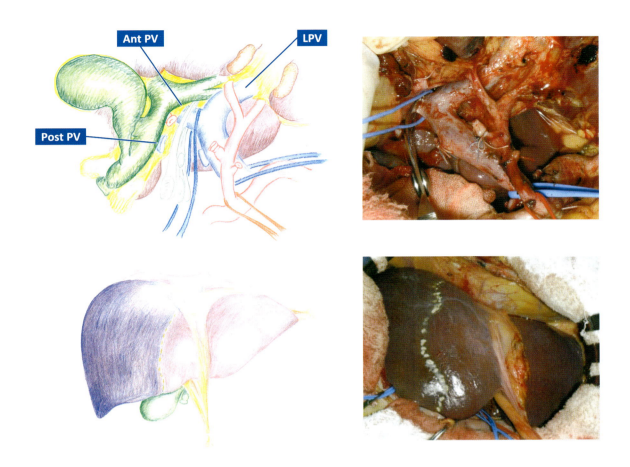

■ 右肝静脈切離，肝離断線設定

　右肝を再度脱転．右肝静脈（RHV）に血管鉗子をかけ切離し，4-0 Ti-Cronによる往復連続縫合で閉鎖した．数本の短肝静脈の結紮を済ませ，尾状葉を下大静脈から完全に遊離した．肝離断線は図のごとくS4aに一部拡大した．

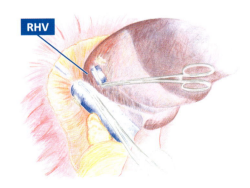
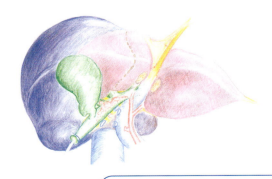

術者コメント
肝門板からのsurgical marginの確保が目的でS4に拡大している．S4aの完全な切除にこだわる必要はない．

Ⅱ．胆道の手術

■ 肝離断

　Pringle法下にペアンによる実質破砕とHarmonic FOCUSによるシーリング併用で，径2 mm以上の脈管は結紮を行いながら肝離断を進めた．胆管切離は離断の最終段階で行った．A4から肝門板に向かう枝を処理した．中肝静脈（MHV）に至った後は，Arantius管方向へ向かって離断を進め，右肝を尾状葉を含めて左手で牽引し，左肝管をMetzenbaumで切離した．断端の癌陰性を迅速診断で確認した．肝離断時間は合計27分であった．

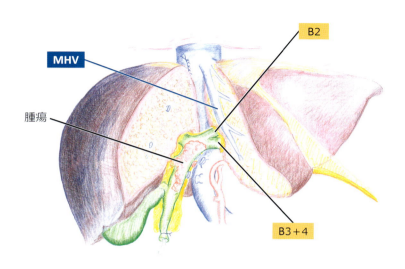
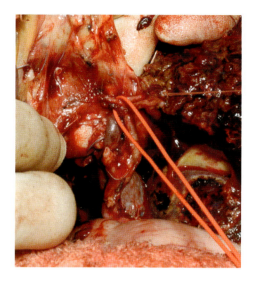

■ 肝離断終了

　離断面には下図のごとく，B2とB3＋4が2穴となって現れた．両者は十分に近接していたので，6-0 PDSを用いて断端を寄せて形成した．B2に挿入されていたENBDのカテーテルを除去して，2.5 mmのRTBDチューブをステントとして留置した．

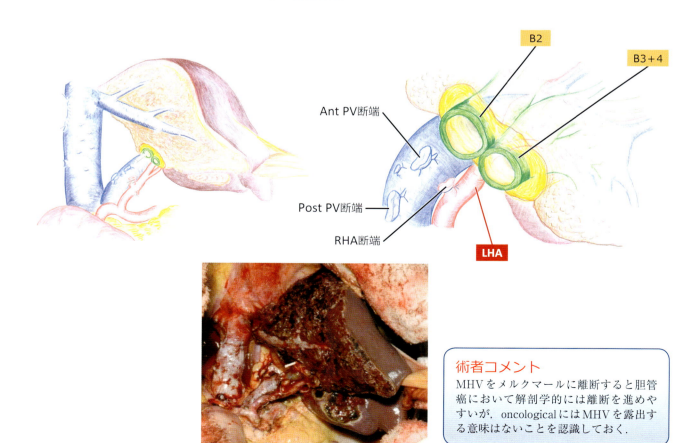

術者コメント
MHVをメルクマールに離断すると胆管癌において解剖学的には離断を進めやすいが，oncologicalにはMHVを露出する意味はないことを認識しておく．

1. 肝門部領域胆管癌に対する右肝切除

■ 胆道再建

胆管空腸吻合は5-0 PDSで，側壁2針，後壁8針，前壁10針で施行した．RTBDチューブは，4-0 Vicryl TFで固定してロストステントとした．

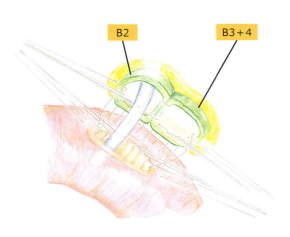

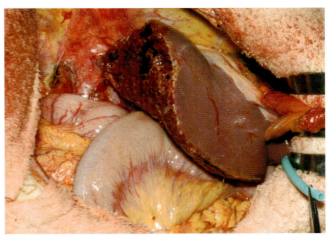

■ 空腸空腸吻合，ドレーン挿入，閉腹

胆管空腸吻合部より40 cm肛門側で空腸空腸端側吻合を施行した．挙上空腸減圧用に14 Frのカテーテルを挿入し，Witzel式に固定した．挙上空腸の腸間膜と横行結腸間膜の間隙を数針縫合閉鎖した．

止血が完全であることと，胆汁漏が認められないことを確認し，肝離断面にフィブリン糊を噴霧した．腹腔内を温生食1,000 mLで十分に洗浄し，臍の右2横指から右横隔膜下へ，右側腹部から胆管空腸吻合部へ，それぞれ24 Frのファイコンドレーンを挿入した．腹壁を層々に縫合閉鎖し，スキンステープラーで皮膚縫合して手術を終了した．

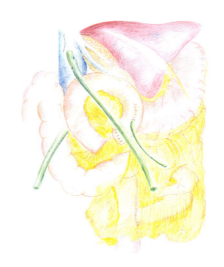

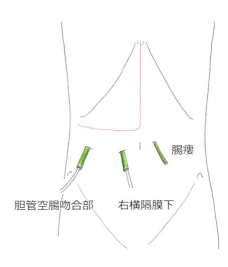

病理診断

Adenocarcinoma（pap+tub1>tub2,tub3），Bpsh，35mm，int，INFβ，ly2，v1，pn1，s（-），ss，pHinf0，pGinf0，pPV0，pA0，pHM0，pDM0，pEM0，LN（3/17）．

腫瘍は総胆管から胆嚢管起始部，後区域枝，左肝管にかけて存在していた．後区域枝内には15 mmの範囲で進展していた．腺腔形成に乏しい低分化な成分も認められた．肝実質への浸潤は認められなかった．肝門部のリンパ節に転移を認めた．

胆管および剥離断端は陰性であった．

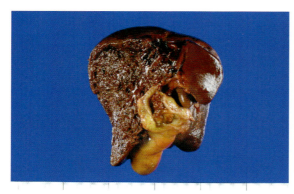
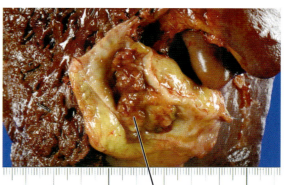

総胆管内の乳頭状腫瘍

術後経過

胆汁瘻なし．感染性合併症なく経過し，第12病日で自宅退院となった．

術後1ヵ月時に外来経過観察した．紹介元の病院に逆紹介となり，以後のフォローを継続することとなった．

まとめ

右後区域胆管と左肝管に進展した肝門部胆管癌に対して，右肝切除を施行した．

術式のポイントは，以下3点である．

1) 肝離断時，V5を結紮した後はMHVを露出し背側を確保するように離断を進め，尾状葉を完全に切除側に含める．
2) 適切な緊張をかけて左肝管を展開しながら胆管を切離する．
3) 胆道再建では，近接した胆管断端はできる限り形成し吻合数を減らす．複数の吻合を行う必要がある場合は，深部に位置し吻合の難しい胆管枝から吻合する．

文献

1) Nimura Y et al：Hepatic segmentectomy with caudate lobe resection for bile duct carcinoma of the hepatic hilus. *World J Surg* **14**：535-544, 1990
2) Kawarada Y et al：Anatomy of the hepatic hilar area：the plate system. *J Hepatobiliary Pancreat Surg* **7**：580-586, 2000
3) 石山秀一：肝門部のplate system．肝門部の外科立体解剖，医学図書出版，東京，p13-15，2002
4) Seyama Y, Kokudo N：Assessment of liver function for safe hepatic resection. *Hepatol Res* **39**：107-116, 2009

（長田梨比人，國土典宏）

胆道の手術①

内視鏡的胆道減圧法

術前胆管ドレナージ

以前は経皮的なドレナージが多かったが，最近では播種再発を考慮して内視鏡によるドレナージが増えてきている[1]．術前ではドレナージと胆管内精査を同時に行うのが特徴である．また，中下部と肝門部閉塞では病態が異なり，ドレナージ戦略も異なる．予定する術式についてよく理解することが重要である．

手術までのステント管理

肝胆道系酵素をチェックし，少しでも肝胆道系酵素が上昇したら画像で胆汁うっ滞の有無，X線像で逸脱の有無をチェックする．患者教育も重要であり，熱が出たらすぐに来院するように指導する．スタッフの教育も同様に重要で，当直医に胆管ステントで発熱している患者はすぐに来院させるように指導する．もちろん，緊急で内視鏡的胆道ドレナージができる体制の確立も必須である．

中下部胆道閉塞

- 対象疾患は中下部胆管癌，胆嚢癌胆管浸潤，乳頭部癌など
- 予定術式は膵頭十二指腸切除
- 胆管内検査のポイントは ①肝側進展の範囲，②肝門部胆管浸潤の有無，③垂直浸潤の程度
- ステントの選択

Plastic stentが従来多く用いられているが，閉塞率が高いために内視鏡的経鼻胆管ドレナージ(ENBD)を選択する施設も多い[2]．最近では欧米を中心にcovered Self-Expandable Metallic Stent(SEMS)の使用例が増えてきている[3]．術前治療の有無もドレナージ戦略に影響を与える．手術先行か，術前化学・化学放射線療法を行うかによって，手術までの期間が大きく異なるため，ステントの選択に影響がある．手術先行例ではENBD, covered SEMS≫plastic stent, 術前治療例ではcovered SEMS＞plastic stent．SEMSを使用する際は切離線にかけないように注意する．また，SEMSの使用はまだコンセンサスが得られていないので，留置する前に必ず外科医と相談する．

- 膵頭部癌に対する術前内視鏡的胆道ドレナージの実際

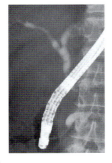

図1
下部胆管に狭窄を有する膵癌の胆管像．

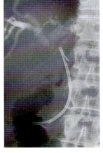

図2
Straight type 8.5 Frのplastic stentを留置した．

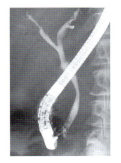

図3
Neoadjuvant chemotherapyを施行するためuncovered SEMSを留置した．

- 偶発症予防

膵炎の予防が最も重要であり，膵癌以外の症例や膵癌でも主膵管拡張のない症例では膵管ステント留置が望ましい．胆嚢管分岐部癌浸潤例は胆嚢炎の高危険群であり，plastic stentのほうが発症率が低い[4]．

■ステントの位置決め

　非切除例に対しては，肝門部ぎりぎりに上端を位置させたほうが成績がよいと考えているが，術前例では手術に与える影響を考慮して，肝門部より2cmくらい離して留置するようにしている．短いステントの留置で，かえって偶発症が起きる可能性もあり，SEMSが切離線にかかっても問題ないかどうか，という検討も今後必要である．また，非切除例よりも留置期間が短く，抗腫瘍療法も施行するので，tumor ingrowthが懸念されるuncovered SEMSでも問題ないか，やはりcovered typeがよいのかも検討する必要がある．

肝門部胆道閉塞

■対象疾患は肝門部領域胆管癌，胆囊癌胆管浸潤など
■予定術式は半肝切除（兼膵頭十二指腸切除），肝外胆管切除
■ERCP前に行うべき検査

　造影CTで遠隔転移の有無や脈管侵襲を評価する．胆管壁の進展もある程度評価できる．MRCPで胆管水平方向の進展を評価し，総合的に術式を決定する．

■患者選択

　術前の閉塞はENBDのほうが少ないのでplastic stentよりもENBDが用いられる傾向にある[5]．ENBDは外瘻なので，胆汁を腸管に流すために飲ませることも多くの施設で行われている（図4）．しかし，ENBDを長期留置することに抵抗を感じている施設もある．Plastic stentの成績は不良であり，閉塞して胆管炎となる症例が多い．現在では胆管内にplastic stentを埋め込むinside stentが期待されている（図5）[6]．

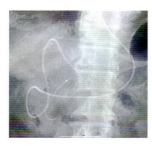

図4
肝門部領域胆管癌
に対するENBD

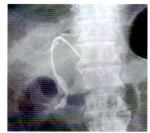

図5
Inside stentの一例

■胆管内検査

　悪性腫瘍の確定診断（狭窄部の生検，ブラッシング），胆管内進展の評価（切離予定線および切除限界点への進展を評価：生検鉗子を用いたmapping biopsy，胆管腔内超音波での観察，胆道鏡を用いた観察）．

■胆管ドレナージの実際

　肝門部閉塞の場合は抗生物質を検査前から投与することが望ましい．胆管カニュレーション後，狭窄部より上流を造影せずに，MRCPなどで決定した目的の枝をガイドワイヤーだけで選択する．透視下に目的の枝であるかを確認し，カテーテルを進めて造影して確認を行う．その後，胆管内の検査を行い，ステントを留置して終了する．

■偶発症予防

　非ドレナージ領域胆管炎を防止するには，造影剤が流入した枝はドレナージする[6]．また，造影しないためにガイドワイヤーのみで選択する．最近の報告ではCO_2を用いたair cholangiogramで，本手技を行うことで胆管炎を減らせるという報告もある[7]．

■留意点

　術式を決定する前に安易なドレナージはしないほうがよい．ドレナージを行ってしまうことにより，胆管壁の肥厚や発赤などが生じて術前検査に影響を及ぼすことと，ドレナージ領域が間違っているとERCPのやり直しになったり，切除予定肝もドレナージすることにより残存予定肝の肥大に影響を及ぼして手術ができなくなったりすることもある．他院に手術を依頼するときにはドレナージせずに紹介することが重要である．

文献

1) Takahashi Y et al：Percutaneous transhepatic biliary drainage catheter tract recurrence in cholangiocarcinoma. *Br J Surg* **97**：1860-1866, 2010
2) Sasahira N et al：Multicenter study of endoscopic preoperative biliary drainage for malignant distal biliary obstruction. *World J Gastroenterol* **22**：3793-3802, 2016
3) Wasan SM et al：Use of expandable metallic biliary stents in resectable pancreatic cancer. *Am J Gastroenterol* **100**：2056-2061, 2005
4) Isayama H et al：Cholecystitis after metallic stent placement in patients with malignant distal biliary obstruction. *Clin Gastroenterol Hepatol* **4**：1148-1153, 2006
5) Kawakami H et al：Endoscopic nasobiliary drainage is the most suitable preoperative biliary drainage method in the management of patients with hilar cholangiocarcinoma. *J Gastroenterol* **46**：242-248, 2011
6) Chang WH et al：Outcome in patients with bifurcation tumors who undergo unilateral versus bilateral hepatic duct drainage. *Gastrointest Endosc* **47**：354-362, 1998
7) Sud R et al：Air cholangiogram is not inferior to dye cholangiogram for malignant hilar biliary obstruction：a randomized study of efficacy and safety. *Indian J Gastroenterol* **33**：537-542, 2014

（伊佐山浩通）

胆道の手術

2 肝門部領域胆管癌に対する左肝切除

適応とポイント

　肝門部領域胆管癌の外科切除においては術前の減黄と腫瘍の進展範囲の正確な診断が特に重要である．減黄前のMulti-Detector row CT（MDCT）検査で，主病変の位置と神経浸潤を中心とした周囲脈管への浸潤範囲を判定すると同時に，胆管壁に沿った水平方向の進展の診断も必要となる．水平方向への進展はMDCTに加えて内視鏡的な観察や生検によるところが大きい．減黄後には胆管壁に炎症性変化が加わり，MDCTによる正確な診断が難しくなるため，減黄前のCTの所見が重要になる．

　胆管の切離断端が陽性でも，上皮内のみ（in situ）で陽性となった場合は，予後への影響は小さい一方，間質での断端陽性は予後不良因子であることが報告され，胆道癌診療ガイドラインにも示されている[1〜4]．肝門部領域胆管癌の外科治療には侵襲の大きな切除が必要となることが多く，胆管断端の陰性化のみならず，短期・長期的なQOLを加味して切除計画を立てる必要がある．

現病歴と術前画像

　生来健康な60歳代男性．悪心を主訴として精査を行ったところ，肝門部領域胆管の腫瘍を指摘された．内視鏡的逆行性胆道膵管造影（ERCP）下に，右肝管のERBDチューブを挿入した．

　減黄前のMDCTでは膵上縁付近の限局した胆管腫瘍を認め，肝臓側胆管壁には濃染は認めるが壁肥厚は認めなかった．一方，減黄後のMDCTでは胆管壁の肥厚が著明となり，炎症の波及が疑われた．

　ERCPのマッピングでは左肝管は陽性，右肝管の前後分岐部も陽性となったが，減黄前のMDCTで壁肥厚は認めなかったため，上皮内進展を疑った．手術の侵襲を加味して，肝左三区域切除でなく左肝切除を選択した．

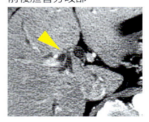

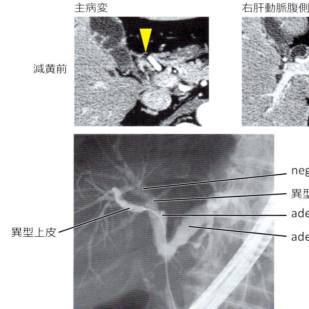

ICG-R15 5.6%
CEA 2.1 ng/mL
CA19-9 122 U/mL

左肝切除，肝外胆管切除，胆管空腸吻合

10時間0分／350 mL

■ 開腹所見

逆L字型切開で開腹し第10肋間に向かって横切開を加えた．肝転移や播種などの遠隔転移を認めない．膵周囲リンパ節は全体に腫大している印象があるが，硬く触知するものは認めない．肝十二指腸間膜の中部胆管に相当する部分にやや硬く触知する腫瘤を認めたが，肝十二指腸間膜は全体に軟らかい．ERBDステントが挿入されていた．術中超音波（IOUS）ではステント挿入の影響もあり胆管壁は肥厚しているが，それ以上の所見は得られなかった．

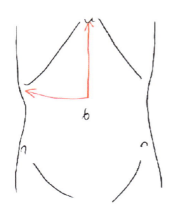
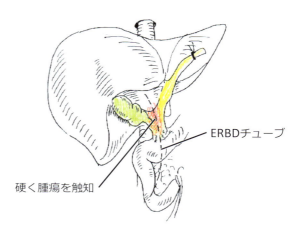

ERBDチューブ

硬く腫瘍を触知

■ 膵頭部の授動，膵上縁郭清，肝十二指腸間膜郭清

① 膵頭部を授動．左腎静脈をテーピングした．
② 上十二指腸動静脈を丁寧に結紮切離した．膵上縁から門脈前面に流入するpyloric veinを切離すると総胆管が比較的容易に露出され，テーピングを行った．総胆管（CBD）壁は膵上縁レベルでは比較的軟らかい．
③ リンパ節（LN）#8a, 13a, 12b2を郭清しながら，左肝動脈（LHA），右肝動脈（RHA），固有肝動脈（PHA）の順にテーピングを施行後，右胃動脈は結紮切離した．LN#8aを郭清後に総肝動脈（CHA）も確保．胆嚢を剥離してCBD右側背側でRHAの末梢を同定し，前後区域枝（Ant HA）を確認した．
④ 術前の生検で右肝管レベルではcancer positiveと診断されていたが，少なくとも胆管壁外浸潤はないものとして，根治的切除を行うことにした．

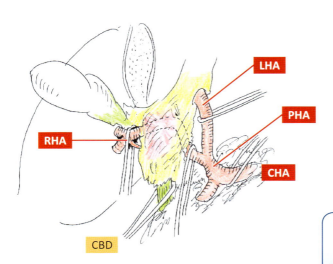
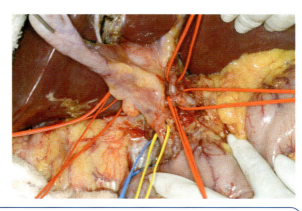

> **術者コメント**
> 肝十二指腸間膜の剥離では，安全に剥離可能な肝動脈をテーピング後，その動脈を追及するように，分枝を次々と確保することで安全に剥離を進めることができる．

II. 胆道の手術

■ CBD切離と肝門の郭清

① CBDを膵上縁レベルで切開し，ERBDチューブを抜去後に肝臓側には6 Frチューブを挿入して閉鎖した．十二指腸側胆管は鉗子で把持し，断端の一部を迅速診断に提出後，5-0 PDSの連続縫合で閉鎖した．十二指腸側胆管断端の迅速診断では上皮内癌を認めるが，間質には悪性腫瘍は認めなかった．以上の結果をもって肝側胆管断端が陰性化された場合のみ十二指腸側胆管断端の追加切除を行う方針とした．

② LHAを二重に結紮切離した．

③ CBDを肝側に挙上し，門脈本幹前壁を露出してテーピングを行った．CBD背側にRHAを同定し，胆管に向かう小枝を結紮切離後に胆管から剥離した．腫瘍はRHAのすぐ腹側に位置したが，周囲組織の剥離は容易だった．

④ RHAを剥離後，門脈左枝（LPV）および右枝（RPV）にテーピングを行い，尾状葉枝を結紮切離後にLPVを二重に結紮切離した．前区域肝動脈枝（Ant HA），後区域枝（Post HA）を同定した．

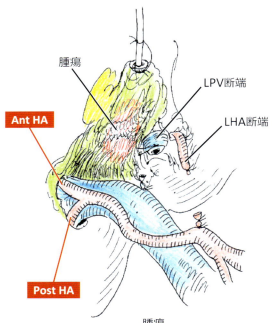

> **術者コメント**
> 肝門部胆管癌を左側から切除する場合，RHA周囲神経への浸潤を丁寧に剥離することがR0の切除には重要である．不能の場合は動脈再建を考慮する．

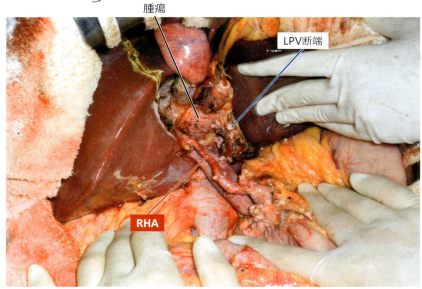

2. 肝門部領域胆管癌に対する左肝切除

■ 左肝授動
① まず右肝を授動して右副腎を剥離した.
② 続いて左肝の授動を行い，Spiegel葉を下大静脈(IVC)から授動・脱転した. 短肝静脈を数本結紮切離後，太い尾状葉静脈を認め，IVC側はSatinsky型血管鉗子で把持のうえ，切離断端は4-0 Pronovaの連続縫合で閉鎖した. Arantius管を結紮切離した.
③ Spiegel葉はIVC壁右側が露出されるまで剥離し，左(LHV)および中肝静脈(MHV)の共通幹にテーピングを行った.

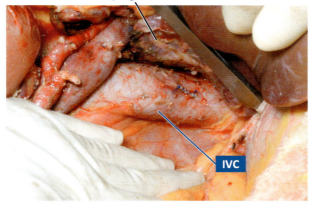

> **術者コメント**
> Arantius管を切離し，尾側から少しずつ丁寧に尾状葉を剥離する. Spiegel葉頭側端の剥離も有用である. 尾状葉静脈は血管鉗子をかけて連続縫合閉鎖する.

■ 肝離断線設定
肝表面の阻血域に沿って切離線を設定した. 頭側はMHVの根部を目標とし，肝門側はAnt HAが剥離された右肝管までとした. 尾状葉突起とIVC部の一部を切除側に含めた.

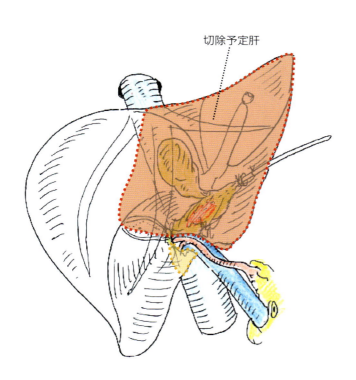

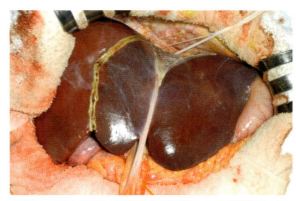

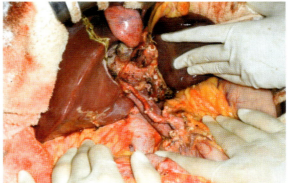

II．胆道の手術

■ 肝離断と胆管切離

① RHAとRPVをマイクロバスキュラークリップおよびブルドッグ鉗子でクランプのうえ，clamp crushing法で肝実質を破砕し，脈管はLigaSureでシールあるいは結紮しつつ肝離断を開始した．

② MHVの末梢を同定し，V4を結紮切離しながら，背側に離断を進めて右肝管壁に至った．

③ MHVの根部付近の離断では，肝静脈のback flowが多いため，IVCのハーフクランプを併用した．

④ LHVの外側でsuperficial branchを認め，これを結紮切離した．LHVの断端は4-0 Pronovaの連続縫合で閉鎖した．その後，肝門側に戻るように尾状葉肝実質の離断を進め，尾状葉IVC部に向かうGlisson鞘を切離した．最終的にGlisson鞘右枝のみで切除側がつながっている状態となった．

⑤ 右胆管とRHAを再度確認のうえ，右肝管を馬蹄形状に切離して，左肝を摘出した．断端は手前からB5，B8，後区域胆管（Post BD）の3穴となった．

　肝側胆管断端の迅速診断では，「前・後区域胆管断端に上皮内の進展を認めるが，間質浸潤ははっきりとしない」という結果であった．

　以上の結果から，肝臓側胆管断端も，上皮内進展で陽性と診断された十二指腸側胆管断端の追加切除も行わない方針とした．根治的には肝左三区域切除および膵内胆管の追加切除も検討はしたが，三区域切除によりR0となる保証もなく見合わせた．

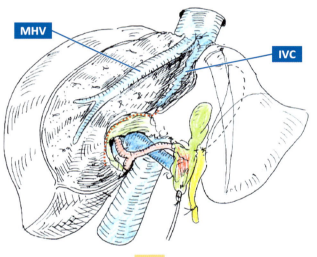

術者コメント

MHVからのback flowの多寡が離断操作の難易度を決める．Back flowが多い場合はIVCのハーフクランプを用いるか，右肝管を先行切離することで操作は容易となる．先行切離の場合は動門脈を損傷しないように肝管のみテーピングを行い，慎重に切離する．

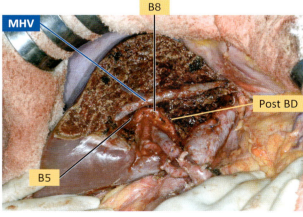
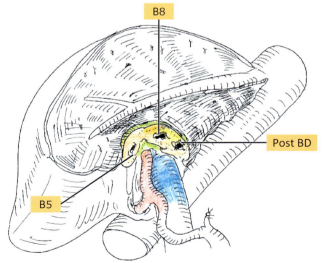

■ 胆道再建

① Treitz靱帯から20 cm末梢部分で5 cmの犠牲腸管を除去し，挙上空腸脚を作製した．さらに胆管空腸吻合部分から25 cm末梢部分で空腸空腸吻合をAlbert-Lembert吻合法で行った．
② 胆管断端は後区域胆管とB8を5-0 PDSの結節縫合で一穴に形成した．またPost BDのさらに頭側背側部分のGlisson鞘壁は5-0 PDSの連続縫合で閉鎖した．B5はB8との間には若干距離があったため，あえて形成せず，そのままの位置で吻合することにした．
③ 5-0 PDSの結節縫合で胆管空腸吻合を行い，直径2 mmの側孔付きロストステントを挿入した．

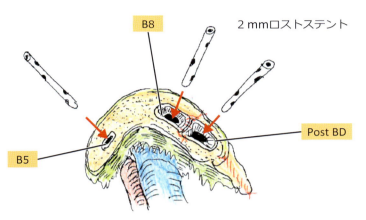

術者コメント
左図の胆管に対して空腸に2穴を作製して別個に再建する方法もある．運針の難しい後区域後壁から結節で丁寧に吻合する．

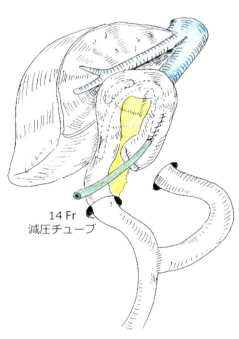

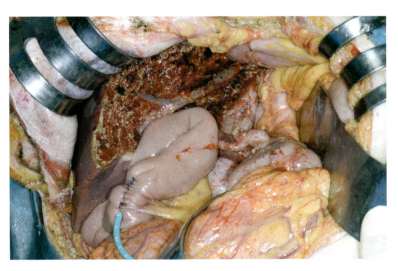

■ 腸瘻造設，閉腹

① 挙上空腸内に14 Frの減圧チューブを挿入した．
② 腹腔内を温生食3,000 mLで十分に洗浄，肝離断面，胆管空腸吻合部背側にそれぞれ24 Frドレーンを挿入して閉腹した．

Ⅱ. 胆道の手術

病理診断

　Perihilar cholangiocarcinoma, Bpd, flat-infiltrating type, 5.1×2.0×0.8 cm, tub1>tub2>por2, pT2a (SS), int, INFb, ly1, v1, ne2, pPV0, pA0, pHM1(m), pDM1(m), pEM0, pN0(0/13)

　中等度の神経周囲浸潤を認める胆管癌で，腫瘍は左右肝管に進展し，左は外側区域の末梢枝まで上皮内病変を認める．右肝管は前後区域枝断端が上皮内で陽性，十二指腸側胆管断端も上皮内で陽性だが，剥離断端は陰性である．

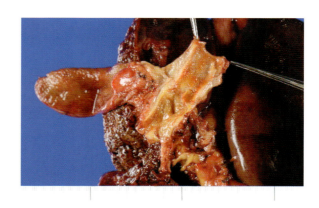

術後経過

　胆汁漏や膵液漏を認めず，第16病日に軽快退院した．

　胆管断端が陽性である点を考慮し，エビデンスはないもののTS-1の内服による化学療法を4クール施行した．

　術後2年の時点で，胆管断端や肝内に再発は認めず，経過は良好である．

まとめ

　いわゆる表層拡大進展を伴ったBismuth type Ⅱの肝門部領域胆管癌に対して拡大左肝切除，肝外胆管切除を行った症例であり，胆管断端は上皮内で陽性となったが，術後2年を経過して断端再発や黄疸は認めていない．MDCTにおける壁肥厚所見とERCPでの生検結果に乖離がある場合に，術式の選択が問題となる．

　術式のポイントは，以下4点である．

1) 十二指腸側および肝臓側胆管断端の迅速病理診断の結果も含めた総合的な治療計画の立案が必要である．
2) 丁寧な肝門剥離操作が必須である．
3) MHVを温存しつつLHVを切離して尾状葉を離断し，最後に胆管を切離する施設が多い．しかし，肝門部で胆管を切離してしまったほうが，MHV周囲の離断ははるかに容易となり，出血量も低減できる．臨機応変な対応が望ましい．
4) 胆道再建では複数の胆管枝を形成して効率よく丁寧に行う．

文献

1) Sakamoto Y et al：Prognostic factors of surgical resection in middle and distal bile duct cancer: an analysis of 55 patients concerning the significance of ductal and radial margins. *Surgery* **137**：396-402, 2005
2) Sakamoto Y et al：Surgical management of infrahilar/suprapancreatic cholangiocarcinoma: an analysis of the surgical procedures, surgical margins, and survivals of 77 patients. *J Gastrointest Surg* **14**：335-343, 2010
3) Igami T et al：Clinicopathologic study of cholangiocarcinoma with superficial spread. *Ann Surg* **249**：296-302, 2009
4) 日本肝胆膵外科学会 胆道癌診療ガイドライン作成委員会(編)：エビデンスに基づいた胆道癌診療ガイドライン．第2版，医学図書出版，東京，p96-97，2014

（阪本良弘）

流儀・勘どころ　　　　　　　　　　　　　　　　　　　　胆道の手術②

経皮経肝的門脈塞栓術

門脈塞栓術の変遷

　門脈塞栓術（portal vein embolization：PVE）は，肝門部胆管癌や肝癌に対する大量肝切除後の肝不全を予防する術前処置であり，1982年に幕内らによって最初に行われた[1,2]．PVEには全身麻酔下に小開腹を加えて回結腸静脈経由で行うTransIleocolic Portal vein Embolization（TIPE）と，超音波ガイド下に経皮経肝的に門脈枝を穿刺するPercutaneous Transhepatic Portal vein Embolization（PTPE）の2つの方法がある[2]．TIPEはカテーテル操作を順行性に行える利点があるが，全身麻酔を必要とするために，現在ではPTPEが第一選択である．PTPEは当初は切除残肝である非塞栓側を穿刺して順行性に切除肝門脈枝を塞栓するcontralateral法で行われていたが，穿刺の際に残肝の胆管や血管を損傷する可能性があった．1993年にNaginoらにより，切除予定領域の塞栓側を穿刺するipsilateral法が発表された[3]．PTPEは補助的な前処置であり，安全性が優先されるため，ipsilateral法を第一選択とすべきである．

PTPEの実際（図1〜4）

　当科では以前は塞栓物質にゼラチンスポンジと金属コイルを用いていたが，2011年からは無水エタノールを使用し[4]，放射線科と共同して血管造影室でPTPEを行っている．

① エコーガイド下に門脈右枝の三次分枝を21 G穿刺針にて穿刺する．第一選択はP5もしくはP8であるが，前区域に腫瘍があるなどで穿刺困難な場合は左半側臥位にしてP6を穿刺する．

② 0.018 inchガイドワイヤーを進めて付属の4 Frカテーテルを留置する．続いて0.035 inchアングル型ガイドワイヤーを門脈本幹まで進め，6 Fr 10 cmショートシースを留置する．

③ 4 Fr側孔付きストレートカテーテルを門脈本幹に進め，門脈造影および塞栓前の圧測定を施行する．30 cmH$_2$O以上は門脈圧亢進状態と判断され，塞栓は中止する．

④ 門脈圧測定後，バルーン付きカテーテルに交換し，門脈右枝の距離が十分にある場合は右枝でバルーン閉塞下に塞栓し，距離が十分でない場合は前区域枝および後区域枝を別々にバルーン閉塞下に無水エタノールを注入し逆行性に塞栓する．無水エタノールの総投与量は20 mLを上限としており，20 mL使用しても塞栓が不十分な場合はコイル塞栓を追加する．

⑤ 塞栓終了後，再度門脈圧を測定する．ショートシースからゼルフォームを穿刺経路内に注入し，穿刺経路を充填後にシースを抜去する．

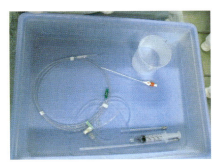
図1　穿刺に必要な道具セット
ガイドワイヤー，穿刺針，シースなど．

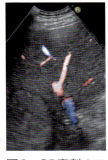
図2　P5穿刺のエコー画像
カラードップラーで門脈枝であることを確認する．

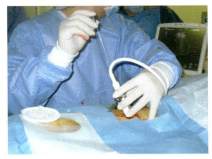
図3　超音波ガイド下のP6の穿刺

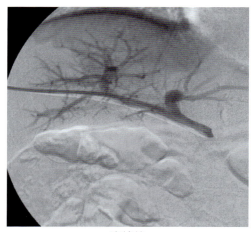 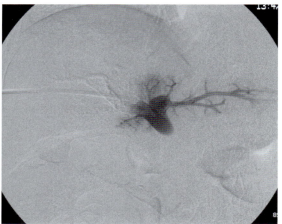

塞栓前　　　　　　　　　　　　　　　塞栓後

図4　門脈造影写真

PTPEの合併症と対策

　PTPEに伴う合併症には，1)出血や血腫形成(2％)，2)胆汁漏(1％)，3)過塞栓(4％)が挙げられる．PVEは術前処置であるため，根治手術の機会を失わせることのないよう細心の注意をもって行うべきである．

1) 穿刺後の呼吸変動で穿刺針が門脈から逸脱する場合があり，腹腔内出血の原因となる．PTPE後の腹部所見やバイタル変動に注意する．
2) 胆汁漏は胆管の誤穿刺によるが，胆管癌症例で胆管が拡張している場合は発生しやすい．この場合は胆管をあらかじめ細い針で穿刺し，胆汁を吸引後に改めて門脈を穿刺するのも一法である．
3) 塞栓時に門脈右枝分枝部と血栓先端との間に余裕があった場合でも，血栓が形成されて門脈本幹にまで血栓が伸びたり，対側の門脈枝に塞栓物質が流れてしまったりする場合がある．前後区域をそれぞれ塞栓するほうが過塞栓のリスクは低い．また，PTPE直後から超音波で非塞栓肝の門脈血流が保たれていることを確認し，過塞栓を認めた場合はウロキナーゼやヘパリンによる血栓溶解療法を行う．

文献

1) 幕内雅敏ほか：胆管癌に対する肝切除前肝内門脈枝塞栓術．日臨外医会誌 **45**：1558-1564, 1984
2) Makuuchi M et al：Preoperative portal embolization to increase safety of major hepatectomy for hilar bile duct carcinoma: a preliminary report. *Surgery* **107**：521-527, 1990
3) Nagino M et al：Percutaneous transhepatic portal embolization using newly devised catheters: preliminary report. *World J Surg* **17**：520-524, 1993
4) Igami T et al：Portal vein embolization using absolute ethanol: evaluation of its safety and efficacy. *J Hepatobiliary Pancreat Sci* **21**：676-681, 2014

　　　　　　　　　　　　　　　　　　　　　　　　　　　　　　　　　　　　（大道清彦）

胆道の手術

3 肝動脈と門脈に浸潤のある肝内胆管癌に対する左肝切除

適応とポイント

　肝門部領域胆管癌や肝門に浸潤した肝内胆管癌に対する標準術式は胆道再建を伴う肝切除だが，残存側肝臓への動脈浸潤や門脈浸潤を伴う症例に対して，浸潤された脈管の合併切除および再建が併施されてきた．動脈や門脈の切除再建は切除率を向上させる一方で，手術の安全性が問題となる[1]．近年の手術手技の向上に伴い，門脈切除再建では，その切除によりR0が達成されれば予後が改善するという報告が多くなった[2]．一方，肝動脈合併切除再建例に関しては予後不良とされてきたが[3]，R0が達成されれば長期生存も得られるとする報告もみられる[4]．
　本項で紹介するのは肝動脈と門脈の同時再建例である．肝臓の虚血時間を短くするため，まず門脈再建を先行し，後に動脈再建を行っている[5]．

現病歴と術前画像

　60歳代男性．褐色尿を主訴に前医を受診し，CTにて肝内胆管の拡張と肝門部胆管内の腫瘍を指摘され肝内胆管癌の肝門浸潤が疑われた．当院紹介受診となり，内視鏡的逆行性胆道造影（ERC），管腔内超音波検査（IDUS）にて上部胆管から左右肝管にかけての左優位の胆管の途絶を認め，左肝管造影ではB4の描出がなく浸潤が疑われた．また，右肝管では前区域枝（Ant BD）と後区域枝（Post BD）の合流部まで腫瘍を認めた．総肝管内腫瘍より生検にてadenocarcinomaが検出されたが，Ant BD，Post BDのstep biopsyはいずれもatypical cellであったため，左肝切除術の方針とした．CTでは門脈左枝（LPV）は根部から途絶，また，右肝動脈（RHA）への壁外浸潤が疑われ，切除再建の方針とした．また，中肝静脈（MHV）は腫瘍と近接し，合併切除の方針とした．減黄のため術前に左右肝管へ内視鏡的経鼻胆管ドレナージ（ENBD）を留置した．

CEA 2.9 ng/mL，CA19-9 17 U/mL，ICG-R15 13.3％．

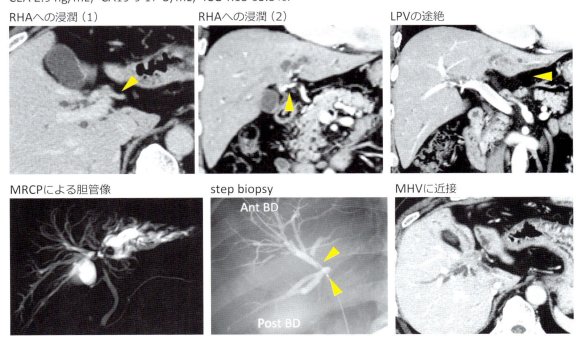

RHAへの浸潤（1）　　RHAへの浸潤（2）　　LPVの途絶
MRCPによる胆管像　　step biopsy　　MHVに近接

Ⅱ．胆道の手術

左肝切除，門脈合併切除パッチ再建，右肝動脈合併切除グラフト再建

12時間20分／1,780 mL

■ 開腹所見，Kocher授動〜IVCテーピング

　　上腹部正中切開を置いて腹腔内を検索，播種・肝転移がないことを確認した．横切開を追加して逆L字切開とし，さらに第9肋間で開胸して内肋間筋を後腋窩線まで切離した．
　　肝門部に硬い腫瘤を触知したが，明らかな漿膜浸潤・リンパ節転移は認めず．
　　肝は正常肝だが，Cantlie線の左側は減黄不良のため黒色でかつ萎縮していた．
　　肝彎曲部結腸を授動して，露出したGerota筋膜に連続する形でKocher授動を施行し，肝下部下大静脈（IVC）および左腎静脈（LRV）を確認して，これをテーピングした．

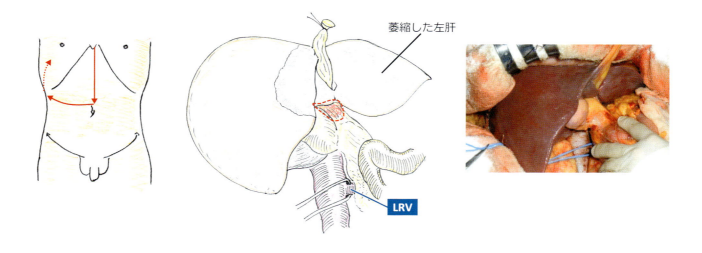

■ 肝授動
① 左肝を授動．三角間膜を切離して左肝静脈（LHV）／中肝静脈（MHV）根部の左側まで左肝を授動した．
② 右肝を授動し，右副腎は1号silkで結紮して右肝より切離した．
③ IVC右側へと至り，尾側から下右肝静脈（IRHV）・中右肝静脈（MRHV）を同定し切離した．
④ 短肝静脈を結紮切離して尾状葉を授動し，下大静脈靱帯を切離，右肝静脈（RHV）をテーピングした．
⑤ 左側へと戻り，Arantius管を切離して尾状葉を左側からも授動，肝授動を完了した．

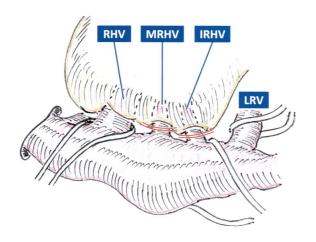
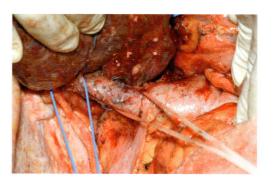

3. 肝動脈と門脈に浸潤のある肝内胆管癌に対する左肝切除

■ 肝門処理

① リンパ節(LN)#13a/#12bを郭清したのち，胆嚢を肝床から剥離して肝門右側にアプローチした．

② 門脈本幹をテーピングしたのち，総胆管(CBD)右側で遠位側右肝動脈(RHA)・RHA後区域枝を確保した．

③ 肝門左側のアプローチに移り，LN#8aを郭清して，固有肝動脈(PHA)をテーピングした．これを末梢側に追求して，左肝動脈(LHA)と近位側RHAをテーピングしえたため切除可能と判断した．

④ しかし，腫瘍は約3cm長に渡ってRHAに浸潤しており，端々吻合は困難と判断した．LHA末梢のA4・A2+3では径が合わず，肝動脈での再建は不可能であり，右胃大網動脈(RGEA)を胃前底部大彎で露出して，これで再建する方針とした．

④ CBDをテーピングしてLN#12pを郭清した．膵上縁でCBDを切離して，十二指腸側断端を迅速病理に提出して陰性との返答を得た．切離したCBDを挙上して門脈前面を剥離すると，腫瘍が門脈左右分岐部に浸潤している(写真，矢頭)のが認められた．

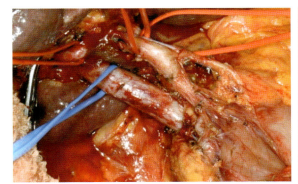
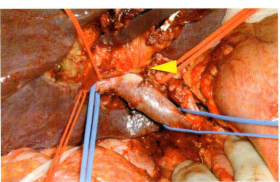

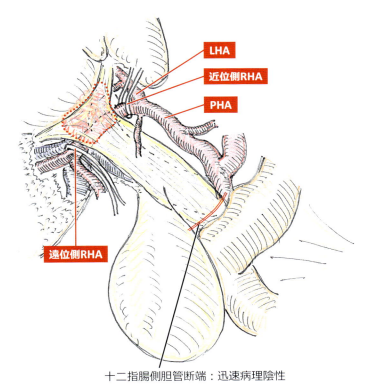

LHA
近位側RHA
PHA
遠位側RHA
十二指腸側胆管断端：迅速病理陰性

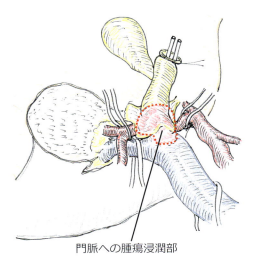

門脈への腫瘍浸潤部

RGEAグラフト

術者コメント
胆管炎の影響で動門脈の剥離が困難な場合も少なくない．CHA → PHA → RHA & LHAと順番に動脈をテーピングし，確実な肝門剥離を行う．

II. 胆道の手術

■ 門脈合併切除，パッチ再建

① 門脈右枝（RPV）をテーピングし，門脈本幹とRPVを血管鉗子でクランプして癌浸潤部PV壁を合併切除．結果，2/3周に及ぶ35 mm大の欠損部が生じた．

② あらかじめ用意していた凍結保存同種静脈（ホモグラフト）を解凍，切開して形成し，門脈欠損部を5-0 PDSでパッチ再建した．

③ RPV前後区域枝の剥離を試みたが，炎症性変化のため困難であった．

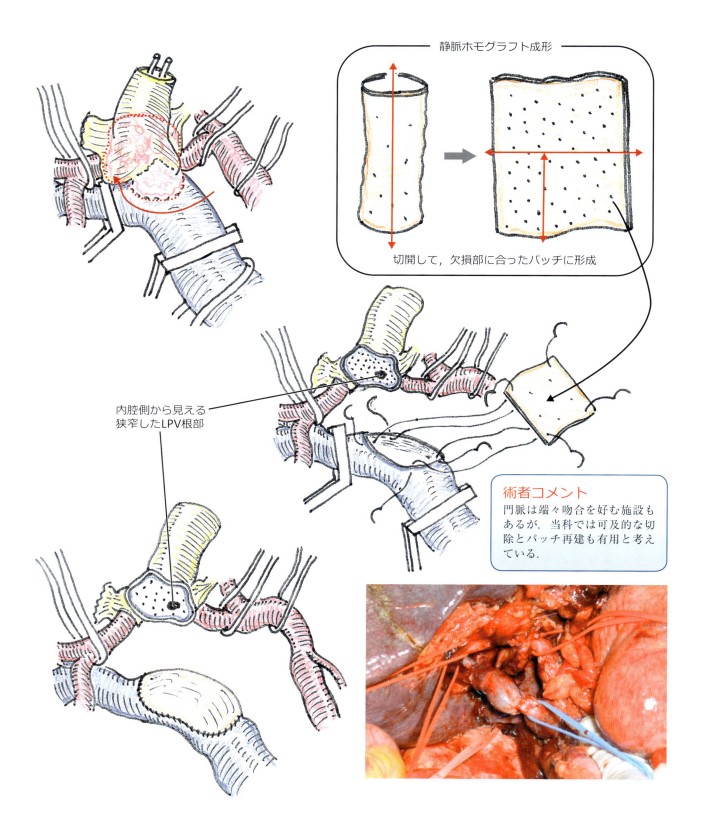

■ 肝離断線設定

① テーピングしていたLHV末梢枝を結紮切離した．この操作により左肝の阻血域が明瞭となった．
② 尾状葉paracaval portionを十分に切除するため，切離線はCantlie線の右側から遠位側RHA部直上の肝門板を通るように設定した．MHVは腫瘍のごく近傍を走行していたため，MHVは合併切除するデザインを想定したが，残前区域のドレナージ静脈であるV8は温存する方針とした．頭側では，術中超音波（IOUS）でMHVの走行を確認してV8根部に向かうような肝切離線をデザインした．

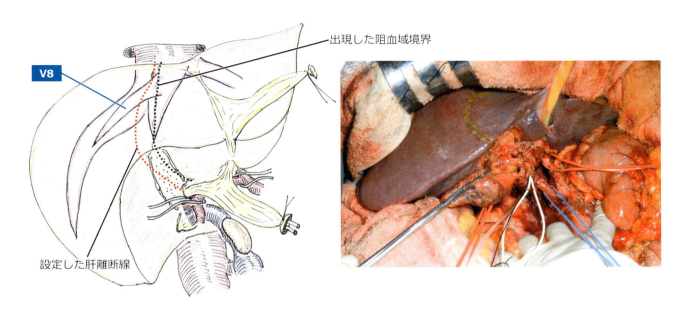

■ 肝離断

① PV本幹とPHAをクランプしたPringle法下に，clamp crushing法による肝離断を開始した．
② デザインした切離線に沿って，V5末梢枝を切離しながらMHV右側で離断を進めた．肝門板頭側に到達したところで右肝管全体にテーピングを行った．
③ V8末梢を露出したが，肝門が開かない状況で肝離断面からV8根部のMHVにアプローチするのは困難と判断した．そこで，左側よりLHV前面の肝実質を離断してLHVを2-0 silkで二重結紮切離した．これによりMHV本幹が露出され，先のV8末梢とつなげてV8根部に到達し，その末梢でMHV本幹を切離した．
④ 尾状葉離断を完了し，肝離断を終了した．

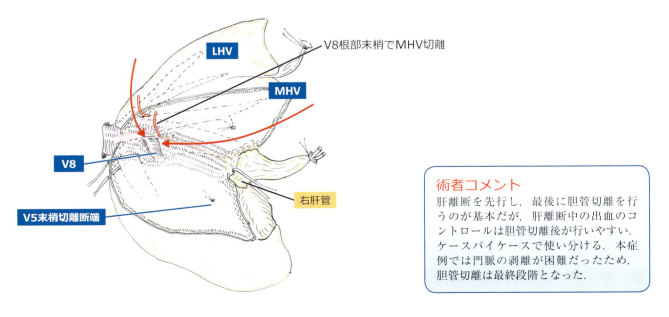

術者コメント
肝離断を先行し，最後に胆管切離を行うのが基本だが，肝離断中の出血のコントロールは胆管切離後が行いやすい．ケースバイケースで使い分ける．本症例では門脈の剥離が困難だったため，胆管切離は最終段階となった．

Ⅱ．胆道の手術

■ 胆管離断

再度，RPVを前後区域枝に分けて右肝管の個別処理を試みたが，やはり剥離は困難だった．そこで，テーピングした右肝管の可及的に末梢側で，電気メスにより肝管を切離した．

この結果，やや太い胆管前区域枝および細めの胆管後区域枝の2穴が断端に出現した．

肝側胆管断端を迅速病理に提出して，陰性との返答を得た．

肝側胆管断端：迅速病理陰性

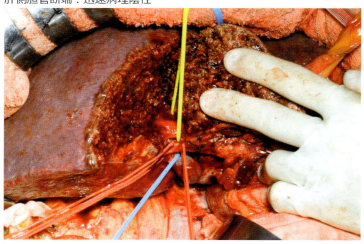

術者コメント
胆管と門脈の剥離には細心の注意が必要である．肝離断の最後に行えば，門脈への固着部への操作は行いやすい．

■ 肝動脈切離・標本摘出，肝動脈再建

胆管断端は，やや太い前区域枝と細い後区域枝の2穴となった．

IOUSでは残肝の動脈および門脈血流が良好なことを確認．また，RGEAグラフトが十分に届くことを確認して，遠位側RHA，次に近位側RHAの順に切離し，標本を摘出した．

形成外科医により，顕微鏡下にRHAとRGEAの端々吻合を施行し，IOUSで血流を再確認した．

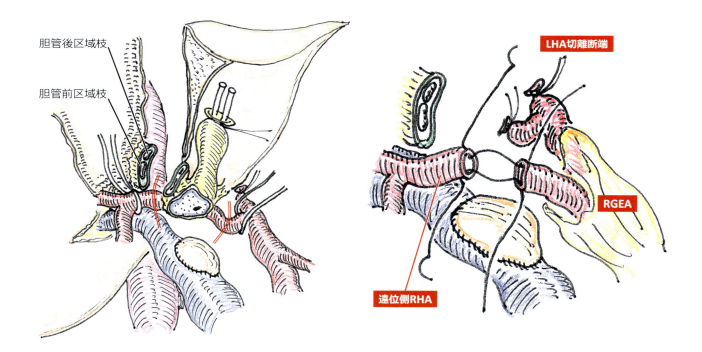

■ 胆管空腸吻合，空腸空腸吻合

① Treiz靱帯より約30cmの部で空腸を切離し，横行結腸間膜右側を通してこれを挙上した．
② 胆管は，前区域枝・後区域枝の各々に側孔をつけた5mm RTBDチューブを内ステントとしてそれぞれ留置．5-0 PDSを用いた結節縫合で胆管空腸吻合を行った．それぞれの内ステントは後壁中央の糸で固定した．
③ 空腸空腸吻合は4-0 PDSの一層連続縫合で行った．

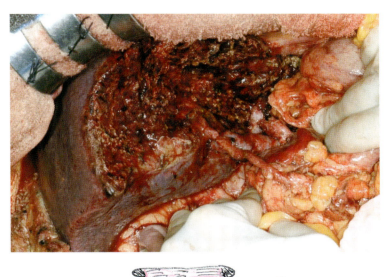

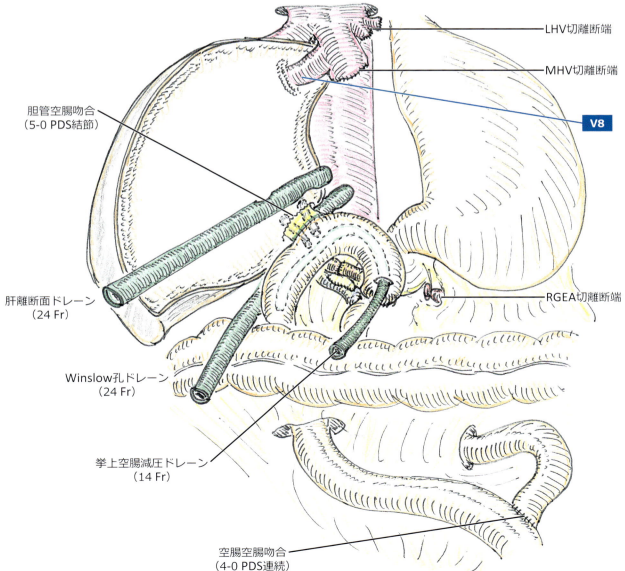

Ⅱ．胆道の手術

■ 洗浄，閉胸・閉腹

① 温生食で洗浄，出血・胆汁瘻がないことを確認した．
② 右前胸部より16 Fr胸腔ドレーンを挿入し，肋骨を2号Vicrylで寄せて閉胸した．
③ Winslow孔および肝離断面に24 Frドレーンを留置した．
④ 挙上空腸に減圧用の腸瘻ドレーン（14 Fr）を盲端から挿入し，Witzel縫合で固定のうえで体外に誘導した．
⑤ 横切開部，正中切開部のそれぞれを層々に閉創して手術を終了した．

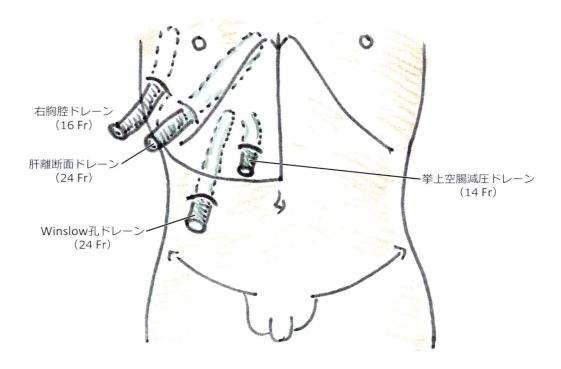

病理診断

Intrahepatic cholangiocarcinoma > bile duct carcinoma.

Mass-forming type + periductal infiltrative type, 40×28×24mm, adenocarcinoma（tub1+tub2）, int, INFb, ly0, v2, ne3, pN0（0/8）, pVp3, pVa0, SM（−）.

比較的中枢側の大径の胆管上皮が残存しており，肝内胆管癌の肝門浸潤と診断された．門脈浸潤を認めたが，合併切除された動脈に腫瘍の浸潤を認めなかった．切除断端は陰性であった．

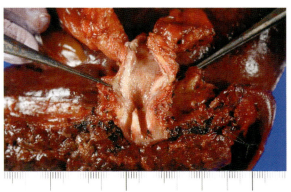
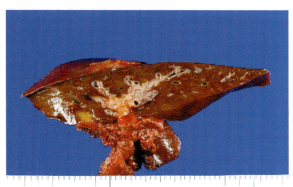

術後経過

術後早期は経過良好であったが，第15病日に胆管空腸吻合部背側に遅発性胆汁漏を認め穿刺ドレナージを施行した．第23病日にB5穿刺，第34病日にPTBDチューブクランプのまま退院し外来にて抜去した．術後7ヵ月にRPVの狭窄所見あり，再発が疑われ全身化学療法導入となった．

まとめ

肝内胆管癌，右肝動脈・左門脈浸潤に対して左肝切除，MHV合併切除，動門脈合併切除，RGEAによる肝動脈再建，ホモグラフトによる門脈パッチ再建を施行した．

術式のポイントは，以下3点である．

1) 動脈再建の可能性がある場合には術前に再建に用いる動脈の候補を決めておき，グラフトを作製しておく．
2) 門脈の再建でもホモグラフトなどによるパッチ再建を考慮することで，緊張の少ない自然な再建を行うことができる．
3) 動門脈の合併切除が必要な場合には門脈の合併切除を先行する．

文献

1) Gerhards MF et al：Evaluation of morbidity and mortality after resection for hilar cholangiocarcinoma. a single center experience. *Surgery* **127**：395-404, 2000
2) Ebata T et al：Hepatectomy with portal vein resection for hilar cholangiocarcinoma：audit of 52 consecutive cases. *Ann Surg* **238**：720-727, 2000
3) Sakamoto Y et al：Clinical significance of reconstruction of the right hepatic artery for biliary malignancy. *Langenbeck Arch Surg* **391**：203-208, 2006
4) Nagino M et al：Hepatectomy with simultaneous resection of the portal vein and hepatic artery for advanced perihilar cholangiocarcinoma：an audit of 50 consecutive cases. *Ann Surg* **252**：115-123, 2010
5) Miyazaki M et al：Recent advance in the treatment of hilar cholangiocarcinoma：hepatectomy with vascular resection. *J Hepatobiliary Pancreat Surg* **14**：463-468, 2007

（西岡裕次郎，阪本良弘，國土典宏）

胆道の手術

4 広範囲胆管癌に対する右肝切除兼膵頭十二指腸切除

適応とポイント

　広範囲胆管癌の治療には特に肝膵同時切除（HPD），特に右肝切除兼膵頭十二指腸切除（右HPD）が適応とされることがあるが，根治性の追及と手術の安全性のバランスが非常に重要となる．

　HPD後の在院死亡率は2～20％と幅がある[1～4]．日本肝胆膵外科学会の集計によると，HPDの在院死亡率は10％と報告され，通常の肝切除や膵頭十二指腸切除（PD）に比較して高率であることに間違いはない．これは術後の膵液漏や肝不全に起因しており，この二大合併症の克服が必須となる．門脈塞栓術と二期再建は肝不全の発生や膵液漏の重篤化を防ぐための手立てであり，当科のHPDの在院死亡率は2％未満に抑えられている[5]．

　広範囲胆管癌に対するHPDの5年生存率は50％以上とする報告が多い一方，胆嚢癌に対するHPDの成績は一般に不良であり，胆嚢癌に対するHPDの適応は限定される[1,4,5]．

現病歴と術前画像

　70歳代男性．肝胆道系酵素の上昇を契機に精査を受け，腫瘍を発見された．減黄前のCTではいわゆる中部胆管を中心に，膵上縁にかかる胆管壁の肥厚を認めた．術前の胆管内超音波検査（IDUS）で左右肝管合流部まで肥厚像を認めたが，左右肝管には明らかな壁肥厚は認めなかった．左右肝管合流部の生検結果ではadenocarcinomaを認めた．腫瘍は右肝動脈（RHA）に近接しており，根治的切除を目指し，右経皮経肝的門脈塞栓術（PTPE）後に右側からのHPDの方針となった．

CEA 2.5 ng/mL, CA19-9 154 U/mL, ICG-R15 13.1%.
CT volumetryによる左肝の容量はPTPE前で41.6%，PTPE後で49.2%であった．

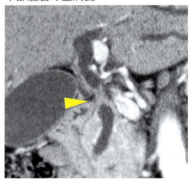

中部胆管の主病変

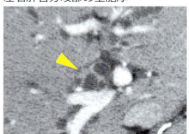

左右肝管分岐部の壁肥厚

右肝切除兼膵頭十二指腸切除

11時間10分／950 mL

■ 開腹所見

　　逆L字型切開で開腹し第11肋間に向かって横切開を進めた．腹腔内には少量の腹水を認めるものの，肝転移や播種などの遠隔転移を認めない．膵周囲リンパ節は全体に腫大している印象があるが，硬く触知するものは認めない．肝十二指腸間膜の中部胆管に相当する部分にやや硬く触知する腫瘤を認めた．内視鏡的経鼻胆管ドレナージ(ENBD)チューブが挿入されていた．PTPEによる左右肝の色調の違い，およびわずかな肝表面の段差を認めた．

　　術中超音波(IOUS)では膵上縁まで壁肥厚が続いているが，膵内胆管には術前のIDUSの所見と同様，ほとんど壁肥厚は認めない．一方上部胆管については，左右肝管ともに壁が若干肥厚していた．

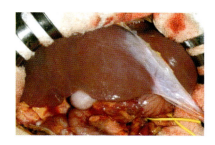

■ 膵頭十二指腸切除

① 膵頭部を授動，左腎静脈をテーピングした．上腸間膜静脈(SMV)に流入する副右結腸静脈を2本，中結腸静脈を1本認め，これらを結紮切離した．SMVをテーピングした．
② 右胃大網動静脈沿いに大網グラフトを作製した．
③ 胃前提部にて，幽門部を開き，ENBDチューブを切り，口側は抜去した．胃を3列のリニヤーカッターで切離した．
③ 膵上縁でリンパ節(LN) #8a, #7を郭清，左胃静脈を結紮切離，総肝動脈(CHA)を剥離しつつ，胃十二指腸動脈(GDA)の根部を求め，これを三重に結紮＋刺通結紮で切離した．
④ 膵頸部のトンネリングを行い，膵頭部をclamp crushing法で離断，脈管は4-0オペポリックスで結紮した．膵は正常膵であり，6 Frの膵管チューブを主膵管内に挿入した．

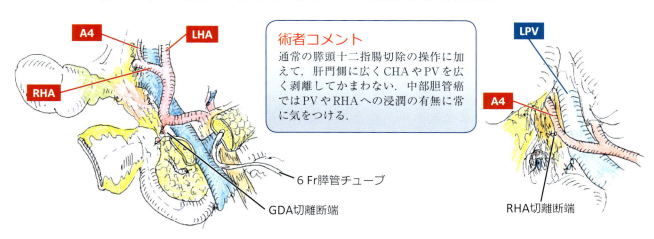

術者コメント
通常の膵頭十二指腸切除の操作に加えて，肝門側に広くCHAやPVを広く剥離してかまわない．中部胆管癌ではPVやRHAへの浸潤の有無に常に気をつける．

■ 肝十二指腸間膜剥離

① 上腸間膜動脈(SMA)神経叢の剥離は後回しにして，肝十二指腸間膜を固有肝動脈(PHA)沿いに郭清し，左肝動脈(LHA)，RHAおよびRHAから分岐したA4を同定した．A4を温存しつつRHAを二重に結紮切離した．結紮前にクランプテストを行ってA4の血流が保たれていることを確認した．
② 門脈本幹(PV)，左枝(LPV)，右枝にテーピングを施し，クランプテストを行った後に右枝を結紮した．その後LPVから分岐する尾状葉枝を2本結紮切離した．

Ⅱ．胆道の手術

■ 膵頭十二指腸切除完遂

　再び膵頭部の操作に戻り，Treitz靱帯左側の空腸を腸管膜から切離し，右側に引き出した．右側で太い第一空腸静脈を温存しつつ，膵頭神経叢を少しずつ結紮切離した．CHAの下端で膵頭神経叢第Ⅰ部を結紮切離し，門脈の枝はすべて結紮切離した．最後にSMA神経叢を切離して，PDを完遂した．

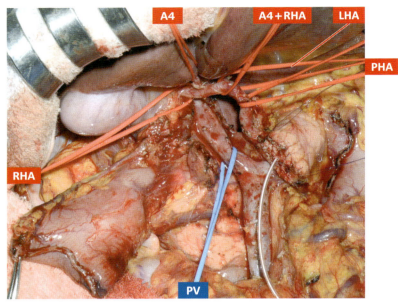

上写真の状況ののち，RHAを切離，空腸を切離しPDを完遂した．

術者コメント
胃および肛門側十二指腸を切離してからは胆汁が阻血になった標本内に溜まることになるため，腸管の切離を急ぐ必要はない．PD後は膵頭十二指腸をタオルに包むとよい．

■ 肝授動と肝門部剥離の追加

① 右肝を授動，脱転し，Spiegel葉もすべて下大静脈（IVC）から剥離した．右肝静脈はENDO GIAを用いて切離した．太い尾状葉静脈は血管鉗子で剥離後に断端を連続縫合で閉鎖した．
② 肝授動後，肝門部操作に戻り，A4を左肝管からさらに剥離し，さらにLPVも左肝管から可及的に剥離した．

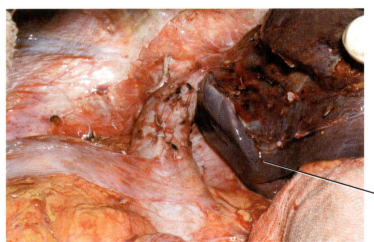

IVCから剥離されたSpiegel葉

4. 広範囲胆管癌に対する右肝切除兼膵頭十二指腸切除

肝離断

① ハイドロコートンは肝門部操作時に100 mg静注し，さらに肝離断前に50 mg静注した．肝表面に現れた阻血域に沿って肝離断線を設定し，S4下実質は温存するが左肝管については尾状葉を全切除する設定とした．

② Pringle法下にclamp crushing法を用いて肝離断を行い，S4のGlisson鞘を切離しながら，中肝静脈（MHV）をメルクマールとして肝離断を進めた．

③ 肝離断の途中で肝門に至り，左肝管をMetzenbaumで切離した．胆管断端は一穴となり，断端を迅速診断に提出した．結果は「上皮内および間質とも胆管炎の影響を強く受けており，やや異型性を認める細胞を認めるものの，悪性所見とまではいえない」とするもので，左肝管断端には明らかな腫瘍浸潤なしと判断した．

④ 左肝管切離後は尾状葉を含めて肝離断を進めた．MHVから分岐するV8を結紮切離，標本を摘出した．Pringle時間は100分だった．

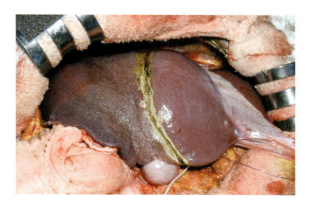

> **術者コメント**
> 胆管の切離を離断の最終段階に行う施設もあるが，当科では特にこだわらず，動門脈を剥離した部位で胆管を離断中であっても切離する．胆管を切離したほうが，後の肝離断は格段に行いやすい．

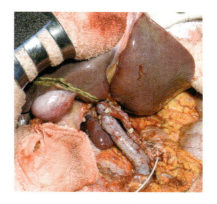

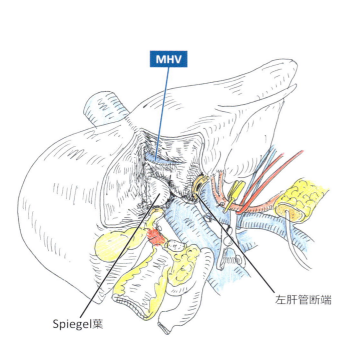

S4に少し切り込んだ切離線　　右胃大網動静脈グラフト

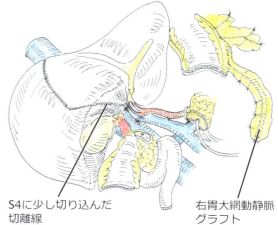

Spiegel葉　　左肝管断端

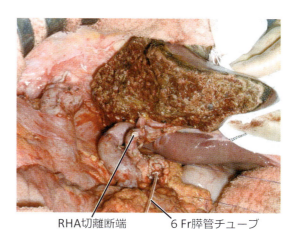

RHA切離断端　　6 Fr膵管チューブ

II. 胆道の手術

■ 胆道再建

挙上空腸を空腸断端から40 cmの部位で5 cmほど作製し，リニアカッターを用いて切離した．挙上空腸は右側の結腸間膜の後方から挙上した．まず胆管空腸吻合は5-0 PDSの結節縫合を用いて行い，径2 mmのRTBDチューブをロストステントとして吻合部内に挿入した．

■ 膵空腸吻合（非再建）

膵管は7.5 Frの膵管チューブを挿入して完全外瘻とし，3ヵ月後の二期再建に備えた．
3-0 Ti-Cronを用いて膵壁と空腸壁を2列で縫合した［流儀・勘どころ「Ⅲ-②膵空腸二期再建」（228頁）を参照］．

■ 胃空腸吻合，空腸空腸吻合

左側の結腸後ルートで胃空腸吻合を行ったのち，空腸空腸吻合を作製した．

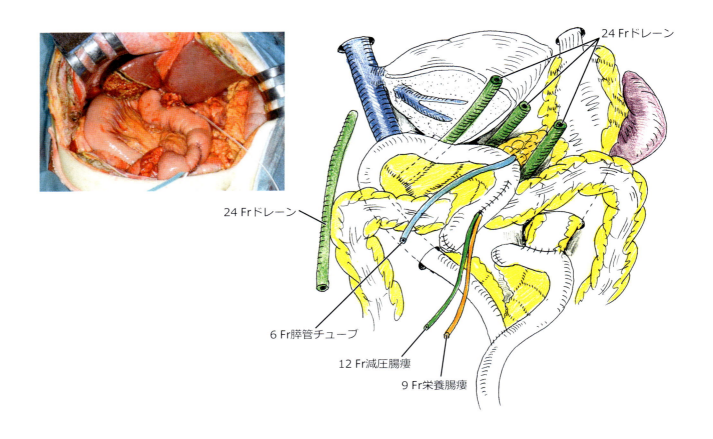

■ 腸瘻造設，大網充填，洗浄，誘導，閉腹

挙上空腸内に9 Frの栄養腸瘻と12 Fr減圧腸瘻を挿入した．膵空腸吻合部背側に大網グラフトを充填しGDAの断端をグラフトで被覆，さらに断端にはフィブリン糊を塗布した．
腹腔内を温生食3,000 mLで十分に洗浄．右横隔膜下，胆管空腸吻合部背側，膵上縁と下縁にそれぞれ24 Frドレーンを挿入し，層々に閉腹した．

病理診断

Bile duct carcinoma. Tub2, patBpBdC, circ, flat-infiltrating type, pT2a(SS), v1, ly2, ne2, pHM1(w), pEM0, pPV0, pA0, pR1, pN0(=0/21).

左肝管断端には胆管壁に間質での腫瘍浸潤を認めたが，迅速診断で明らかにすることは困難だった．

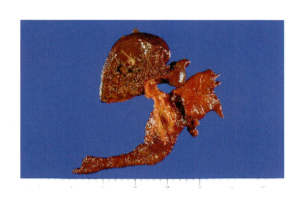

術後経過

術後はISGPF（International Study Group on Pancreatic Fistula）のGrade Bの膵液漏を認めたが，肝不全傾向は認めず，術後の血清ビリルビン値の最高値は2.0 mg/dLだった．第37病日に退院し，術後3ヵ月目に膵空腸二期再建［流儀・勘どころ「Ⅲ-②膵空腸二期再建」（228頁）を参照］を施行した．

しかし，術後8ヵ月目に局所再発を認め，胆管炎を併発したため，ダブルバルーン内視鏡を用いて胆管ドレナージとステントの留置を施行した．

その後は，本人の希望もあり，抗癌治療は行わずに，術後1年で緩和ケアを目的に他院紹介となった．

まとめ

中部胆管を主座とした広範囲胆管癌症例に対し，PTPE後に右HPDを施行した．術前，術中の左肝管の評価では明らかな悪性所見を認めていなかったが，結果的に胆管断端は陽性となった．比較的早期に局所再発をきたし，反省の残る結果となった．しかし，HPD自体は比較的安全に施行しえた．

術式のポイントは，以下3点である．

1) 脈管侵襲のない広範囲胆管癌に対する右HPDの手術自体は，通常の膵頭十二指腸切除と右肝切除の組み合わせであり，技術的に困難な手術ではない．しかし，膵液漏と肝不全という二大合併症の可能性が高い術式で細心の注意をもった再建やドレーン管理，水分栄養管理が求められる．
2) 拡大右肝切除を併施するHPDでは，膵液漏が重篤化しない膵空腸二期再建と正中からのオープンドレナージを利用する．
3) 術前に内視鏡的逆行性胆道造影（ERC）を行い，腫瘍の進展範囲を極力正確に把握し，過不足のない切除を行う．

文献

1) Kaneoka Y et al：Hepatopancreatoduodenectomy: its suitability for bile duct cancer versus gallbladder. *J Hepatobiliary Pancreat Surg* **14**：142-148, 2007
2) Wakai T et al：Combined major hepatectomy and pancreaticoduodenectomy for locally advanced biliary carcinoma：long-term results. *World J Surg* **32**：1067-1074, 2008
3) Ebata T et al：Hepatopancreatoduodenectomy for cholangiocarcinoma：a single-center review of 85 consecutive patients. *Ann Surg* **256**：297-305, 2012
4) Sakamoto Y et al：Is extended hemihepatectomy plus pancreaticoduodenectomy justified for advanced bile duct cancer and gallbladder cancer? *Surgery* **153**：794-800, 2013
5) Aoki T et al：Hepatopancreaticoduodenectomy for biliary cancer：strategies for near-zero operative mortality and acceptable long-term outcome. *Ann Surg*［in press］

（阪本良弘，市田晃彦，國土典宏）

胆道の手術

5 広範囲胆管癌に対する肝左三区域切除兼膵頭十二指腸切除

適応とポイント

Bismuth type IVの肝門部胆管癌の根治切除として肝左三区域切除の有用性が報告されている[1~3].さらに膵内胆管の切除が必要な場合は肝左三区域切除兼膵頭十二指腸切除の適応となり,根治性の追及と手術の安全性のバランスが非常に重要となる.

肝左三区域切除は合併症率や在院死亡率が高い術式であると報告されている.その理由のひとつとして,正確な肝離断面の把握が難しいことが挙げられている[3,4].一方,肝膵同時切除後の在院死亡率も高いが,術後の膵液漏による肝動脈の破綻が,即座に肝不全の引き金となることがその理由として挙げられる[5~7].

本項で紹介する症例は,広範囲胆管癌に対して肝左三区域切除兼膵頭十二指腸切除を膵空腸二期再建法を用いて行った症例である.結果的に肝臓側胆管断端を陰性化することはできなかったが,術後1年8ヵ月,無再発で平穏に生活されている.

現病歴と術前画像

50歳代男性.主訴は黄疸である.減黄前のCTではいわゆる中部胆管を中心とした左側優位のBismuth type IVの広範囲胆管癌で,前区域胆管根部にも肥厚像を認めた.内視鏡下の生検では膵内胆管,中部胆管,後区域胆管根部からadenocarcinomaを検出した.肝左三区域切除兼膵頭十二指腸切除を予定した.後区域肝動脈が胃十二指腸動脈から分岐し,胆管の腹側を走行している解剖学的な破格を認め,この動脈を安全に腫瘍から剥離できるかが切除の条件と考えた.

CEA 1.7 ng/mL, CA19-9 790 mAU/mL, ICG-R15 6.9%.
CT volumetryによる肝後区域の容量は36.0%であった.門脈左枝と前区域枝に経皮経肝的門脈塞栓術(PTPE)を行い,残肝容量は45.2%に増大した.

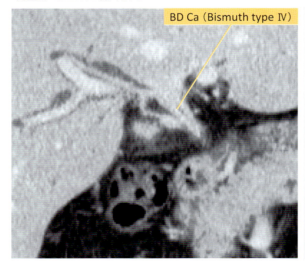
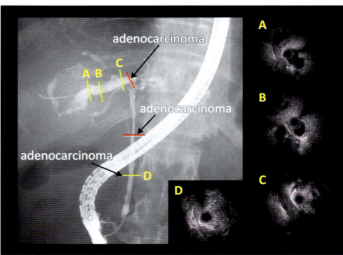

広範囲胆管癌に対する肝左三区域切除兼膵頭十二指腸切除

12時間30分／1,680 mL

■ 開腹所見

逆L字型切開で開腹し第10肋間に向かって横切開を進めた．肝転移や播種などの遠隔転移を認めなかった．膵周囲リンパ節は全体に腫大している印象があるが，いずれも軟らかい．肝十二指腸間膜の中部胆管に相当する部分にやや硬く触知する腫瘤を認めた．内視鏡的経鼻胆管ドレナージ（ENBD）チューブが挿入されていた．

術中超音波（IOUS）ではチューブ挿入の影響もあり胆管壁は肥厚しているが，それ以上の所見は得られなかった．後区域肝動脈枝（Post HA）が胃十二指腸動脈（GDA）から分岐後，胆管前面を介して肝門に走行していることを確認した．

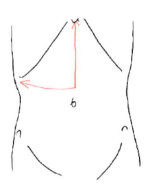
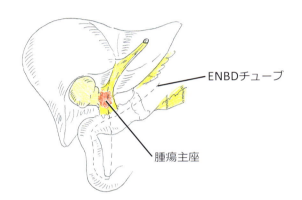

■ 膵頭部の授動とPost HAの確保

① 膵頭部を授動，左腎静脈をテーピングした．リンパ節（LN）#16b1 interをサンプリングし，迅速診断で転移のないことを確認した．副右結腸静脈と中結腸静脈の1本を結紮切離し，上腸間膜静脈（SMV）をテーピングした．組織は全体に脆弱で内臓脂肪は多かった．

② 切除の可否を評価するためにGDAから分岐するPost HAを総肝動脈（CHA）から肝門まで剥離・追求した．まず固有肝動脈（PHA），次にGDAをテーピングした．蛇行が強く屈曲部分の口径は1.5 mm程度とかなり細いため慎重な剥離を要した．上膵十二指腸動脈（ASPDA）も含めて膵に分布する枝を3本結紮処理した．術前に腫大が指摘されていたLN#12b2からの剥離は容易であり本動脈を全長にわたって温存することができた．

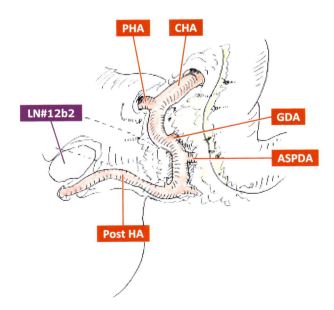
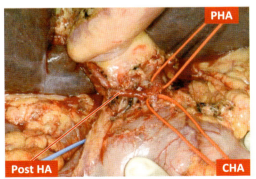

> **術者コメント**
> Post HAが唯一の肝動脈となる．この動脈の損傷は手術の機会を失わせることになりうるため，確実安全な剥離操作が求められた．

Ⅱ．胆道の手術

■ 膵頭十二指腸切除

① Post HAが剝離された時点で切除可能と判断し，膵頭十二指腸切除を開始した．SMVの左側を広く剝離して上腸間膜動脈（SMA）壁を神経叢に一分け入って剝離し，下膵十二指腸動脈（IPDA）［左側に分岐した第一空腸動脈（1st JA）から右側に分岐］を二重に結紮後切離した．

② 右胃大網動静脈を用いたグラフトを作製後，幽門部を切開してENBDチューブを切離した．開窓部を縫合閉鎖後，胃の前提部をリニヤーカッター75 mmを用いて切離した．

③ CHAを剝離，テーピング後，膵上縁で門脈（PV）前面を露出し，いわゆる膵トンネリングを行って膵頭部のテーピングを行った．膵切離はclamp crushing法で行い，小枝を4-0ポリゾーブで結紮したが，膵実質は膵炎の影響で極めて硬く離断は困難だった．膵最背面に2.5 mmに拡張した膵管を認め，7.5 Frの膵管チューブを挿入し，4-0 Ti-Cron 2針で周囲実質を含めて縫合し結紮固定して外瘻に備えた［流儀・勘どころ「Ⅲ-②膵空腸二期再建」（228頁）を参照］．

④ PV前面を広く剝離し，第一空腸静脈（1st JV）以外の枝は左胃静脈，下腸間膜静脈，Henleの胃結腸静脈幹も含めてすべて結紮切離した．

⑤ Treitz靱帯から10 cm末梢において空腸をリニヤーカッターを用いて切離．空腸壁近傍で第一空腸動静脈の直動静脈を結紮切離した．空腸を右側に引き出し，先に切離しておいたIPDAの切離断端に向かって十二指腸間膜の血管を結紮切離，続いて膵頭神経叢第Ⅱ部の一部からさらに頭側に向かって第Ⅰ部の神経叢を結紮切離した．

⑥ 最後にPVから分岐する後上膵十二指腸静脈（PSPDV）を結紮切離し，膵頭十二指腸切除を完了した．

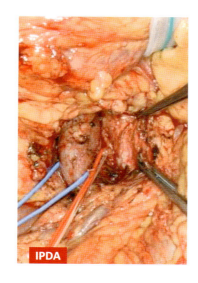

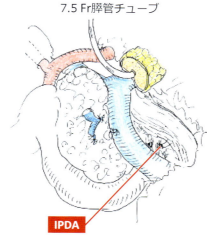

7.5 Fr膵管チューブ

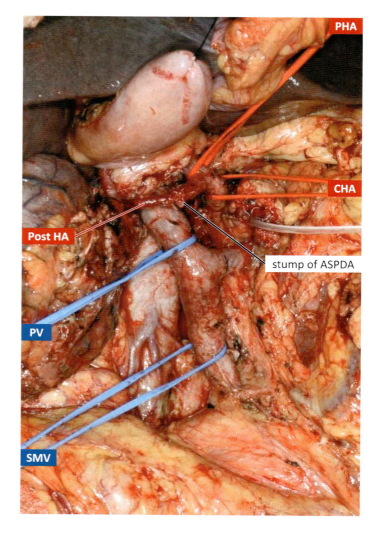

■ 肝門部剥離

① PHAをクランプテストしてIOUSのドップラーモードでPost HAの肝内に拍動を確認した．その後PHAを刺通結紮を含めて切離した．

② 胆管の前面を走行するPost HAを損傷しないように気をつけながら，PVを肝門側に剥離した．この段階では切離した膵頭部を頭側に脱転することができないため，PVの剥離は極めて視野が不良な状況で行わざるをえなかった．後区域門脈枝(Post PV)が先行分岐しており，門脈左枝(LPV)と前区域門脈枝(Ant PV)の共通幹をテーピング後，尾状葉枝を1本結紮切離した．

③ この段階で膵頭十二指腸をCHAからPost HAと続く動脈のループの背側かつPVの腹側という限られた間隙を慎重にくぐらせ，肝臓側に引き出すことができた．

④ 膵頭十二指腸を引き出した後はこれを脱転し，PVの剥離は良好な視野のもとで行うことができた．LPV＋Ant PVの共通幹を2-0 silkで結紮後3-0 Ti-Cronで刺通結紮し，切離した．Post PVから分岐する尾状葉枝を1本さらに結紮切離した．さらにPost PVとPost HAを可及的に後区域胆管枝(Post BD)から剥離した．

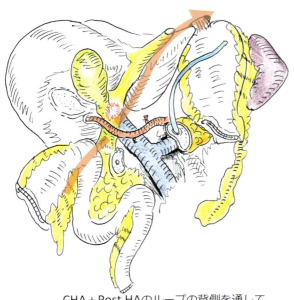
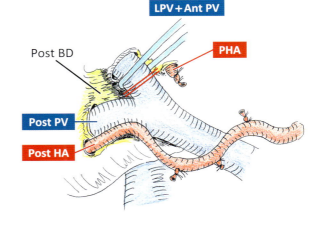

CHA＋Post HAのループの背側を通して膵頭十二指腸を肝臓側に引き出した．

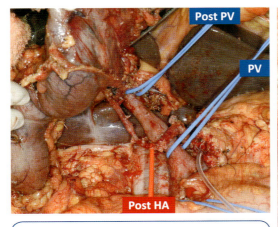
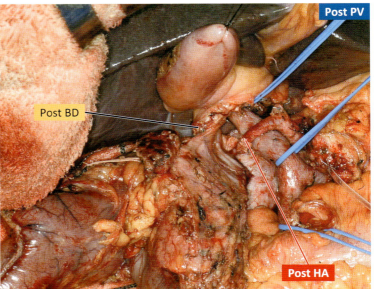

術者コメント
左系のHPDを施行する場合，右系肝動脈が胆管の腹側を走行している場合は，本症例と同様に膵頭十二指腸を引き抜くことが難しい場合がある．門脈を切離するなどして十分に余裕を作ってから行う．

Ⅱ．胆道の手術

■ 肝授動

　右肝を授動し右副腎を剥離した．一方，左肝は尾状葉を含めて完全に下大静脈（IVC）から授動した．標準肝容量が1,200 mLなのに対して，本患者の肝容量は1,600 mLあり，肝授動における視野は不良であった．尾状葉静脈は血管鉗子で把持のうえ，4-0 Ti-Cronの連続縫合で閉鎖した．剥離を頭側に進め，左肝静脈（LHV）と中肝静脈（MHV）の共通幹にテーピングを施した．

■ ICG蛍光法による後区域の同定

　流入血を遮断しても肝表面の阻血域の境界の描出は不明瞭であった．

　一方，近赤外線カメラで観察すると左三区域領域に一致しておそらく胆汁うっ帯が原因とみられる高輝度領域が観察された．さらに0.5 mLのICGを静注すると，低輝度だった後区域領域が一転して高輝度となりこの領域に電気メスでマーキングを施した（左下写真）．S5とS6領域の境界やS8とS7の尾側境界は比較的明瞭に描出された．

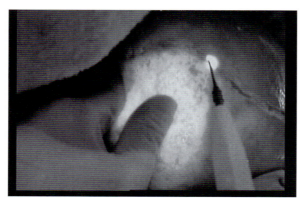
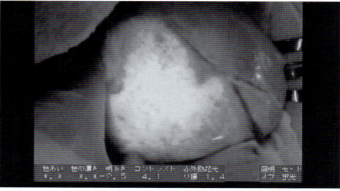
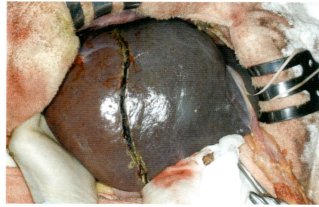
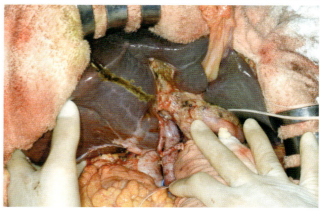

> **術者コメント**
> 肝門処理をした後も阻血域の描出が不良の場合は，ICGを静脈注射して近赤外線カメラで観察すると，血流の豊富な肝区域が明瞭に蛍光発色する．再肝切除など，肝表面の色調が不明瞭な場合にも有用である．

■ 肝離断

① ハイドロコートンは肝門部操作時に100 mg静注し，さらに肝離断前に50 mg静注した．動脈は脆弱な後区域動脈のみなので，あえてクランプはせずに門脈のみクランプしてclamp crushing法で肝離断を開始した．

② 離断面途中で肝門板を露出し，後区域の動門脈を確認してから後区域胆管をハサミで切離した．断端からは動脈性の出血を認め，血流は良好であることが認識された．胆管はPost BDとcaudate processに向かう小胆管の2穴となった．

③ S7とS8境界の離断中，離断面を自然に延長していくと右肝静脈(RHV)が合併切除されてしまうことに気づいた．CTを見返すと，中右肝静脈(MRHV)と下右肝静脈(IRHV)が存在する症例であり，RHVは主にS8領域を広くドレナージしており，RHV本幹を温存するためにはむしろS8の一部を切離するような離断面に修正する必要性が認識された．離断線を変更し，RHVのS8へ向かう分枝を切離しながら，RHVの本幹を温存した．

④ 最後に尾状葉実質をliver hanging maneuverを用いて離断した．残ったMHV＋LHVの共通幹は血管鉗子で把持後切離し断端は4-0 Ti-Cronの連続縫合で閉鎖した．

Pringle時間は80分だった．

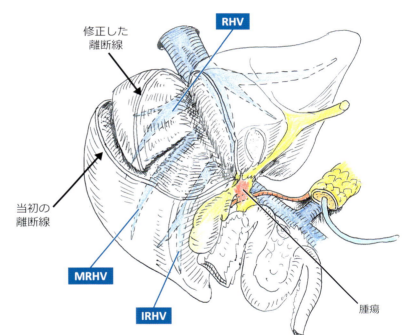

> **術者コメント**
> 下図のCTを見れば，S8とS7の境界の切離線からかなり腹側に戻るように離断しなければ，RHVが切離されうることがわかる．右門脈裂離断面は平坦ではないため左三区域切除の離断には特に注意が必要である．

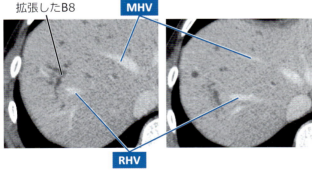

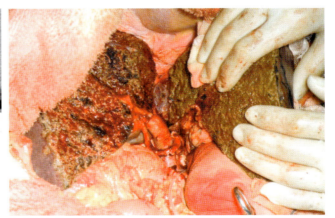

肝離断を終了し，MHV＋LHVの共通幹切離前の肝離断面

Ⅱ. 胆道の手術

■ 胆道再建

挙上空腸は右側の結腸間膜の後方から挙上した．まず胆管空腸吻合は5-0 PDSの結節縫合を用いて行い，2 mmのRTBDチューブをロストステントとしてcaudate processに向かう胆管と後区域胆管の吻合部内の挿入した．

■ 膵空腸吻合（非再建）

膵管は7.5 Frの膵管チューブを挿入して完全外瘻とし，3ヵ月後の二期再建に備えた［流儀・勘どころ「Ⅲ-②膵空腸二期再建」(228頁)を参照］．

3-0 Ti-Cronを用いて膵壁と空腸壁を2列で縫合した．

■ 胃空腸吻合，空腸空腸吻合

空腸脚をさらに1本作製し，左側の結腸後ルートで胃空腸吻合を行ったのち，空腸空腸吻合を施行した．

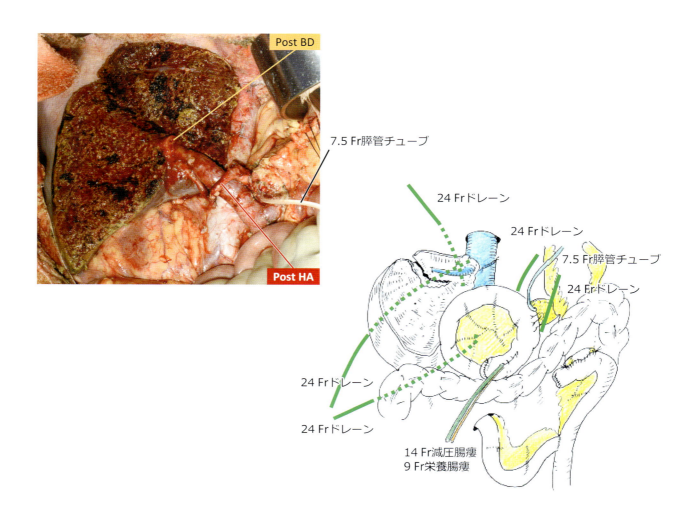

■ 腸瘻造設，大網充填，洗浄，誘導，閉腹

挙上空腸内に9 Frの栄養腸瘻と14 Frの減圧腸瘻を挿入した．膵空腸吻合部背側に大網グラフトを充填し，周囲にフィブリン糊を塗布した．

腹腔内を温生食5,000 mLで十分に洗浄，肝離断面，胆管空腸吻合部背側，IVC前面，膵上縁と下縁にそれぞれ24 Frドレーンを挿入した．層々に閉腹して手術を終了した．

病理診断

Bile duct carcinoma. BphdCGnA, circ, flat-infiltrating type, 13cm, tube1, pT4b, ly1, v0, ne1, pHM1, pEM1, PV1, A0, R1, pN1(=2/24).

後区域胆管断端については間質浸潤をもって陽性と診断された.

また，門脈後区域枝付近の太い門脈の外膜に浸潤を認めた.

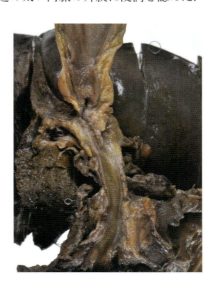

術後経過

ISGPF(International Study Group on Pancreatic Fistula)のGrade Bの膵液漏およびGrade Cの胃内容排泄遅延を認め，第40病日に退院した．術後4ヵ月目に膵空腸二期再建[流儀・勘どころ「Ⅲ-②膵空腸二期再建」(228頁)を参照]を施行した.

術後2年6ヵ月，無再発生存中である.

まとめ

Post HAが胃十二指腸動脈から分岐し，胆管の腹側を走行している破格症例に発生した広範囲胆管癌に対して肝左三区域切除兼膵頭十二指腸切除を膵空腸二期再建を利用して安全に施行した.

術式のポイントは，以下3点である.

1) Post HAを丁寧に剥離し，かつ膵頭十二指腸をその背側を通して引き抜く操作を安全に行う.
2) 肝左三区域切除の離断面は平坦ではなく，RHVを切離しないようにIOUSで確認しながら慎重に行う.
3) リスクの高い肝膵同時切除では，膵液漏が重篤化しない膵空腸二期再建を利用する

文献

1) Natsume S et al：Clinical significance of left trisectionectomy for perihilar cholangiocarcinoma：an appraisal and comparison with left hepatectomy. *Ann Surg* **255**：754-762, 2012
2) Hosokawa I et al：Surgical strategy for hilar cholangiocarcinoma of the left-side predominance：current role of left trisectionectomy. *Ann Surg* **259**：1178-1185, 2014
3) Esaki M et al：Left hepatic trisectionectomy for advanced perihilar cholangiocarcinoma. *Br J Surg* **100**：801-807, 2013
4) Shindoh J et al：The intersegmental plane of the liver is not always flat-Tricks for anatomical liver resection. *Ann Surg* **251**：917-922, 2010
5) Sakamoto Y et al：Is extended hemihepatectomy plus pancreaticoduodenectomy justified for advanced bile duct cancer and gallbladder cancer? *Surgery* **153**：794-800, 2013
6) Wakai T et al：Combined major hepatectomy and pancreaticoduodenectomy for locally advanced biliary carcinoma：long-term results. *World J Surg* **32**：1067-1074, 2008
7) Ebata T et al：Hepatopancreatoduodenectomy for cholangiocarcinoma：a single-center review of 85 consecutive patients. *Ann Surg* **256**：297-305, 2012

（阪本良弘，市田晃彦，國土典宏）

胆道の手術

6 腹腔鏡下胆摘後に判明した胆囊癌に対する根治術

適応とポイント

　主にT2胆囊癌に対する根治術は、『臨床・病理 胆道癌取扱い規約（第6版）』には胆囊床切除術と定義され、俗に拡大胆囊摘出術と呼称されることもある。胆囊床に隣接する肝実質を楔状に部分切除しながら、胆囊摘出術を行う術式であり、T2以深の胆囊癌および、リンパ節転移を伴うT1の胆囊癌に適応となる[1,2]。術前診断が良性腫瘍の場合や深達度T1の胆囊癌で、胆囊摘出術後にT2以深の胆囊癌が疑われた場合は、追加の胆囊床切除やリンパ節郭清を行うことが望ましい。

　胆囊癌根治術における肝切除の目的は切除断端の陰性化にあると考えているため、胆囊壁から1cm程度の肝部分切除を原則としている。しかし、胆囊周囲の肝実質に限局した転移や肝浸潤を認めることがあり、視触診や術中超音波を用いて確認する必要がある[3,4]。局所進展度と（T因子）所属リンパ節の迅速診断の結果（N因子）を参考にして術式を最終決定する[2]。肝外胆管切除は胆囊管断端陽性例や胆管浸潤例に併施し、リンパ節郭清のみを目的とした胆管の切除にはエビデンスがない[5]。

現病歴と術前画像

　80歳代男性。十二指腸粘膜下腫瘍の診断で消化器内科にて経過観察されていた。造影CT検査で1年前には指摘のなかった胆囊壁の肥厚を指摘された。MRIとEUS検査では胆囊体部から底部の壁肥厚を認め、胆囊壁内の一部にはRAS様の囊胞状構造を認めたために胆囊腺筋腫症と診断されたが、悪性腫瘍が否定できないため、腹腔鏡下胆囊摘出術の方針となった。

　腫瘍マーカーはCEA 2.8 ng/mL、CA19-9 17 U/mLで正常範囲だった。

EUS
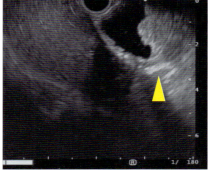

造影CT
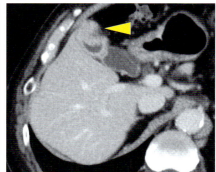

造影CT
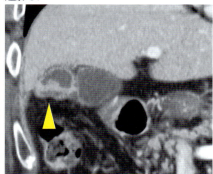

腹腔鏡下胆囊摘出，胆囊床切除，リンパ節郭清

4時間30分／80 mL

■ 気腹，内視鏡所見

臍を縦切開し開腹．Bluntportを挿入して気腹した．内視鏡で腹腔内を観察し腹壁に癒着のないことを確認した後に，心窩部に10 mmポート，右肋弓下鎖骨中線上および右肋弓下前腋窩線上に5 mmポートを造設し4ポートとした．腹腔内脂肪は多量，胆囊底部腹腔側に腫瘍を認めた．やや硬く白色調であったが，癒着した大網の剝離も容易であり胆囊癌と判断する根拠を認めなかった．

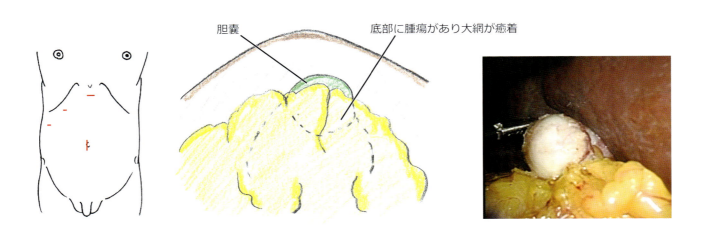

■ 腹腔鏡下胆囊摘出術

胆囊頸部の漿膜を切開し剝離．Calot's triangle内に胆囊動脈を同定し中枢1 clipで切離した．胆囊管を同定およびencircleし，中枢2 clipで切離した．胆囊床を頸部から底部方向へ剝離，胆囊外側に胆囊動脈後枝があり中枢2 clipで切離した．残る胆囊床の剝離を終了し検体を摘出した．

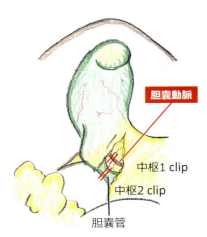
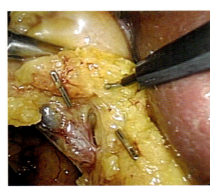
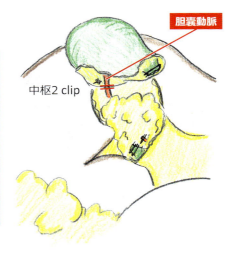

Ⅱ．胆道の手術

■ 閉創，迅速診断結果

標本の肉眼所見としては，胆嚢底部に壁肥厚はあるものの壁粘膜面に明らかな腫瘍性病変を認めなかった．止血確認，腹腔内を洗浄し層々に閉創した．しかし，迅速診断の結果は進達度SSの胆嚢癌であり，胆嚢管断端は陰性であった．

ただちに拡大胆嚢摘出術の方針とした．

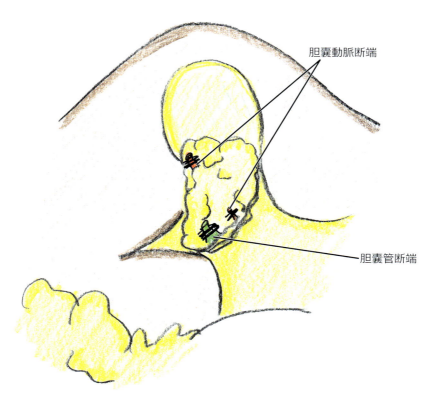

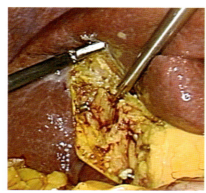
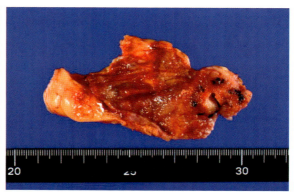

> **術者コメント**
> 胆嚢の隆起性病変に対する腹腔鏡下胆摘では，必要に応じて迅速病理診断を行い，必要なら拡大胆嚢摘出術を行う準備をしておくべきである．

■ 開腹，リンパ節#12c, 12b, 13a郭清

① 逆L字切開で開腹し，横行結腸肝曲授動およびKocherの授動を行った．
② 肝十二指腸間膜右側で右肝動脈（RHA）を同定しテーピングし，末梢へ追跡することで前区域枝（Ant HA）と後区域枝（Post HA）をそれぞれテーピングした．
③ 右肝動脈背側で門脈を同定し頭尾側に門脈右側壁を露出しながらリンパ節（LN）#13aおよびLN#12c，LN#12b2をサンプリングして迅速診断に提出した．LN#13aが陽性であり，D2郭清の方針とした．

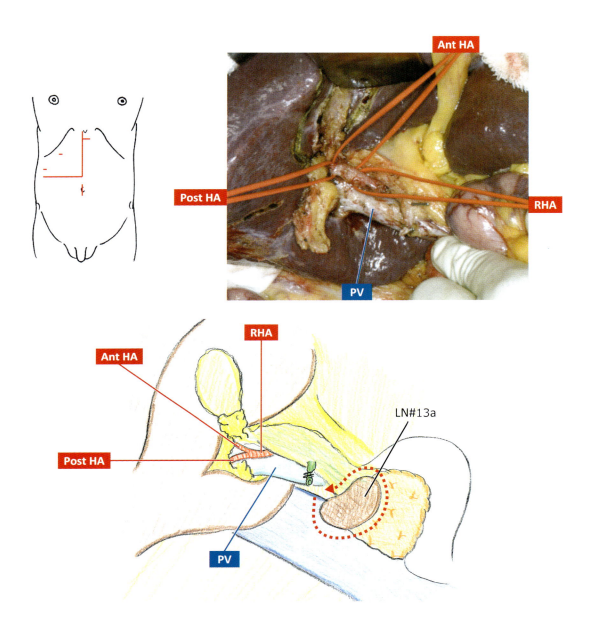

II．胆道の手術

■ LN#12a，12p，8a郭清

① LN#8aを総肝動脈（CHA）から剥離して郭清した．
② 総肝動脈に連続して固有肝動脈（PHA），左肝動脈（LHA），中肝動脈（MHA）を露出させながらLN#12aを郭清した．
③ 門脈本幹（PV）の前壁を確認し，LN#12pの一部を郭清した．
④ 胆嚢管断端は陰性であり，胆管は温存した．

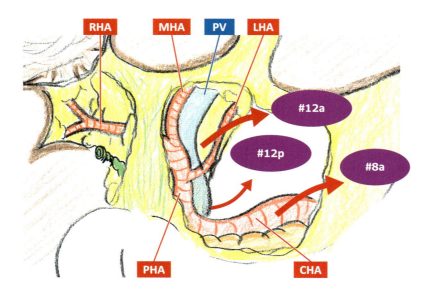

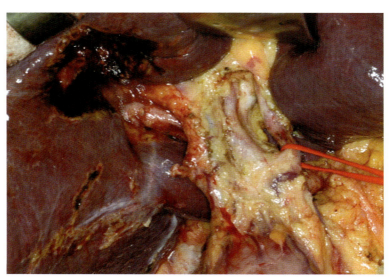

> **術者コメント**
> リンパ節郭清に際して胆管周囲の結合組織をきれいに摘出すると虚血性の胆管狭窄が発生する恐れがある．本症例は高齢でもあり，胆管周囲組織はやや温存した形の郭清となった．

胆嚢床切除

① 胆嚢壁から1 cmのマージンを保つような切離線を設定した．肝門においては郭清した右肝動脈周囲組織を目印にした．

② Pringle法下にclamp crushing法を用いて肝離断を行った．肝離断面には中肝静脈（MHV）壁の一部が露出される形となった．

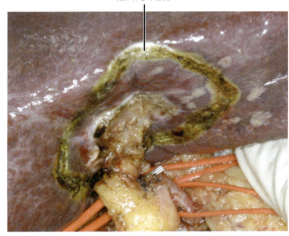

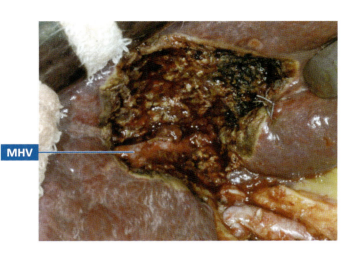

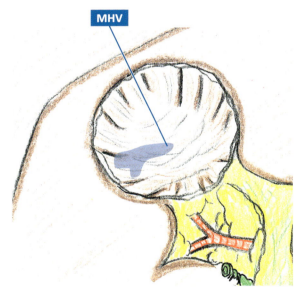

術者コメント
肝部分切除は薄く肝実質を離断するため，意外に操作が難しい．時々超音波を用いながら，腫瘍を露出しないように留意する．MHVから出血を認めることもあるため，丁寧な肝離断が必要である．

II. 胆道の手術

■ ドレーン挿入，閉創

腹腔内を温生食2,000 mLで洗浄し止血を確認した．胆嚢管のクリップをはずして二重結紮で閉鎖し直した．Winslow孔，離断面にそれぞれ24 Frのドレーンを留置して閉創した．

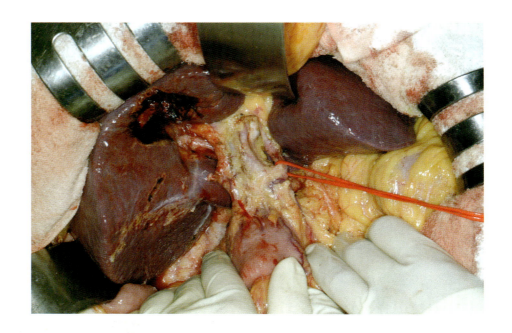

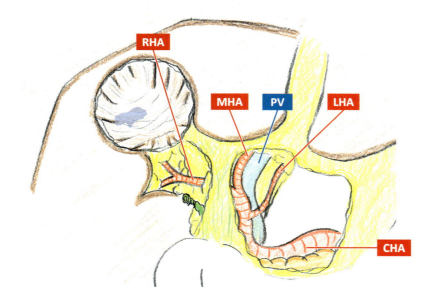

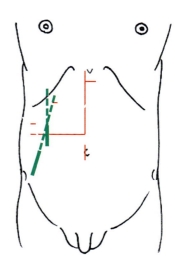

病理診断

Cancer of the gallbladder, Adenocarcinoma(tub1>pap>>por2), Gfbn, circ, nodular-infiltrating type, 60×50mm, pT3a(S), int, INFb, ly1, v1, ne1, pCM0, pEM0, pPV0, pA0, pN1(2/6).

胆嚢癌の診断で漿膜下層までの浸潤を認めた．LN#12c，LN#13aにリンパ節転移を認めた．

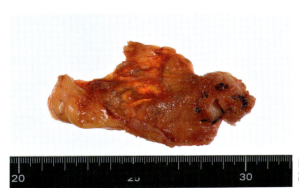

肉眼的には明らかな腫瘍性病変を認めなかったが，60×50mmと広範囲に腺癌を認めた．

術後経過

術後は合併症なく経過し第12病日に退院した．術後1年の時点で，腫瘍マーカーの上昇もなく無再発生存中である．

まとめ

良性腫瘍が第一に疑われた胆嚢腫瘍に対して腹腔鏡下胆嚢摘出術を行い，術中迅速診断にて胆嚢癌と診断された．T2以上の深達度と考えられたため開腹移行のうえで胆嚢床切除を追加し，LN#13aに転移を認めたためD2郭清を施行した．

術式のポイントは，以下3点である．
1) リンパ節郭清の範囲を決定するためにリンパ節の迅速病理診断を行う．
2) 郭清のための肝外胆管切除は行わない．
3) 肝転移の有無の診断や肝切離線の設定に超音波を活用する．

文献

1) Kokudo N et al：Strategies for surgical treatment of gallbladder carcinoma based on information available before resection. *Arch Surg* **138**：741-750, 2003
2) Reid KM et al：Diagnosis and surgical managementof gallbladder cancer：a review. *J Gastrointest Surg* **11**：671-681, 2007
3) Endo I et al：Microscopic liver metastasis：prognostic factorfor patients with pT2 gallbladder carcinoma. *World J Surg* **28**：692-696, 2004
4) Shindoh J et al：Tumor location is a strong predictor of tumor progression and survival in T2 gallbladder cancer：an international multicenter study. *Ann Surg* **261**：733-739, 2015
5) Sakamoto Y et al：Clinical significance of extrahepatic bile duct resection for advanced gallbladder cancer. *J Surg Oncol* **94**：298-306, 2006

〔伊藤橋司，阪本良弘〕

胆道の手術

7 総胆管嚢腫に対する肝外胆管切除

適応とポイント

　総胆管嚢腫(胆道拡張症)は胆道の形成異常であり，戸谷分類[1,2]によって5型に分類される．総胆管を含む肝外胆管の先天性限局性拡張を呈するⅠa型，Ⅰc型，Ⅳa型は比較的高頻度に認められ，ほぼ全例に膵胆管合流異常や肝内胆管の膜様狭窄を伴う．

　膵胆管合流異常の患者では，膵管と胆管の共通管が長く，乳頭部括約筋作用が合流部に及ばないため，括約筋の収縮時に膵液と胆汁の相互逆流を生じる[3]．合流異常に伴う膵胆道疾患とし，胆道結石・急性/慢性膵炎が高率とされるが，特に胆道癌の合併頻度は30％と非常に高く[4]，膵胆管合流異常症は分流手術の適応となる疾患である．

　総胆管嚢腫の手術の要点は，発癌母地切除を目的とした可及的な肝外胆管切除と肝管の膜様狭窄の解除である．適切に嚢腫切除と分流手術が施行された場合，合併症の発生率は低く，その予後は良好である[5]．

現病歴と術前画像

　50歳代女性．健康診断の腹部超音波検査で総胆管の著明な拡張を指摘されたが，精査や治療を希望されずに7年を経過した．最近，右季肋部痛が出現したために当院を受診した．胆道拡張症・戸谷Ⅳ-A型と診断され，手術の方針となった．

造影CT冠状断

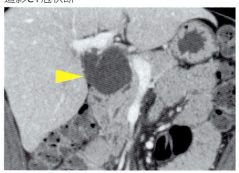

肝外胆管に嚢腫様の拡張を認める．
嚢腫は肝門部胆管および膵内胆管に及ぶ．

EUS

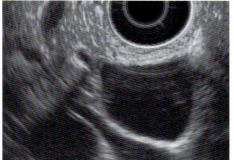

ERCP

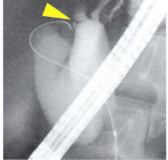

左右肝管の分岐部に狭窄を認める．

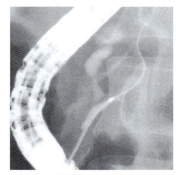

ERCPでは膵管と胆管の共通幹が1cm以上にわたって描出され，膵胆管合流異常症と診断できる．

肝外胆管切除，胆管空腸吻合

6時間00分／80 mL

■ 開腹所見

上腹部正中切開で開腹した．膵上縁から肝門に至る総胆管の囊状の拡張を認め，戸谷Ⅳ-A型の総胆管囊腫と診断した．視触診やIOUSを行い，明らかな悪性所見の合併を否定した．続いてKocherの授動を行った．

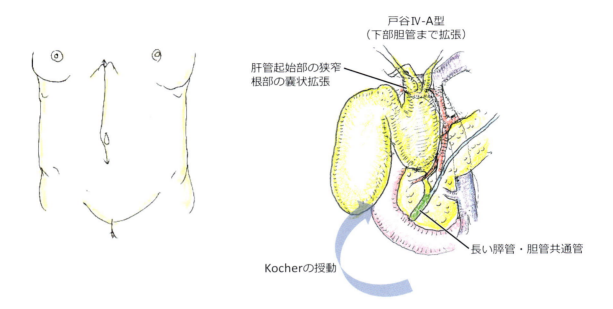

■ 胆摘・肝側胆管切離

① 胆嚢底部から胆嚢を剥離し，十二指腸間膜の漿膜を胆管左縁まで横切開した．
② 三管合流部直上で総胆管周囲を剥離しテーピングを行った．
③ 右肝動脈（RHA）から分岐する胆嚢動脈（CyA）を同定し，3-0 silkで二重結紮切離した．
④ 肝臓側胆管の切離予定線の両側に支持糸を置いたのち，胆管を切離して内腔を観察した．肉眼的には異常所見を認めなかった．断端を迅速病理診断に提出し，「悪性所見なし」という返事を得た．

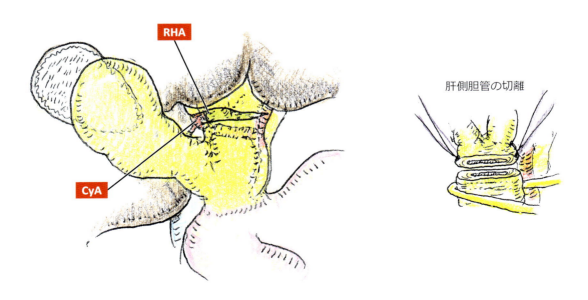

Ⅱ．胆道の手術

■ 十二指腸側への胆管剥離

① 胆管の肝臓側から十二指腸側胆管に向けて5Frアトムチューブを留置した．
② 総胆管周囲を十二指腸側に向かって剥離し，膵上縁では，後上膵十二指腸動脈（PSPDA）および膵実質の損傷に注意しながら丁寧に剥離を進めた．
③ 術中胆道造影を施行した．

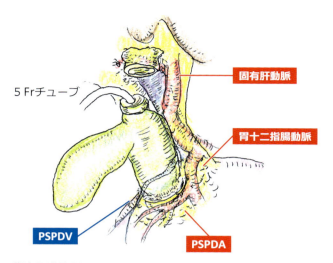

術者コメント
胆管背側には門脈に流入する後上膵十二指腸静脈（PSPDV）が走行し，出血させると止血に難渋することがある．PSPDVの走行に注意しながら丁寧に胆管の剥離を進める．

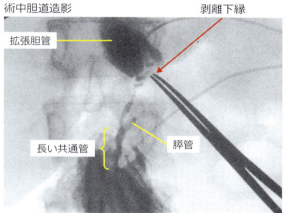
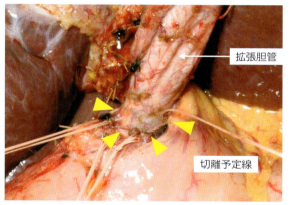

■ 十二指腸側胆管切離

胆道造影の結果をもとに，拡張胆管はすべて切離できたところに切離線を予定した．胆管を切離して標本摘出した．肝臓側と同様に十二指腸側の胆管断端も迅速診断に提出し，悪性所見のないことを確認した．

術者コメント
膵周囲の操作では細血管も丁寧な結紮を行い出血を極力させないよう心がける．良好な視野を確保することでオリエンテーションが見失われず膵実質損傷や膵液漏の防止となる．

■ 十二指腸側胆管断端の閉鎖

　十二指腸側総胆管の断端は，膵液と接する粘膜面を減らす目的で内腔を 4-0 Ti-Cron を用いて巾着縫合で閉鎖したうえで，さらに断端を 4-0 Ti-Cron による連続縫合で閉鎖した．

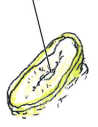
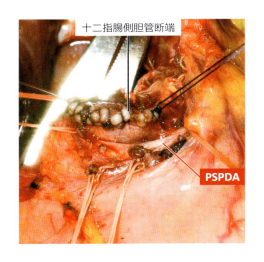

■ 挙上空腸の作製

　Treitz 靱帯から約 30 cm 程の空腸の血管処理を行い，リニヤーカッターを用いて空腸切離した．
　横行結腸間膜の右側に直径 3 cm の切開を置き，後結腸ルートで空腸を挙上した．

■ 肝臓側胆管形成

　術前画像からも肝管起始部の狭窄と根部の囊状拡張が疑われており，実際，それぞれの肝管根部の口径は小さく胆管形成を要した．
① まず左肝管を長軸方向に切開した．
② 次にそれぞれの肝管間を下図のごとく切開し，狭窄を解除した．
③ 口径が拡大したことを確認して切開部の胆管内腔を 4-0 Vicryl で縫合した．

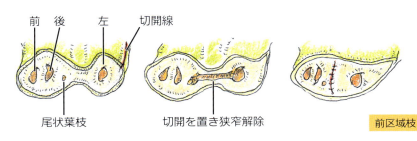

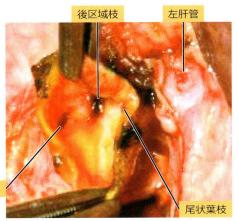

術者コメント
左肝管の切開により広い吻合口の確保と胆管形成時の操作性の向上を得られる．

II. 胆道の手術

■ 胆管空腸吻合

　　胆管空腸吻合は5-0 PDSを用いて結節縫合で行った．
　　両端に2針，後壁に8針，前壁に8針で縫合した．
　　2 mm RTBDチューブを短切し，左肝管および前区域枝にshort stentとして留置し，それぞれ4-0 Vicrylで固定した．後区域枝にもチューブの留置を試みたが，口径が小さいために留置しなかった．

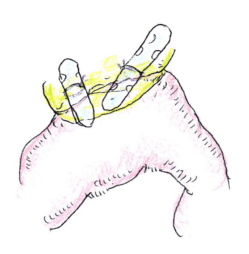

■ 空腸空腸吻合，腸瘻留置，閉腹

　　Treiz靱帯から約15 cm肛門側で空腸空腸吻合を施行した．挙上空腸末端から16 Frドレーンを腸瘻として挿入し，Witzel法にて固定した．温生食2,000 mLで洗浄ののち，24 Frドレーンを Winslow孔，Penroseドレーンを膵上縁に留置し正中から体外に誘導した．層々に閉腹して手術を終了した．

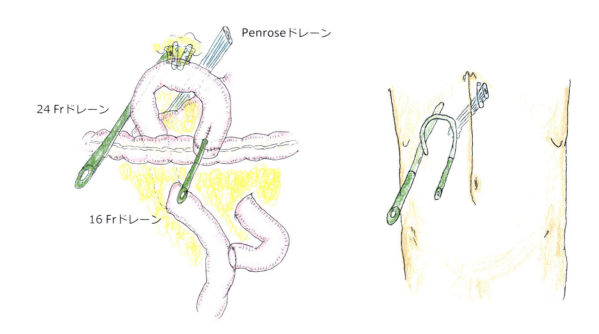

病理診断

Dilatated and fibrotic extrahepatic bile duct in pancreaticobiliary maljunction.
Mild chronic cholecystitis and cholesterolosis of the gall bladder.
下部胆管断端は周径7.8 cm, 総肝管断端の周径2.5 cmまで拡張. 胆管・胆嚢粘膜に悪性所見は認めない.

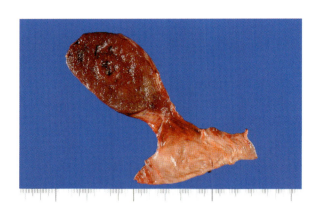

術後経過

術後合併症なく第12病日に軽快退院した. 術後1年内に急性胆管炎のため2度の入院加療を要したが, 悪性疾患の併発なく術後5年の時点で, 経過観察中である.

まとめ

膵胆管合流異常を合併する総胆管嚢腫に対して肝外胆管切除＋狭窄解除, 胆管空腸吻合を施行した. 術式のポイントは, 以下5点である.
1) 肝門部肝管から膵内胆管までの可及的な肝外胆管の切除.
2) 術中造影による至適な切離ポイントの設定.
3) 膵内への掘り込みの際の総胆管に流入する細血管の確実な結紮処理.
4) 肝管空腸吻合による分流手術.
5) 左肝管の切開による広い吻合口の確保と胆管形成時の操作性の向上.

膵周囲の操作では細血管も丁寧な結紮を行い出血を極力させないよう心がける. 良好な視野を確保することでオリエンテーションが見失われず膵実質損傷や膵液漏の防止となる.

文献

1) Todani T et al：Classification, operative procedures, and review of thirty-seven cases including cancer arising from choledochal cyst. *Am J Surg* **134**：263-269, 1997
2) Todani T：Congenital choledochal dilatation：classification, clinical features, and long-term results. *J Hepatobiliary Pancreat Surg* **4**：276-282, 1997
3) Suda K et al：The choledocho-pancreatico-ductal junction in infantile obstructive jaundice disease. *Acta Pathol Jpn* **30**：187-194, 1980
4) Komi N et al：Nationwide survey of cases of choledochal cyst；analysis of coexit anormallies. Complications and surgical treatment in 645 cases. *Surg Gastroenterol* **3**：69-73, 1984
5) 膵・胆管合流異常研究会, 日本胆道学会（編）：膵・胆管合流異常診療ガイドライン, 医学図書出版, 東京, p1-84, 2012

（冲永裕子, 長谷川潔）

胆道の手術

8 胆管癌に対する肝外胆管切除

適応とポイント

『臨床・病理 胆道癌取扱い規約(第5版)』で規定されていた中部胆管に主座を置く胆管癌に対する外科切除方法は様々である[1]．腫瘍の進展様式に合わせて，膵頭十二指腸切除[2]や肝外胆管切除を伴う肝切除[3]，あるいは両者を組み合わせた肝膵頭十二指腸切除[4]などの拡大切除があり，R0手術を達成することが予後延長に重要であるとされる[5]．しかしながら，高齢や合併疾患などにより，拡大切除を施行するにはリスクが高いと考えられるような症例においては，手術侵襲の比較的少ない肝外胆管切除は重要な選択肢となる．切除に際しては切除断端の間質浸潤陰性化および剥離断端を陰性にすることが肝要であるが[1]，周辺臓器の切離を伴わないために視野が不良になりやすく，十分な視野を確保することが手技上のポイントとなる．

現病歴と術前画像

80歳代男性．心窩部痛・発熱を主訴に近医を受診し，腹部超音波検査で胆嚢結石・胆管拡張を指摘された．血清CA19-9値が163 U/mLと高値のために造影CT検査を施行したところ，肝外胆管の胆嚢管合流部に不整な充実性腫瘤を認め，胆管癌が疑われた．腫瘍は頭尾側方向への進展に乏しく，比較的限局していたが，門脈(PV)への浸潤も疑われた．当院で内視鏡的逆行性胆道造影(ERC)下に生検を行い，腺癌が証明された．また，減黄のために内視鏡的経鼻胆道ドレナージ(ENBD)を施行した．膵頭十二指腸切除が第一選択術式と考えられたが，高齢であることや高血圧，糖尿病，腎機能低下などの合併症が並存していることから，肝外胆管切除の方針となった．

術前CT（門脈相）

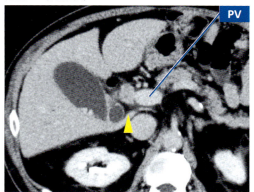

腫瘍と門脈の境界が一部不明瞭であり浸潤の可能性が疑われた．

ERC

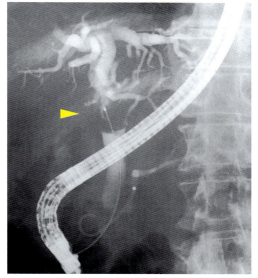

中部胆管［『臨床・病理 胆道癌取扱い規約（第5版）』］に陰影欠損像を認めた．

肝外胆管切除，胆管空腸吻合

5時間50分／150 mL

■ 開腹所見，膵頭部の授動

上腹部正中切開で開腹し腹腔内を検索した．肝転移や腹膜播種などの非切除因子を認めず，横切開を加えた．腹腔内脂肪が多く組織は脆弱で，易出血性であった．中部胆管に弾性硬な腫瘍を触知したが，明らかな腫瘍の露出は認めなかった．肝十二指腸間膜は全体に厚く，炎症性と思われる腫脹を認めた．膵頭部の授動のために結腸肝曲を授動しKocherの授動を行った．下大静脈（IVC）前面を剥離して左腎静脈（LRV）をテーピングした．膵頭部前面を横行結腸間膜から剥離し，膵下縁で上腸間膜静脈（SMV）前面を露出した．右肝を授動，右副腎までは剥離しなかった．術中超音波を施行，腫瘍は中部胆管に位置し，胆嚢管合流部の高さでPVと非常に近接していた．

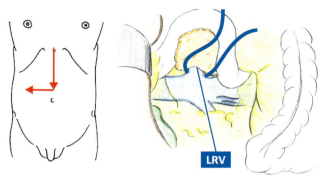
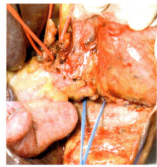
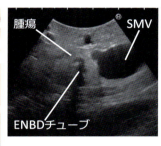

術者コメント
横行結腸と膵頭部の双方を授動することで良好な視野が得られる．

■ 動脈のテーピング，胆摘

① 上十二指腸動静脈を処理しながら肝十二指腸間膜を十二指腸付着部より剥離，細かな血管を多数認め剥離操作で容易に出血したため後に剥離の方針とした．
② 小網を切開し，リンパ節（LN）#8aを総肝動脈（CHA）より剥離した．同部位には炎症の波及を認め，剥離は容易ではなかった．胃十二指腸動脈（GDA），固有肝動脈（PHA），CHAをテーピングした．
③ 胆嚢は腫瘍による胆嚢管閉塞のために著明に腫大しており，14Gサーフロー針を用いて穿刺吸引を行い減圧した．胆嚢癌の可能性を考慮し，全層胆摘の層で胆嚢床の剥離を行ったが，炎症の波及のために剥離層は非常に不明瞭で易出血性だった．

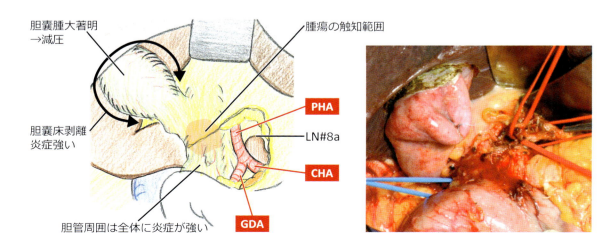

II．胆道の手術

■ 総肝管の切離

　　肝十二指腸間膜頭側の漿膜を横切開し，肝十二指腸間膜の左側で左肝動脈（LHA）を同定した．先ほどのPHAの剥離と連続させて右肝動脈（RHA）を同定しテーピングした．RHA末梢を求めて肝十二指腸間膜の右側を剥離，炎症が強く剥離はやや難渋．胆嚢動脈を中枢二重結紮で切離した後で背側にPVを同定．PV右枝（RPV）から本幹の右壁を頭尾側へ広く露出した．その後もRHAを求めてしばらく肝十二指腸間膜の右側より剥離を続けたが同定には至らず．胆管左側で先ほど同定したRHAを末梢へ剥離，総肝管（CHD）背側との間は比較的容易に剥離可能であり，CHDをテーピング可能であった．ENBDを抜去しRHAを損傷しないように慎重に総肝管を切離，断端は1穴となった．切離したCBD背側でRHAを剥離しテーピングした．続けてPVと胆管の剥離を試みたが，視野が十分でないことから後に剥離の方針とした．

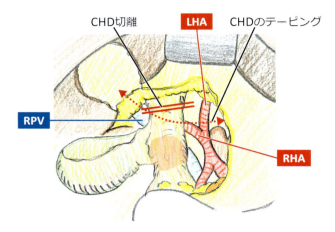

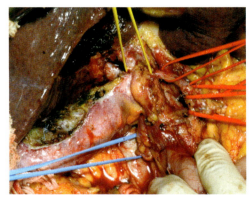

術者コメント
PVへの腫瘍の癒着や浸潤が疑われる場合は，PVの頭尾側にテーピングを施せるまでは無理に剥離してはならない．視野が不良な状況でのPV損傷は危険である．

■ 総胆管の切離

　　十二指腸上縁に戻り，総胆管（CBD）周囲の剥離を試みたところ，周囲の剥離が進んだために先ほどよりも視野が良好となり，上十二指腸動静脈を処理しながらCBDをテーピングすることができた．膵上縁の高さで血管鉗子2本で総胆管を把持・切離し，十二指腸側の胆管断端を5-0 PDSⅡによる連続縫合で閉鎖した．

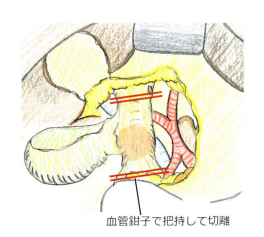

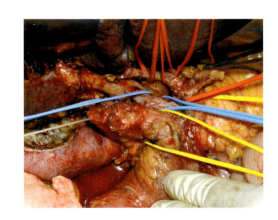

■ PV周囲の剥離

　炎症のためか腫瘍より尾側でのPV周囲剥離に十分な視野を得ることがやや困難であった．GDA背側でPV前面を露出し，膵下縁からのSMV前面剥離に連続させてトンネリング，膵をテーピングした．膵を尾側へ牽引することでPV周囲の視野を確保し，GDA背側でPV周囲を剥離し，腫瘍との癒着部より尾側でPVをテーピングした．癒着の頭側でもPVをテーピングした．

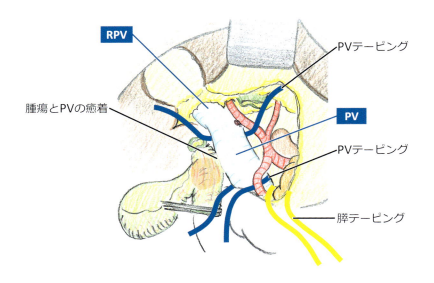

> **術者コメント**
> 膵上縁でGDA背側の結合組織を切離し，さらに膵頸部にトンネリングを施すと，PV周囲の視野は格段に良好となる．

■ 検体摘出

　改めて腫瘍とPVの癒着部の剥離を試みると，腫瘍は剥離可能であり，明らかな腫瘍の浸潤を認めなかった．最後に検体とつながったLN#13aを膵頭部背面より剥離し検体摘出した．LN#8aは別個に摘出した．胆管断端の術中迅速診断では，近位，遠位ともに上皮内進展の可能性はあるが，間質浸潤はなしとの結果であった．追加切除はしない方針とした．

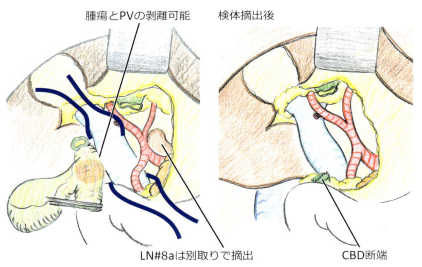
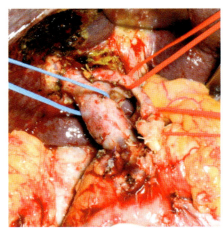

Ⅱ．胆道の手術

■ 胆管空腸吻合，閉創

① Treitz 靱帯より 25 cm の空腸を切離し後結腸路に挙上空腸を作製した．
② 5-0 PDSⅡにて胆管空腸吻合．両端 2 針，後壁 12 針，前壁 11 針．2 mm RTBD チューブをロストステントとして 1 本挿入した．
③ 挙上空腸より 14 Fr の減圧腸瘻を挿入した．
④ 挙上空腸先端より 40 cm で Y 脚吻合（Albert-Lembert 吻合，4-0 PDSⅡ，4-0 silk）を行った．
⑤ 内ヘルニア予防に，横行結腸間膜に作製した孔の余剰部分と Y 脚吻合部の腸間膜の間隙を閉鎖した．
⑥ 止血を確認し腹腔内を温生食 2,000 mL で洗浄した．胆管空腸吻合部に 24 Fr のドレーンを挿入した．減圧腸瘻を Witzel 法にて腹壁固定し，層々に閉創し手術終了した．

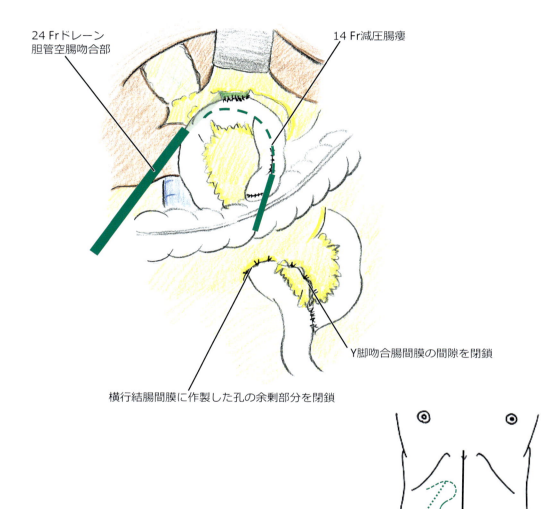

病理診断

Cancer of the common hepatic bile duct, BpC, circ, nodular-infiltrating type, 2.0×1.5cm, tub1>tub2, pT2a, int, INFb, ly1, v2, ne3, pDM1(m), pHM0, pEM0, pN0(0/4)

リンパ節転移はなし．切除断端は遠位のみ上皮内で陽性であった．門脈との剥離断端は陰性だった．

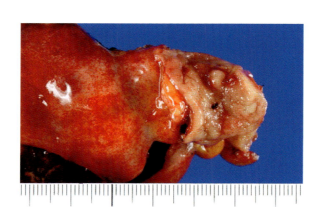

術後経過

術後は胆汁漏なく経過し第3病日でドレーンを抜去した．腸瘻クランプ後に胆管炎を発症し抗生物質にて加療した．第24病日に退院し，術後1年の時点で，無再発生存中である．

まとめ

高齢かつ高血圧，糖尿病，腎機能低下などの合併症を伴う中部胆管癌の患者に対して，臓器を温存した肝外胆管切除を行った．切除断端は遠位胆管の上皮内でのみ陽性であった．

肝外胆管切除の術式のポイントは，以下3点である．

1) 術前のCTやERC，生検などによる診断に基づき，胆管切離線を想定する．
2) PVへの浸潤を疑う場合は，PVの頭尾側にテーピングできるまで無理に剥離はしない．
3) 視野の拡大のためにはGDA背側の結合組織の切離や膵頭部のテーピングなどの周囲組織の剥離の手間を惜しまない．

文献

1) Sakamoto Y et al：Surgical management of infrahilar/suprapancreatic cholangiocarcinoma：an analysis of the surgical procedures, surgical margins, and survivals of 77 patients. *J Gastrointest Surg* **14**：335-343, 2010
2) Sakamoto Y et al：Prognostic factors of surgical resection in middle and distal bile duct cancer：an analysis of 55 patients concerning the significance of ductal and radial margins. *Surgery* **137**：396-402, 2005
3) Seyama Y et al：Long-term outcome of extended hemihepatectomy for bile duct cancer with no mortality and high survival rate. *Ann Surg* **238**：73-83, 2003
4) Sakamoto Y et al：Is extended hemihepatectomy plus pancreaticoduodenectomy justified for advanced bile duct cancer and gallbladder cancer? *Surgery* **153**：794-800, 2013
5) Ikeyama T et al：Surgical approach to bismuth Type I and II hilar cholangiocarcinomas：audit of 54 consecutive cases. *Ann Surg* **246**：1052-1057, 2007

（伊藤橋司，阪本良弘）

第Ⅲ章
膵臓の手術

膵臓の手術

1 膵頭部癌に対する膵頭十二指腸切除，門脈合併切除

適応とポイント

　門脈に浸潤を認める膵頭部癌で上腸間膜動脈への浸潤は認めない場合は，門脈の合併切除を伴う膵頭十二指腸切除の適応がある．門脈浸潤例は非浸潤例に比較して予後は不良であるが[1]，本邦では以前から積極的に切除が行われており，NCCN（National Comprehensive Cancer Network）のガイドライン2015年版では半周以下の門脈浸潤例は切除可能と定義されるに至った[2]．

　手術のポイントは大きく2つあり，ひとつはartery first approachによって門脈系の切離を行う前に，特に上腸間膜動脈周囲神経叢内を走行する下膵十二指腸動脈からの流入血を遮断し[3]，膵頭部が門脈とのみつながった状態にすることである．もう一点は門脈の切除と再建であるが，脾静脈を切離すると，上腸間膜動脈周囲の視野が非常に良好となり，門脈の再建も端々吻合が容易となる一方，膵断端の追加切除が難しくなったり，左側系門脈圧亢進症のリスクが高まる[4]という不具合もあるために，可能ならば温存ないし再建している．パッチ再建には性腺静脈[5]あるいはホモグラフトを用いている．

現病歴と術前画像

　70歳代男性．背部痛を主訴として精査を行った．腹部超音波検査で末梢膵管の拡張を認め，造影CT検査では膵頭部に3 cm大の腫瘍を指摘された．腫瘍マーカーでは血清CEA 12.7 ng/mL，CA19-9 165 U/mLと上昇を認めた．

上腸間膜静脈浸潤

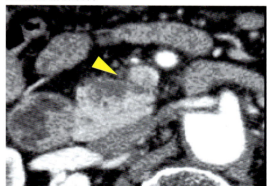

膵前方浸潤

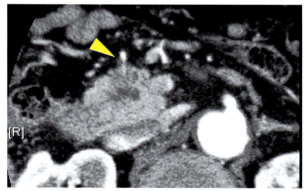

膵頭十二指腸切除，上腸間膜静脈合併切除・端々吻合

8時間10分／450 mL

■ 開腹所見

上腹部正中切開で開腹し，腹膜播種，肝転移のないことを確認し，皮切を臍下まで延長した．膵頭部に鶏卵大の硬い腫瘍を触知し，前方では横行結腸間膜への浸潤が疑われた．

術中超音波（IOUS）では上腸間膜静脈（SMV）右側壁への180°未満の浸潤が疑われた．

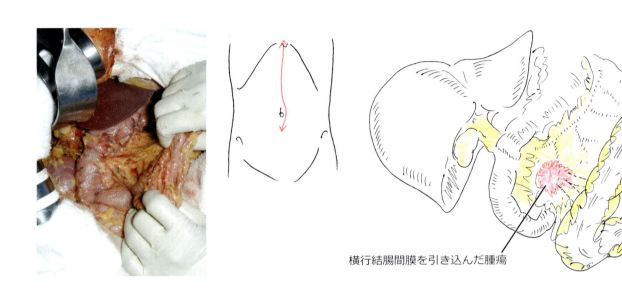

横行結腸間膜を引き込んだ腫瘍

■ 十二指腸の授動

横行結腸付着部を切離して上行結腸から横行結腸を尾側に授動し，その後十二指腸を授動しつつ，下大静脈（IVC）前面の視野を得た．左腎静脈（LRV）にテーピングを行い，Treitz靱帯左側の腹腔を開放して十二指腸を頭側へ授動した．LRVの頭側で後腹膜組織を剥離し，リンパ節（LN）#8pや腹腔動脈（CeA）周囲神経叢との境界を明らかにした．

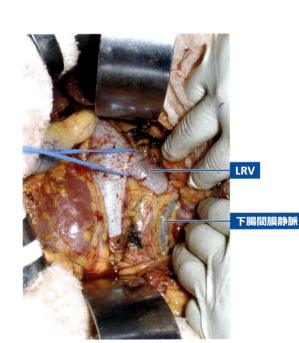

LRV
下腸間膜静脈

術者コメント

いわゆるKocherの授動に際しては，横行結腸間膜付着部を横切開して上行結腸を十分に授動すると視野展開が良好となる．LRVをテーピングして上腸間膜動脈の位置を確認し，膵頭部と後腹膜の結合織をあらかじめ切離しておくと後の郭清の背面のラインを決めやすい．

III. 膵臓の手術

■ 上腸間膜静脈のテーピング

① 腫瘍の前方浸潤が強く，横行結腸間膜の動静脈根部付近への浸潤が疑われた．通常の授動ではSMVのテーピングはできなかったため，mesenteric approachを用いて，横行結腸間膜の尾側の漿膜を切開してSMVを同定した．そのまま頭側へ剥離を進め，結腸間膜内を走行する中結腸動脈（MCA）右枝および中結腸静脈（MCV）右枝を結紮切離した．

② SMVの右側は腫瘍の浸潤を受けていたが，左側縁には腫瘍浸潤を認めず，左側縁を頭側に向かって剥離した．回腸枝と空腸枝が同等の太さであり，それぞれにテーピングを行った．

③ MCAの流入するレベルで上腸間膜動脈（SMA）の背側結合組織を剥離し，下膵十二指腸動脈（IPDA）を検索したが，本症例では左側に分岐する第一空腸動脈（1st JA）からIPDAは分岐しており，結合組織内での同定は困難であったため，空腸間膜の処理を先行することにした．

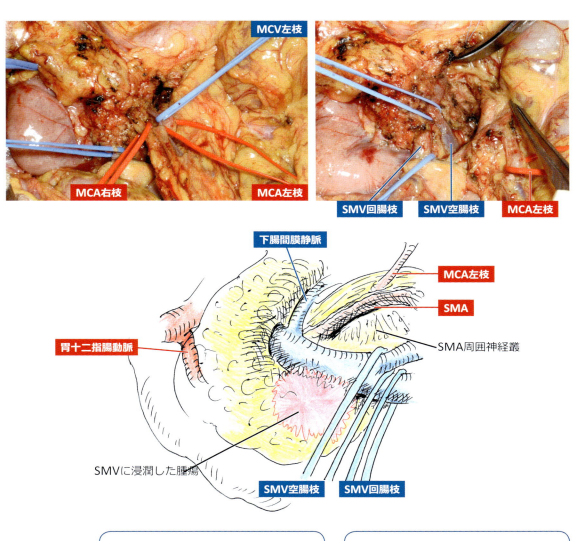

術者コメント
Henleの胃結腸静脈幹付近へのアプローチが難しい場合，横行結腸間膜尾側からのいわゆるmesenteric approachが有用である．

術者コメント
Artery first approachはSMAの右側よび左側のどちらからでも可能だが，IPDAの位置によって自由に選択すればよい．

■ SMA左側での空腸間膜の処理

① Treitz靱帯を越えた空腸起始部で1st JAを同定し，その前面を露出しつつ空腸間膜を剝離した．起始部から10 cm程度の位置で，空腸をリニヤーカッターを用いて切離した．比較的太い枝を認め，これを切離して1st JA根部を求めた．

② 本症例ではIPDAが1st JAから分岐していることが術前のCTで確認されており，途中でIPDAを同定，結紮切離した．1st JAそのものは温存した．

③ SMAの背面で，右側から神経叢を剝離した部分と連続させ，周囲組織を可及的に剝離した．

④ 切離した空腸をSMVの右側に引き出し，SMAとつながる残りの結合組織を完全に切離した．

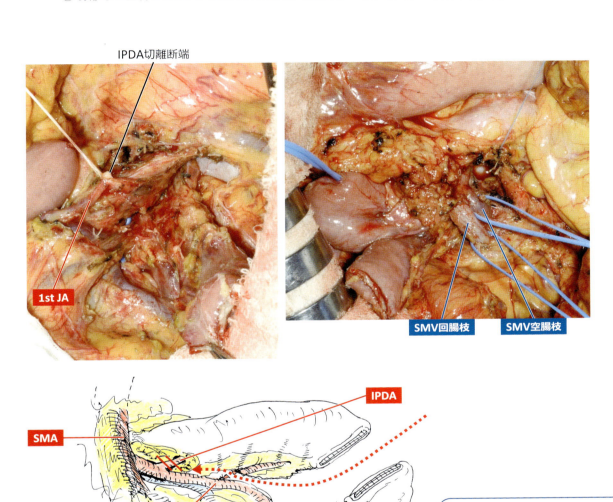

術者コメント
1st JAは本症例のように腫瘍位置や1st JAの分岐位置によっては温存される場合もある．少しずつ剝離を進めるとIPDAが左側に引き出されてくる．

Ⅲ．膵臓の手術

■ 右胃大網動静脈グラフトの作製と胃の切離

右胃大網動静脈からの直動静脈を切離して，右胃大網動静脈を膵頭部の根部方向へと剥離し，グラフトを作製した．胃の小彎で左胃動静脈を切離し，3列のリニヤーカッターを用いて胃を前庭部で切離した．

■ 膵上縁および肝十二指腸間膜の郭清

① 総肝動脈（CHA）前面でLN#8aを郭清し，胃十二指腸動脈（GDA）および固有肝動脈（PHA）にテーピングをした．さらに分岐する左肝動脈（LHA），右肝動脈（RHA），そこから分岐したA4にテーピングを行った．GDAの背面の組織を切離すると門脈（PV）の前面が露出された．

② GDAをテストクランプして肝内の動脈血流に異常がないことをドップラー超音波で確認した．その後，GDAを三重に結紮し切離した．

③ 胆嚢を摘出後，総肝管（CHD）の右側でRHAを同定し，テーピングを施行した．

④ CHDの左右でRHAの走行を確認したのち，CHDを結紮切離し，肝臓側をブルドッグ鉗子を用いて把持した．胆管は1時間ごとに開放した．

④ 胆管切離後，PVを露出してテーピングを行った．

⑤ テーピングを施した肝動脈を牽引しながら，LN#12a, #8pを郭清した．左側の郭清境界は左胃静脈として，その右側のリンパ節は郭清した．

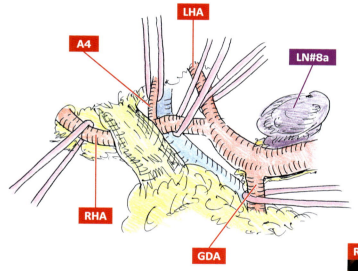

術者コメント
動脈を剥離しテーピングを使いながら効率的に郭清を進める．GDAからRHAが分岐している破格があった場合，GDAは根部で切離できないので要注意である．

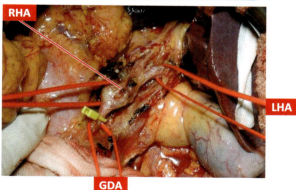

1. 膵頭部癌に対する膵頭十二指腸切除，門脈合併切除

■ **トンネリングと膵切離**

① 膵上縁周囲組織を剥離し，PVとの間隙を確保した．次に尾側に移動してSMVと膵頸部の間隙を剥離した．細い膵枝はLigaSureでシールしてから切離した．

② Metzenbaumを用いて膵頸部とPVの間隙のトンネリングを施行し，膵頸部にテーピングを施行した．

③ 超音波で拡張した膵管を確認した．温存側膵上縁および下縁は4-0 Proleneで結紮し，支持糸とした．膵頭部側の膵実質は1号silkで結紮した．

④ 膵頭部背面にガーゼを挿入してPV前壁を保護したのち，電気メスで膵実質を離断した．

⑤ 拡張した膵管口を確認し，7.5 Frの膵管チューブを挿入した．脾静脈(SpV)をテーピングした．

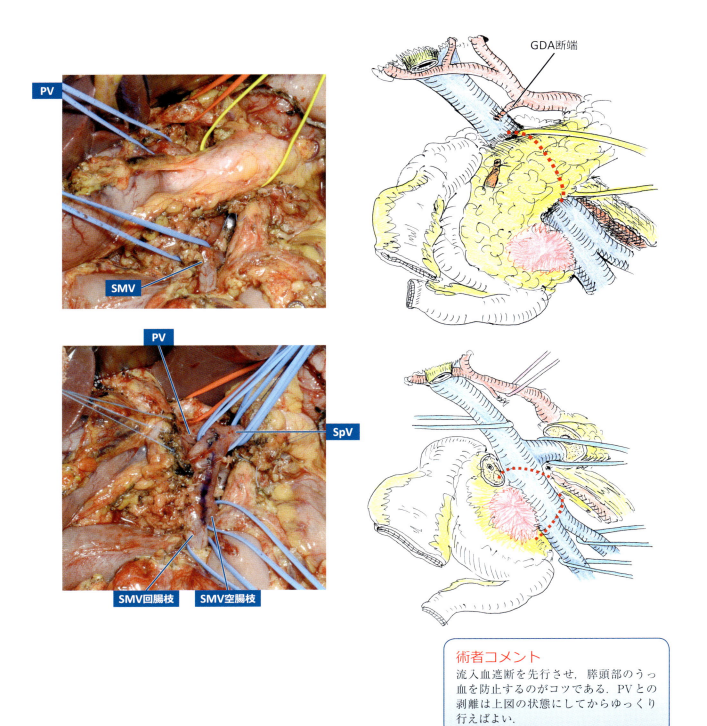

術者コメント
流入血遮断を先行させ，膵頭部のうっ血を防止するのがコツである．PVとの剥離は上図の状態にしてからゆっくり行えばよい．

Ⅲ 膵臓の手術

Ⅲ. 膵臓の手術

■ 残存した膵頭神経叢の切離

腹腔動脈周囲神経叢の一部，およびSMA周囲神経叢の頭側部分が切離されずに残存しており，これらに一括にテーピングを施した．その後，LigaSureを用いて残存神経叢を切離したが，膵頭部への動脈枝は含まれていなかった．以上の操作によって，膵頭部は門脈系とのみつながった状態となった．腫瘍によるSMV浸潤部分は1.5 cmで，SMVの空腸枝と回腸枝は一穴で切離できると判断した．

■ SMV合併切除，端々吻合

① ネスコデルマークを用いて，SMVの腹側方向に目印のラインを引いた．吻合時にねじれを生じないためである．

② 血管鉗子でSMVの回腸枝，空腸枝，SpV，PVの4ヵ所をクランプした．

③ SMVを腫瘍の頭側および尾側で2 cmの距離にわたり合併切除し，標本を摘出した．空腸枝と回腸枝の2穴となったが，吻合は一穴として可能であると判断した．

④ SMVの再建は5-0 Proleneの2点支持で，まず後壁をintra-luminal sutureで吻合したのち，左側端に新たな糸を用いて始点を作り，前壁をover & over sutureの要領で縫合閉鎖した．端の糸は1 cmのgrowth factorを置いてから結紮した．静脈をデクランプ後，吻合部に出血は認めず，特に追加の縫合は必要なかった．

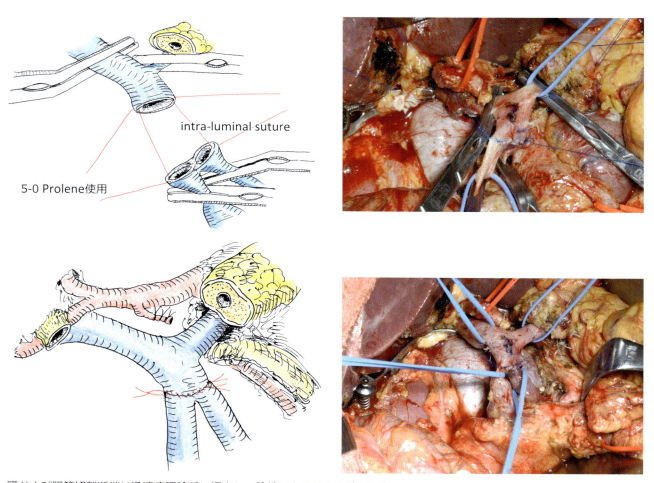

膵および胆管切離断端は迅速病理診断に提出し，陰性であることを確認した．

> **術者コメント**
> 門脈を筒状に切除した場合は端々吻合，あるいは当科ではホモグラフトによる間置再建を行っている．部分切除した場合は性腺静脈によるパッチ再建を基本としている．

1. 膵頭部癌に対する膵頭十二指腸切除, 門脈合併切除

■ GDA切離断端の保護

膵液漏によるGDA断端の仮性動脈瘤の発生を予防するために肝円索グラフトによる保護を行った[6].

① 肝円索を可及的に門脈臍部から授動し, さらに周囲脂肪組織を左右に開いて, 肝円索グラフトを作製した.

② 総肝動脈の頭側背側から肝円索グラフトを巻きつけて, GDA切離断端を周囲から完全に包むように, 4-0 Vicrylで6針支持した.

③ GDA断端にフィブリン糊を充填して, 6本の支持糸を結紮した.

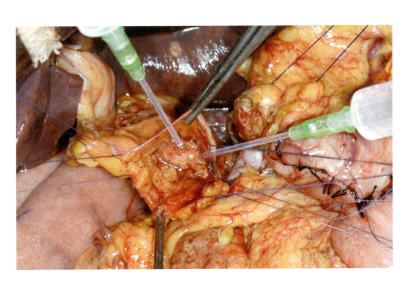

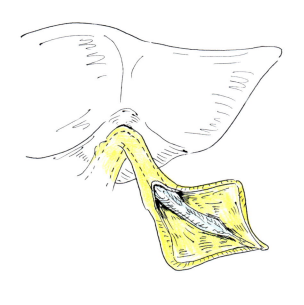
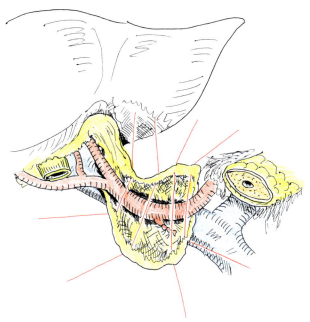

> **術者コメント**
> 肝円索を巻きつける方法もある[7]が, このように貝殻状に閉鎖したほうが安心感が強い.

Ⅲ 膵臓の手術

III. 膵臓の手術

■ 胆管空腸吻合

　挙上空腸は横行結腸間膜欠損部から肝臓側へ引き上げ，膵空腸吻合を行う空腸脚の余裕を確保してから，胆管空腸吻合を行った．

① 空腸側に胆管径に見合った小孔を置いた．
② 5-0 PDSで空腸左側端から外内に糸を通し，胆管側は内外に糸を通して支持糸とした．同様に右側端にも支持糸を置いた．
③ 後壁の中央部に空腸側が内外，胆管側は外内に糸を通して支持糸とした．
④ 後壁の左側側から順に，空腸側が内外，胆管側は外内となるように糸をかけ，モスキート鉗子で把持した．
⑤ 後壁の糸をかけ終えてからすべての糸を結紮した．
⑥ 長さ2cmで直径2mmの側孔付きのステントチューブをロストステントとして吻合部内に挿入し，中央の支持糸で結紮・固定した．
⑦ 前壁をやはり5-0 PDSを用いて，空腸側が外内，胆管側が内外となるように結節縫合した．

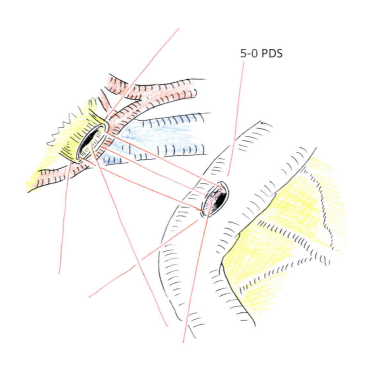

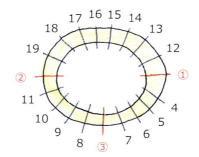

術者コメント

針の運針は左図のように時計盤を意識して行う．モスキート鉗子で結節糸を把持していく．結紮する際に，隣の糸がからまないように助手が糸をさばく．

■ 膵管空腸吻合(柿田法)

① 空腸側に膵管径に見合った小孔を置いた．開口部は4ヵ所6-0 PDSで固定し粘膜の逸脱を防ぐようにした．先に作製した右胃大網動静脈グラフトを吻合部背側に充填した．

② まず，空腸壁と膵壁の吻合を行った．彎曲針の付いた3-0 Proleneで空腸漿膜筋層を腹側から背側，次に膵壁を背側から腹側の順に膵管口を挟んで3針貫通した．糸は支持して保持した．

③ 次に膵管空腸粘膜吻合を行った．5-0 PDSでまず12時方向に支持糸を置き，針も残すようにした．3時，9時の糸は外内，内外の支持糸とした．6時方向は内外，外内の支持糸とした．4時，5時，7時，8時の順に内外の支持糸を置いた．さらに，前壁の糸を2時，1時，11時，10時に留置して保持して置いた．膵と空腸を近寄せてから，後壁の糸を結紮した．7.5 Frの節付き膵管チューブを膵管内に留置し，挙上空腸から外瘻として固定した．その後，前壁にかけた針糸を空腸側に内外で刺通し，これらの糸を結紮して前壁の縫合を完成させた．その後，フィブリン糊を膵断端に少量塗布した．

④ 空腸漿膜筋層と膵壁に支持しておいた3-0 Prolene 3本を，お互いの壁が軽く寄る程度に結紮して膵空腸吻合は完成とした．

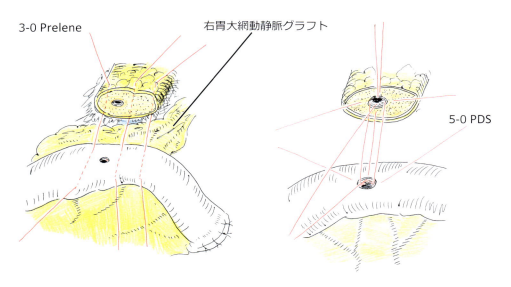

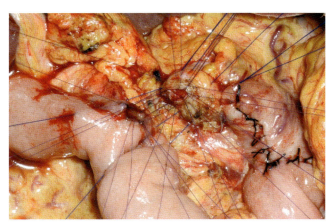

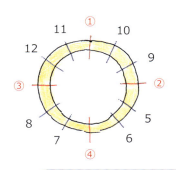

術者コメント
まずは空腸を自然な位置に配置し，マーキングを行って適切な位置に吻合をすることが肝要である．膵空腸壁の結紮は強く締めると空腸の復元力によって後日膵壁が裂けるため，軽く結紮する．

III. 膵臓の手術

■ **胃空腸吻合**

① 胃空腸吻合は空腸壁全層と胃の粘膜・粘膜下層を 4-0 Vicryl を用いた連続縫合で吻合後，胃と空腸の漿膜筋層を 4-0 silk の結節縫合で吻合した．

② 胃空腸吻合から 10 cm の位置で空腸同士の側々吻合を作製し，Braun 吻合とした．

■ **腸瘻・ドレーン挿入**

① 挙上空腸内に，9 Fr の経腸栄養用の腸瘻を挿入し，Braun 吻合を経由してその末梢に留置した．空腸減圧用の 14 Fr の腸瘻を留置して外瘻とした．

② 膵空腸吻合部の上縁・下縁に 24 Fr のドレーンを挿入して正中創から誘導した．胆管空腸吻合部に 24 Fr のドレーンを挿入を留置した．膵管チューブ，栄養用の腸瘻，減圧用の腸瘻を腹壁から体外に誘導し，閉腹した．

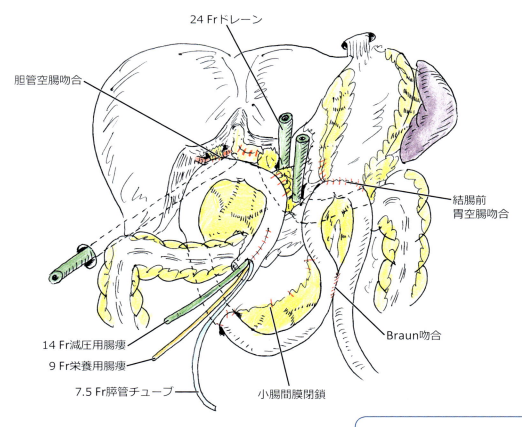

術者コメント
正常膵で膵液瘻の可能性が高いと思われるときは，正中創部の結節糸を 1～2 針間引いたオープンドレナージが安全である．

病理診断

Invasive ductal carcinoma(tub2>tub1.por).

Locus Pbt, infiltrative type, INFb, ly0, v2, ne2, mpd(−), 2.5×2.0×1.7cm, pTS2, pT4(PL), pS(+), pRP(+), pPV(−), pA(−), pPL(+), pOO(−), negative surgical margin, pN0(0/13).

病理学的には膵外神経叢への浸潤は著明であったが，リンパ節転移を認めず，切除断端は陰性だった．

術後経過

膵液漏や胆汁漏，下痢は認めず，ドレーンは第1病日にすべて抜去した．術後の経過は順調で第13病日に退院した．術後TS-1の内服による補助療法を施行している．

まとめ

SMVに浸潤のある膵頭部癌に対するSMV合併切除を伴う膵頭十二指腸切除の一例である．

術式のポイントは，以下3点である．

1) Artery first approachをSMAの右側・左側の双方から行えること．
2) 膵頭部が門脈系とのみつながった状態としてからPV周囲剥離を行うこと．
3) 安全確実なPVの合併切除と再建術を習得すること．

術後の下痢についても留意し，SMA周囲神経叢はR0切除を確保できる範囲で可及的に温存し，術後補助化学療法にスムーズに移行できるよう配慮することも大切である．

文献

1) Shimada K et al：Clinical implications of combined portal vein resection as a palliative procedure in patients undergoing pancreaticoduodenectomy for pancreatic head carcinoma. *Ann Surg Oncol* **13**：1569-1578, 2006
2) National Comprehensive Cancer Network：NCCN Guidelines Version 1. 2015 Pancreatic Adenocarcinoma. Criteria defining resectability status
3) Inoue Y et al：Pancreatoduodenectomy with systemic mesopancreas division using a supracolic anterior artery-first approach. *Ann Surg* **262**：1092-1101, 2015
4) Ono Y et al：Sinistral portal hypertension after pancreaticoduodenectomy with splenic vein ligation. *Br J Surg* **102**：219-228, 2015
5) Yamamoto Y et al：Reconstruction of the portal and hepatic veins using venous grafts customized from the bilateral gonadal veins. Langenbecks *Arch Surg* **394**：1115-1121, 2009
6) Sakamoto Y et al：Wrapping the stump of the gastroduodenal artery using the falciform ligament during pancreaticoduodenectomy. *J Am Coll Surg* **204**：334-336, 2007

（阪本良弘，小林祐太）

膵臓の手術①

SMA first approach

膵頭十二指腸切除におけるSMA first approach

　上腸間膜動脈(SMA)から分岐する下膵十二指腸動脈(IPDA)や第一空腸動脈(1st JA)を早期の段階で切離する，いわゆる「SMA first approach」が盛んに行われるようになっている．利点として，① 切除最終段階での標本のうっ血による出血を予防できる，② 手術早期段階でSMA浸潤による非切除を判断できる(無駄な切除を防ぐ)，③ 臓器の偏位が少ない in situ に近い状態での確実な郭清ができる，などが挙げられる[1〜3]．筆者らも症例によって本法を採用している．

前方からの処理

　SMA first approachは，後方から[4]（Kocher授動の視野），前方から[2,3]（結腸間膜を尾側へ牽引した視野），左方から[1]（空腸起始部を展開し空腸間膜から入る），尾側から[1]（結腸間膜を頭側へ翻すいわゆるmesenteric approach）に分類できる．筆者らは主に前方からと左方からのアプローチを多用している．

　前方からの視野では図1の通り上腸間膜静脈(SMV)を右方に牽引し，触診で確認したSMAの直上から結合織をSMA（あるいはSMA周囲神経叢）の右側壁に沿って切離していく．視野確保が極めて重要で，第一助手がSMA周囲神経叢断端を鑷子でしっかり把持して腹側やや左側へ牽引することと，膵体部背側を脾静脈ごと左右に広く剥離し，鉤やCooper剪刀などでしっかり腹側・頭側へ牽引することがコツである．拡大鏡をフル活用して神経や結合織の繊維を1本ずつ剥離・確認しながら電気メスないしエネルギーデバイスを用いて切離し，細い血管は確実に結紮する(図2)．盲目的に切離を進めると動脈性出血に見舞われて操作が進まない．

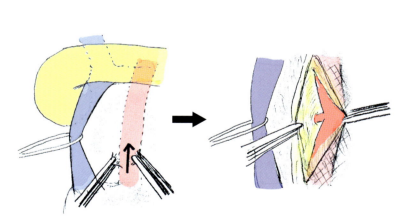

図1
前方からのアプローチ視野展開が重要である．

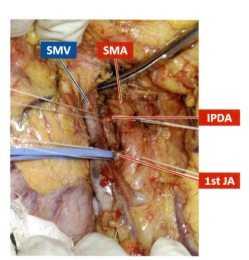

図2　処理中の術野
SMA周囲神経叢は温存している．

左方からの処理

　結腸間膜を頭側・腹側へ翻転してサージカルアームなどで保持し，起始部以外の空腸をタオルなどで包み創外へ出して視野を確保する．電気メスで空腸間膜の郭清ラインをマーキングする．1st JAを切除し第二空腸動脈(2nd JA)を温存する切離ラインをマーキングし，続けてSMA直上の漿膜に長軸に沿って，さらに空腸起始部の頭側から左側に下腸間膜静脈を温存するようにラインをつなげる．

　空腸を切離し，辺縁動脈を切離したら，温存すべき2nd JAに沿って間膜切離を進める(図3)．SMAに到達したら神経叢を温存する層で前方から後方に向かってSMA左側の郭清を行う．術者の左手でSMAを右側腹側にしっかり牽引するのがコツであり，これによりすでに切離されている1st JAあるいはIPDAとの共通幹の断端が確認できる(図4)．空腸起始部の頭側から左側・尾側へ回り込むが，SMAよりも背側では細かい血管を含んだTreitz靭帯が確認できるので順次結紮切離する．

　前方からのアプローチ同様に術野作りが重要で，SMAを右側かつ腹側に牽引(尾側から見ると反時計回りに回転)することで視野が得られ，1st JA断端まで確実に郭清ができる．

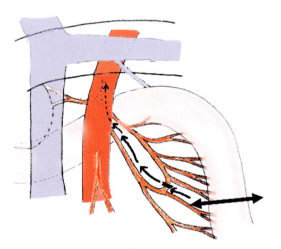

図3　左方からのアプローチ
結腸間膜の処理ラインを矢印で示す．

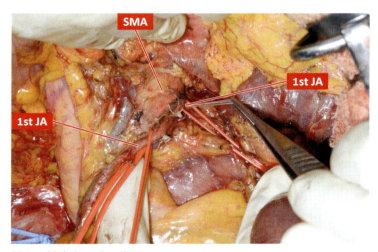

図4　郭清完了時の術野
1st JAは結紮のみしてある．

文献

1) Kurosaki I et al：Left posterior approach to the superior mesenteric vascular pedicle in pancreaticoduodenectomy for cancer of the pancreatic head. *JOP* **12**：220-229, 2011
2) Ohigashi H et al：Early ligation of the inferior pancreaticoduodenal artery to reduce blood loss during pancreaticoduodenectomy. *Hepatogastroenterology* **51**：4-5, 2004
3) Inoue Y et al：Pancreatoduodenectomy with systematic mesopancreas dissection using a supracolic anterior artery-first approach. *Ann Surg* **262**：1092-1101, 2015
4) Lupascu C et al：Posterior approach pancreaticoduodenectomy：best option for hepatic artery anatomical variants. *Hepatogastroenterology* **58**：2112-2114, 2011
5) Nakao A, Takagi H：Isolated pancreatectomy for pancreatic head carcinoma using catheter bypass of the portal vein. *Hepatogastroenterology* **40**：426-429, 1993

（有田淳一）

膵臓の手術

2 膵頭部癌に対する術前化学療法後の動門脈合併切除を伴う膵頭十二指腸切除

適応とポイント

　膵頭部，特に膵鉤部に発生した浸潤性膵管癌はその解剖学的位置関係から上腸間膜動・静脈（SMA，SMV）に浸潤を認める場合が多い．日本では，門脈（PV）の合併切除・再建術を必要とする膵癌に対しても積極的な切除を行っており，門脈非合併切除の症例とほぼ同等の予後が得られている[1]．一方，動脈の合併切除・再建後の成績は不良であり，特に周術期死亡や合併症率が高率である[2,3]ことから，動脈再建を要する膵頭十二指腸切除（PD）には否定的な意見が多くみられてきた．

　近年，術後化学療法による予後延長効果に加えて，ゲムシタビン，TS-1，FOLFIRINOXを用いた術前化学療法（NAC）を積極的に導入することで，R0達成率やリンパ節転移率の改善が報告されており[4,5]，安全性が担保され，かつR0が達成可能であるならば，動脈合併切除を伴うPDの意義も否定できないと考えられる．

現病歴と術前画像

　60歳代男性．健康診断で膵頭部に13 mm大の分枝型膵管内乳頭粘液性腫瘍（IPMN）を指摘され経過観察されていた．翌年の健康診断でCA19-9の上昇があり，CT検査で精査したところ，膵鉤部に20 mm大の乏血性腫瘤を指摘された．EUS-FNA検査で腺癌を認め，SMVに加えてSMA分枝の下膵十二指腸動脈（IPDA）への浸潤が疑われた．腫瘍は半周以下でSMAに接しており，borderline resectableと判断され，NACの方針となった．NAC-GSL療法（ゲムシタビン，TS-1，ロイコボリン）［UMIN000012480］を4コース施行ののち，腫瘍は20 mmから17 mmに縮小し，血清CA19-9は168 U/mLから25 U/mLに低下した．画像上はIPDAへの浸潤にはわずかな効果を認めたが，置換右肝動脈（replaced RHA）への浸潤が残存し，動門脈合併切除の準備を行って切除に臨んだ．

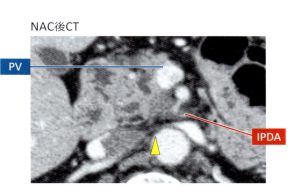

膵頭十二指腸切除，置換右肝動脈合併切除再建，門脈合併切除再建

10時間30分／350 mL

■ 開腹所見・膵頭部の授動

　　上腹部正中切開で開腹し腹腔内を検索した．肝転移や腹膜播種などの非切除因子を認めず，逆L字切開を加えた．痩せた体型で内臓脂肪は少なかった．膵頭部に原発巣を固く触知したが，明らかな露出を認めなかった．膵頭部の授動のため結腸肝曲を授動しKocherの授動を行った．下大静脈(IVC)を露出する層で剥離を進め，リンパ節(LN)#16b1 interを永久標本として摘出した．さらに左側へ剥離を進め，左腎静脈(LRV)をテーピングした．SMA根部周囲の神経叢を確認できるまで授動を行った．

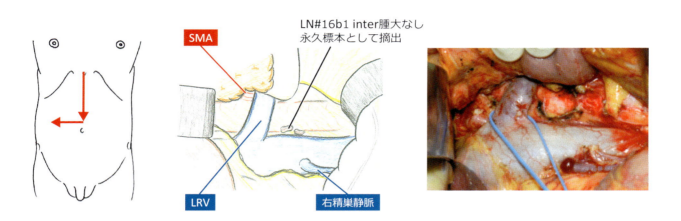

■ SMV周囲の剥離，前方アプローチによるSMA右側の剥離

　　副右結腸静脈を1本と中結腸静脈(MCV)を2本切離してSMV前面に達し，胃結腸静脈幹(GCT)の尾側でSMVをテーピングした．膵下縁でSMVに合流する下腸間膜静脈(IMV)を切離した．SMVをテーピングした右側でSMAの周囲を剥離しテーピングした．腫瘍はSMAの背側に位置しており，IPDAの根部の確保が手術の可否に最も重要と考えられた．IPDA根部の確認のため前方アプローチにてSMA周囲神経叢の右側の剥離を行った．SMAの右壁を露出して頭尾側へ剥離を延長し，IPDA根部を同定すると，明らかな腫瘍の浸潤を認めず，テーピングが可能であった．十分な切り代が確保できなかったため，この時点での切離はしなかったが，腫瘍は切除可能であると判断した．

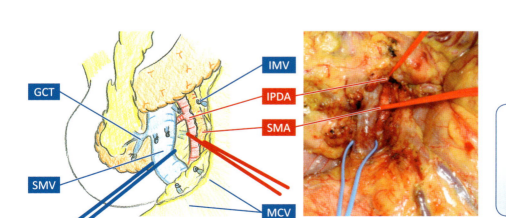

術者コメント
切除可能か否かの判断に関わる重要なポイントを術前画像で読み取っておく．切除可能と判断するまでは，重要臓器の切離は行わない．

■ SMA左側の腸間膜の剥離

　第一空腸動脈（1st JA）の支配領域を郭清し，第二空腸動脈（2nd JA）を温存するように空腸間膜に切離線を設定し，リニヤーカッターを用いて空腸を切離した．Treitz靱帯を切離して空腸起始部を授動した．2nd JAに沿って剥離を進めると，根部に近づくにつれて神経叢浸潤や化学療法による変性の影響のためか，次第に操作が難しくなった．2nd JAの神経叢を摘出して動脈壁を露出する層で剥離を進め，2nd JA背側を走行する第二，三空腸静脈（2nd JV，3rd JV）を末梢で切離，SMAの左壁に至った．

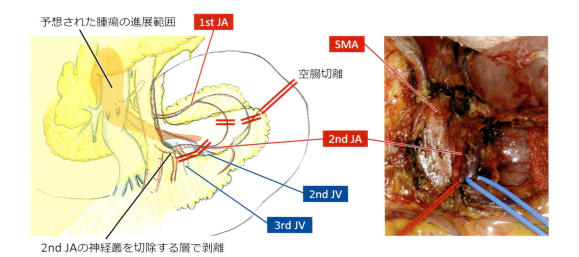

■ IPDAの切離

　切離した空腸をSMA背側から右側へ引き抜くとIPDA根部より尾側は膵頭神経叢の切離がほぼ終了した状態であった．視野がよくなったところでIPDAの根部周囲を剥離し，切り代が確保できたため中枢二重結紮で切離した．Replaced RHAの根部周囲の剥離を行うには視野が不十分なため，この動脈の切離は膵実質を離断後に行うことにした．

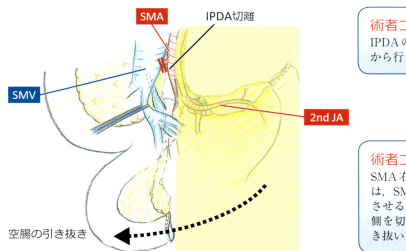

術者コメント
IPDAの切離は，十分な視野を確保してから行う．

術者コメント
SMA右側からの剥離が困難な場合には，SMA左側からの剥離を十分に先行させる．SMA左側より膵頭神経叢の尾側を切離しておくと，空腸を右側へ引き抜いた際に視野が非常によくなる．

■ 胆摘，総肝管切離，膵上縁郭清，胃切離

① 胆摘を行い総肝管右側でreplaced RHAをテーピングし，総肝管を剥離・切離した．
② LN#8aおよび#9左側を郭清しながら総肝動脈(CHA)をテーピングし，末梢方向へ剥離した．固有肝動脈(PHA)より分枝する後上膵十二指腸動脈(PSPDA)を切離し，胃十二指腸動脈(GDA)を露出してテーピングした．
③ Omental flapを形成するように大彎の直動静脈を切離後，リニヤーカッターを用いて幽門から4 cmの位置で胃を切離した．

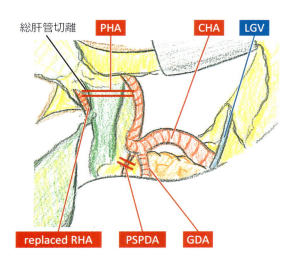
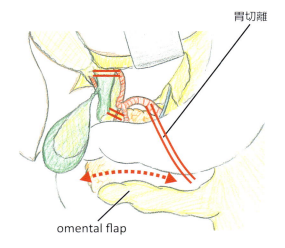

術者コメント
Omental flapは膵空腸吻合部の背側に留置するためにあらかじめ長めに採取しておく．

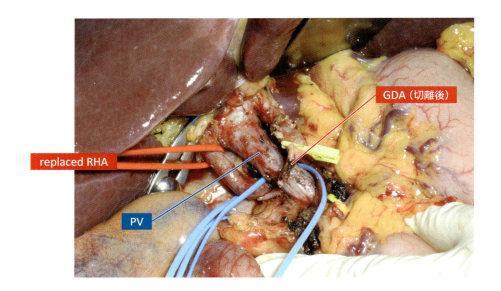

Ⅲ．膵臓の手術

■ 膵のトンネリング，GDA切離，膵切離

① PV直上で膵をトンネリングしテーピングした．
② Replaced RHA再建に使用する可能性を考慮し，GDAはCHAとの分岐部から3cm末梢まで剥離した後に切離した．
③ GCTを切離しPV周囲を剥離．JVと下膵十二指腸静脈（IPDV）の共通幹は腫瘍の浸潤のためにこの段階では処理は不能だった．
④ PV直上でclamp crushing法を用いて膵を離断した．膵管径は6mm程度と拡張を認めたが，soft pancreasだった．7.5Frの膵管チューブを挿入した．

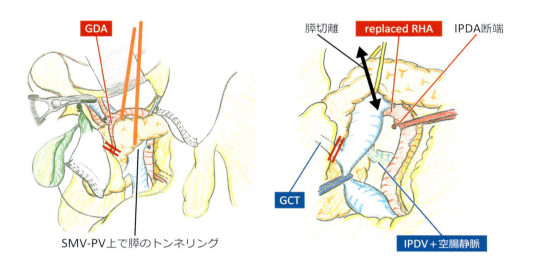

術者コメント
replaced RHAの状況はこの段階では不明だが，再建する可能性を考慮してあらかじめGDAを長めに切離しておく．

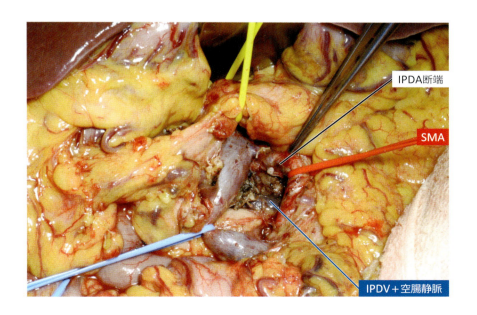

■ 膵頭神経叢の切離

① 膵頭神経叢第Ⅰ部を切離してSMA右側の視野を良好にすると，replaced RHAの根部のテーピングが可能となった．

② Replaced RHAの中枢および末梢にテーピングを行って剥離を進めると，根部から1 cmの部位で1.5 cmにわたり剥離不能であったために，腫瘍の浸潤を疑って合併切除の方針とした．Replaced RHAクランプ下でもドップラー超音波で右肝内の動脈波形が検出されたが，replaced RHAは6 mmと太いため，再建の方針とした．

③ SMV-PVもIPDVとJVの共通幹から頭側へ3 cm程度腫瘍から剥離できず，合併切除の方針とした．脾静脈（SpV）にテーピングを行い，膵頭神経叢第Ⅰ部および第Ⅱ部の剥離を行った．

④ 以上の剥離を終えた段階で膵頭部はSMV-PVとreplaced RHAとのみつながった状態となった．

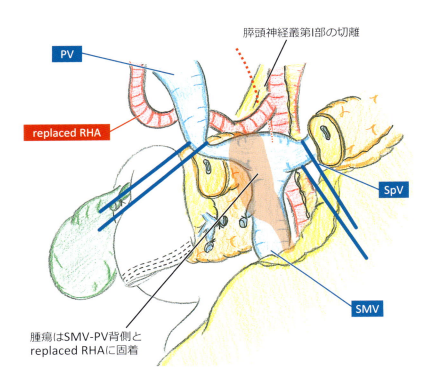

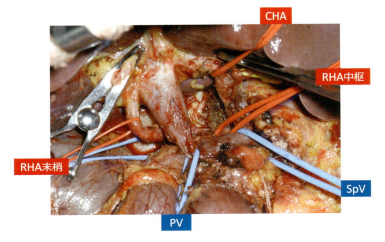

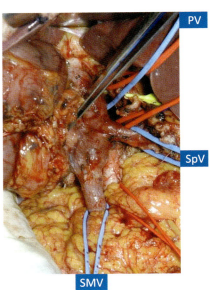

■ 左右精巣静脈グラフト採取

　　SMV-PV再建のため左右の精巣静脈を右で8.0 cm，左で2.5 cm採取した．バックテーブルで右精巣静脈を三等分してパッチグラフトを作製した．十分なサイズのグラフトが得られたため，左精巣静脈は使用しなかった．

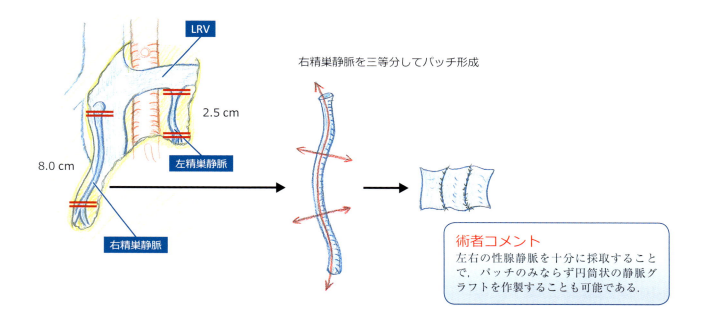

■ SMV-PV合併切除，replaced RHA合併切除，検体摘出

　　まずreplaced RHA根部を結紮．切り代がなくこの時点では切離はせずに先にreplaced RHA末梢側を結紮切離した．PV，SMV，SpVを血管鉗子でクランプし，腫瘍の固着した静脈を合併切除した．Replaced RHA根部を中枢二重結紮で切離して検体を摘出し，術中迅速診断にて膵断端の陰性を確認した．

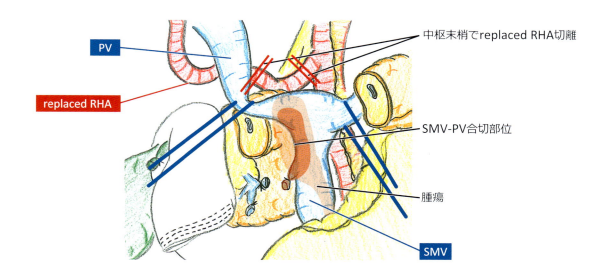

■ SMV-PV再建，replaced RHA再建

① SMAのクランプ下に門脈再建を行った．静脈グラフトを5-0 Proleneの4点支持でパッチ再建した．門脈クランプ時間は30分だった．

② 形成外科により，顕微鏡下でGDAとreplaced RHAを門脈の腹側で結節に端々吻合した．動脈クランプ時間は90分だった．

③ 吻合後に術中超音波にて肝内動門脈の良好な血流を確認した．長軸に切り開いた肝円索にて動脈吻合部を被覆し内部にフィブリン糊を塗布した．

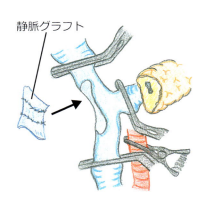
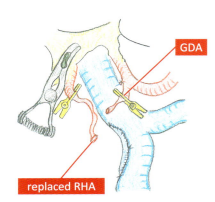
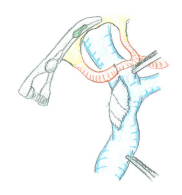

術者コメント
腫瘍浸潤部がSMV-PVの合流部にかかる場合，SpVを切離して端々吻合することも多いが，パッチ再建を行えば，SpVのflowを保つことが可能となる．

パッチ補填中・再還流前の門脈壁

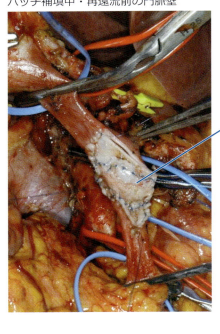
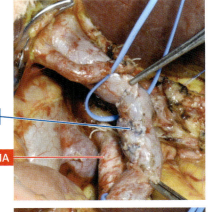

III．膵臓の手術

■ 消化管再建，閉創

① 横行結腸間膜右側を切開し挙上空腸を誘導した．5-0 PDSⅡ単結節縫合にて胆管空腸吻合（両端＋後壁8針＋前壁8針）を施行した．総肝管断端は径8mm程度と細かったため，2mm RTBDチューブをロストステントとして吻合部内に留置した．

② Omental flapを膵空腸吻合背側に位置するように配置した後に膵の再建を柿田法で行った．3-0 Proleneの彎曲針を用いて空腸壁の漿膜筋層と膵実質の吻合を3針行った．膵管空腸粘膜吻合は5-0 PDSⅡのRB-1針を用いて12針の単結節縫合で行った．7.5Frの節付き膵管チューブを膵管内に留置し，挙上空腸から体外に誘導した．

③ 胆管空腸吻合から約40cmの位置で胃空腸吻合，胃空腸吻合より10cm肛門側でBraun吻合を行った．胃空腸吻合は結腸前で行った．

④ 挙上空腸末端から9Frの栄養チューブおよび，12Frの減圧腸瘻を挿入した．

⑤ 止血を確認し，腹腔内を温生食3,000mLで洗浄した．胆管空腸吻合部，膵上縁，膵下縁に24Frのドレーンを挿入した．膵管チューブ，栄養チューブ，減圧腸瘻チューブをWitzel式に腹壁固定し，層々に閉創し手術終了した．

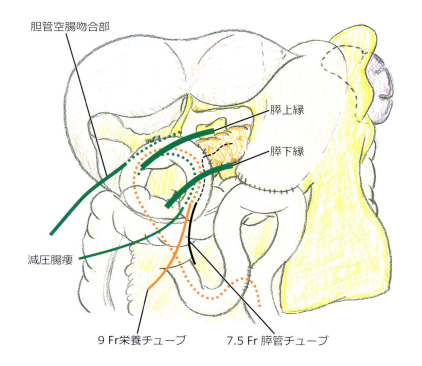
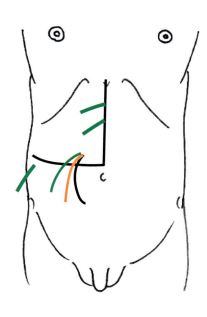

病理診断

Carcinoma of the pancreas, TS2, 2.3×1.5×1.4 cm, infiltrative type, pT4, CH(−), DU(−), S(−), RP(+), PV(+), A(−), PL(+), OO(−), adenocarcinoma(por>tub2), sci, INFγ, ly1, v3, ne3, mpd(−), PCM(−), BCM(−), DPM(−), LN(3/30).

門脈には腫瘍の浸潤を認めたが，合併切除した動脈には結果的に浸潤を認めなかった．本体付着リンパ節と小腸間膜リンパ節に転移を認めた．2nd JA周囲の剥離困難部はリンパ節転移の影響もあると考えられた．2nd JA剥離部を含め，切除断端は陰性であった．

術後経過

術後は膵液漏や胃内容排泄遅延なく経過した．食事開始後より頻回の下痢が出現したが，薬物療法でコントロール良好となり第26病日に退院した．術後補助化学療法としてTS-1を導入した．しかし術後半年で肝転移再発を認め，術後8ヵ月の時点で再発生存中である．

まとめ

背側よりのSMA浸潤が疑われた膵頭部癌に対して，術前化学療法としてNAC-GSL療法を行った後に，動門脈の合併切除再建を伴うPDを行った．

術式のポイントは，以下4点である．

1) 切除の可能性を決めるポイントを術前画像で十分に検討しておく．
2) 化学療法による変性血管は脆弱な可能性があり，十分な視野のもとにテーピングや切離を行う．
3) PV再建前には膵頭神経叢を含めて流入血をすべて遮断し，膵頭部が門脈とのみつながった状態にしてから余裕をもって再建する．性腺静脈，ホモグラフトなどをグラフトとして用いることができる．
4) 肝動脈再建は切除断端同士の端々吻合，あるいはGDAなどによる再建を術前から検討しておく．

文献

1) Shimada K et al：Clinical implications of combined portal vein resection as a palliative procedure in patients undergoing pancreaticoduodenectomy for pancreatic head carcinoma. *Ann Surg Oncol* **13**：1569-1578, 2006
2) Mollberg N et al：Arterial resection during pancreatectomy for pancreatic cancer：a systematic review and meta-analysis. *Ann Surg* **254**：882-893, 2011
3) Bockhorn M et al：Arterial en bloc resection for pancreatic carcinoma. *Br J Surg* **98**：86-92, 2011
4) Rose JB et al：Extended neoadjuvant chemotherapy for borderline resectable pancreatic cancer demonstrates promising postoperative outcomes and survival. *Ann Surg Oncol* **21**：1530-1537, 2014
5) Ferrone CR et al：Radiological and surgical implications of neoadjuvant treatment with FOLFIRINOX for locally advanced and borderline resectable pancreatic cancer. *Ann Surg* **26**：12-17, 2015
6) Takahashi H et al：Preoperative gemcitabine-based chemoradiation therapy for resectable and borderline resectable pancreatic cancer. *Ann Surg* **258**：1040-1050, 2013

（伊藤橋司，阪本良弘）

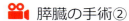 膵臓の手術②

膵空腸二期再建

膵空腸二期再建の根拠

　膵頭十二指腸切除(PD)後の最善の膵再建法については長い間議論されてきた．本邦では以前から柿田法を採用している施設が多く，また，最近ではBlumgart法が柿田法に比較して成績がよいとする報告が多い．胃膵吻合を行う施設からも良好な成績が発表されている．しかし，依然として膵液漏を完全に防止しうる再建法は存在しない．特に肝膵同時切除(HPD)では，正常膵に対する膵の再建が必要であり，膵液漏に起因する仮性動脈瘤からの出血を肝動脈塞栓で止血しても，肝不全を併発すると致命的となる．

　膵空腸二期再建法は，① 正常膵における膵液漏はゼロにはできないこと，② 膵液中に不活性型として存在する蛋白分解酵素であるトリプシノーゲンが腸液の存在下で活性型のトリプシンとなり，他の蛋白分解酵素を活性化することから，膵液と腸液の混合を完全に遮断にする目的で1996年に幕内らによって報告された膵再建法[1〜3]である．

膵空腸二期再建の実際

一期目の膵空腸再建

① 膵管チューブの固定は4-0 Ti-Cronで膵管とチューブを結紮したうえで，さらに膵壁にコの字にかけた糸で二重に結紮しておく(図1)．

② 膵管チューブは完全外瘻とし，膵壁と空腸の後壁を3-0 Ti-Cronを用いて結節で4針固定し，前壁も4針固定する．

③ 正中創部から膵管チューブを体外に誘導し，膵上縁および下縁に24 FrのドレーンおよびPenroseドレーンをセットにして挿入し，創部に少し余裕をもたせたオープンドレナージにする．挙上空腸内に12〜16 Frの減圧腸瘻を挿入する．膵空腸吻合の背側に大網グラフトを留置する(図2)．

④ Penroseドレーンは第3病日に抜去し，24 Frドレーンからの排液を管理する．腸瘻を造設し，膵液を還元する．

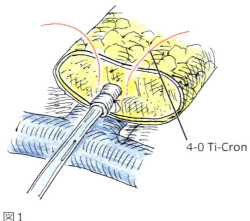

図1

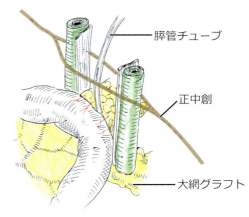

図2

一期目の術後の外来フォローでの注意点

　一期再建後のトラブルとして多いのは，膵管チューブの閉塞あるいは逸脱である．したがって，一期再建後は少なくとも2週間に一度は外来受診を義務付け，膵管チューブの固定の確認・膵液流出量の変化の確認を行う．膵液排出量が減少傾向にある場合は，X線透視下にガイドワイヤーを用いた膵管チューブ内のclean upを行う．一期再建後の膵液漏が完治せず，長期に外来で膵液が漏出し，皮膚炎を併発した場合は，フサン軟膏の塗布などの処置が必要となる．

2006～2011年に行った二期再建106例中，膵管チューブの閉塞は21例（20％）に認められ，全例でX線透視下にガイドワイヤーを用いた膵管チューブのclean upを行った．しかし4例では閉塞を解除できず，緊急で二期的な膵管空腸粘膜吻合を行った．また，膵管チューブの逸脱は4例（3.8％）に認め，3例ではX線透視下に再留置に成功したが，1例では開腹して再留置を行った．

■ 二期目の膵管空腸粘膜吻合

① 膵管チューブの誘導部分の皮膚を紡錘形に切開，周囲組織を剥離する．膵管チューブの周囲には瘻孔が形成されており，瘻孔に沿って深部に剥離を進める．

② 空腸壁および膵壁を確認したら，膵管から数mmの末梢で瘻孔をT字型に切開し，摘除する（図3）．

③ 一期目の手術で膵管を固定していた4-0 Ti-Cronを切る．一期目の膵管チューブを抜去し，新しいチューブを挿入する．一期目で6 Frを挿入していた場合も，7.5 Frのチューブを挿入できることが多い．

④ 空腸壁に小孔を置き，膵管空腸粘膜吻合を5-0 PDSで8～12針施行する．実際は膵管に連なる瘻孔壁との吻合になることが多い．膵管チューブは短切し，ロストステントとして挿入する．空腸壁の小孔の作製が難しい場合は，一期目で挿入されていた空腸内の腸瘻をいったん抜去し，ゾンデを通して空腸内腔から小孔の位置決めを行う（図4）．

⑤ 膵前壁と空腸壁を3-0 Ti-Cronで再度固定する（図5）．

⑥ 吻合部には通常Penroseドレーンを挿入して閉腹する．

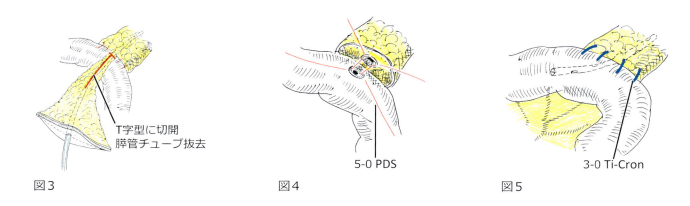

図3　T字型に切開　膵管チューブ抜去

図4　5-0 PDS

図5　3-0 Ti-Cron

▍二期再建の成績と今後の適応

　2006～2011年に東京大学で行った二期再建はPD177例中106例（59.9％）であり，Grade B/Cの膵液漏の割合は48％だった．99例（93％）では二期目の再建を行ったが，7例は再発などの理由により二期目の再建を行わなかった．主膵管径が細い79例（主膵管径／膵頸部幅＜0.25）について，Grade B/Cの膵液漏は52％であり，1例（1.3％）で術後出血を認めたが，在院死亡はゼロで在院期間は27日（10～79）だった．HPDを行った25例には全例二期再建を適応し，膵液漏は68％に認め，在院期間は34日（16～79）だった．

　二期再建後の膵液漏の発生率は高率だが，重篤な膵液漏を回避できる利点がある．しかし，二期目の手術までの期間が長く，管理も煩雑であり，現在はHPD症例やリスクの高いPD症例に限定している．

文献

1) Miyagawa S et al：Outcome of major hepatectomy with pancreatoduodenectomy for advanced biliary malignancies. *World J Surg* **20**：77-80, 1996
2) Seyama Y et al：Two-staged pancreatoduodenectomy with external drainage of pancreatic juice and omental graft technique. *J Am Coll Surg* **187**：103-105, 1998
3) Hasegawa K et al：Two-stage pancreatojejunostomy in pancreaticoduodenectomy：a retrospective analysis of short-term results. *Am J Surg* **196**：3-10, 2008

（阪本良弘）

膵臓の手術

3 膵体部癌に対する術前化学療法後の膵体尾部切除

適応とポイント

　膵体尾部切除は腹腔鏡下手術の適応となるシンプルな尾側膵切除から，本項で紹介する総肝動脈や上腸間膜動脈（SMA）との剥離が困難な膵体尾部切除まで様々である．膵管内乳頭粘液性腫瘍（IPMN）や膵内分泌腫瘍（pNET）など低悪性度の腫瘍に対しては脾動脈に沿ったリンパ節を郭清した膵体尾部切除が行われる．一方，SMA周囲神経叢への浸潤も疑われる膵体尾部癌に対しては切除断端の陰性化や確実なリンパ節郭清を目的に，神経叢郭清を伴った膵体尾部切除が行われる[1,2]．

　特に，局所進行性の膵癌に対しては次項Ⅲ-4（238頁）に紹介する腹腔動脈の合併切除を伴う膵体尾部切除（DP-CAR）の適応となる場合も少なくない．しかし，DP-CARは通常の膵体尾部切除に比較して侵襲が大きく合併症率が高いため，予後への貢献度を疑問視する報告もある[3]．本項では切除可能境界膵癌（borderline resectable pancreatic cancer）に対する術前化学療法後の膵体尾部切除を紹介する．

現病歴と術前画像

　80歳代女性．人間ドックで膵管の拡張を指摘され，精査を行ったところ膵体部の腫瘍を指摘された．前医では総肝動脈（CHA）への浸潤を理由に切除不能と判断された．

　当院でのCTではCHAと腫瘍は極めて近接し，SMA周囲神経叢にも軟部影を認めたため，R0手術が可能かどうかは不明だった．GSL（ゲムシタビン，TS-1，ロイコボリン）による術前化学療法（NAC-GSL：UMIN000012480）を4コース行い，stable diseaseであることを確認してから切除に臨んだ．NACによる腫瘍に著明な縮小効果は見られなかったが，SMA周囲神経叢の軟部影は消失した．

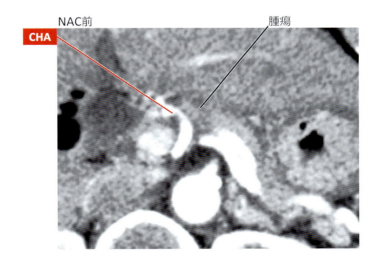

膵体尾部切除，門脈合併切除再建

6時間30分／300 mL

■ 開腹所見

上腹部正中切開で開腹した．肝転移や腹膜播種を認めない．

主腫瘍は膵体部に位置し，膵表面に腫瘍の露出を認める．術中超音波(IOUS)で腫瘍先進部は門脈直上にまで至っていた．主膵管は腫瘍部分まで拡張を認めた．上腸間膜静脈への軽度の浸潤が視触診上も疑われた．

脾動脈(SpA)，総肝動脈(CHA)，上腸間膜動脈(SMA)の周囲神経叢までの腫瘍の浸潤が疑われた．

患者の年齢，化学療法が奏効したこと，胃十二指腸動脈(GDA)周囲まで腫瘍が浸潤していることなどを考慮して，DP-CAR(238頁参照)は行わない方針だった．

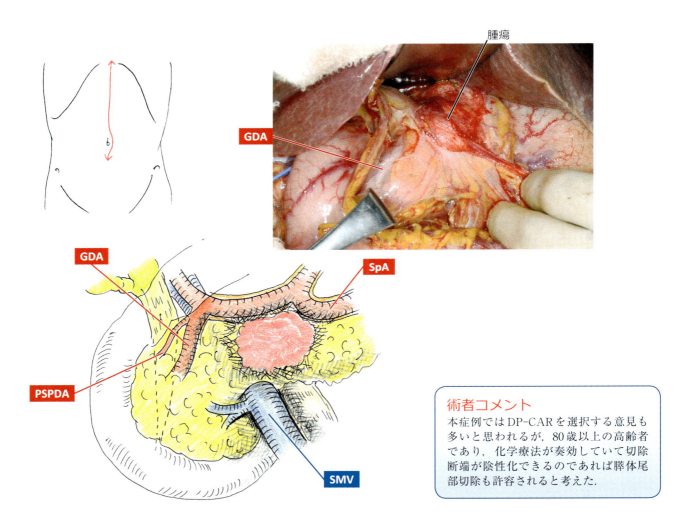

術者コメント
本症例ではDP-CARを選択する意見も多いと思われるが，80歳以上の高齢者であり，化学療法が奏効していて切除断端が陰性化できるのであれば膵体尾部切除も許容されると考えた．

■ 膵頭部授動，上腸間膜静脈のテーピング

膵頭部を授動し，リンパ節(LN)#16b1 interの一部をサンプリングして迅速診断を行い，転移のないことを確認した．授動は左腎静脈にテーピングができるまで行った．大網を切離して，網嚢を開放した．上腸間膜静脈にテーピングを行った．

Ⅲ. 膵臓の手術

■ 切除可能性の評価（1）− CHA との剥離

① まず LN#8a を CHA 前面から剥離し，GDA との分岐部を同定した．GDA，CHA，右胃動脈（RGA）にテーピングを行った．腫瘍先進部は GDA と CHA の分岐部に近接しており，GDA 分岐部のすぐ背側に後上膵十二指腸動脈（PSPDA）が分岐していた．分岐部周囲神経叢は化学療法が奏効した後の腫瘍を思わせる硬い組織を認めた．

② PSPDA を結紮切離後，GDA を可及的に膵頭部から剥離した．LN#8a を郭清しつつ CHA の頭側の神経叢を切離し，CHA を全長にわたって露出した．左胃動脈（LGA）をテーピング，CHA を腹腔動脈（CeA）まで追及すると SpA との分岐部が同定され，SpA にテーピングを行った．

③ 膵上縁で門脈（PV）のテーピングを試みたが，拡張した胆管との位置関係が不明瞭であり困難だった．そこで，肝十二指腸間膜右側を剥離して，PV と総胆管（CBD）のそれぞれを全周性に剥離し，それぞれにテーピングを施した．GDA 背側の結合組織をすべて切離することで PV 前面の視野を十分に確保することができた．PV 前面を剥離して安全に膵頸部のトンネリングを施行することができた．

ただし，この時点では SMA 周囲神経叢との剥離が可能かは不明であり，非切除となる可能性も考慮していた．

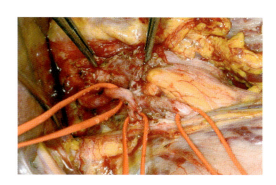

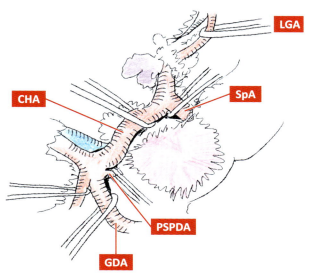

膵頸部のトンネリング

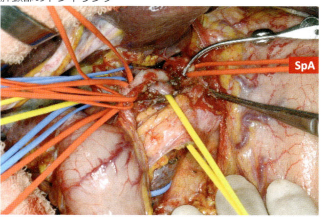

術者コメント
膵頸部でのトンネリングを安全に行うためには，CHA にテーピングを行って PV の前面を膵上縁でしっかり確認することが肝要である．腫瘍によって展開が難しい場合は，GDA もテーピングしてその背面の結合織を切離すると PV 前面が広く展開される．

■ 切除可能性の評価（2）—SMAとの剥離

① 左腎，左側結腸を授動し，左腎背側にタオルを挿入した．この操作により膵体尾部の視野が非常によくなった．

② 先に右側よりテーピングした左腎静脈をSMAの左側で同定して，郭清の尾側端として，SMAに至り，SMA周囲神経叢の左側腹側部分をSMA根部方向に向かって郭清した．NAC前は神経叢に軟部陰影を認めたが，NAC後にはSMA周囲に神経叢の間隙を認めており，実際に剥離は可能であることが明らかになった．

この時点で本腫瘍は切除可能であると判断した．

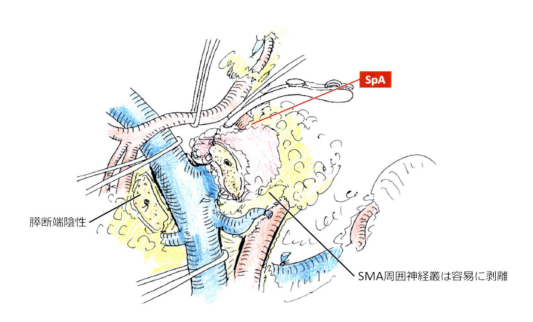

■ 膵断端の迅速診断

① NAC後であるため，CHAが腫瘍から剥離できた場合に，高齢であること，GDAが極めて腫瘍に近接している状況を考慮し，DP-CARは行わない方針だった．しかしCHAが剥離できて膵断端が陽性となる場合は，膵頭十二指腸切除を行うことで膵断端を陰性化できる可能性は残っていた．

② そのためにSpAは結紮せずに，ブルドッグ鉗子でクランプしながら操作を進めた．

Clamp crushing法で膵断端を切離し，主膵管を3-0 silkで二重に結紮後，切離した．

切除側の膵断端を1 mmほど薄切して迅速診断に提出した．膵断端の迅速病理の結果は陰性であったため，この時点で膵体尾部切除を行うことを決定した．

III. 膵臓の手術

■ SpA, 脾静脈(SpV)の切離, 右卵巣静脈パッチによる門脈再建

① SpAを三重に結紮した後で切離し, 末梢側は3-0 Ti-Cronで刺通結紮した. SpVの根部付近に腫瘍が近接して結紮できないため, PV壁を一部分合併切除し, パッチを補填することにした.

② 右卵巣静脈が右腎静脈から分岐していることを確認し, 右尿管を損傷しないように注意しながら, 右卵巣静脈を7cm長にわたって剥離, 摘出した.

③ 摘出した卵巣静脈を長軸方向に開いて二等分し, 横に並べることで2cm×2cmのパッチグラフトを完成させた[4,5].

④ 門脈本幹, SMV, SpVにテーピングを施行し, PV本幹を血管鉗子でサイドクランプした. SpVを切離後, パッチグラフトを6-0 Proleneの4点支持で欠損部分に連続縫合した. クランプ解除後のグラフトの膨らみや門脈血流は良好であった.

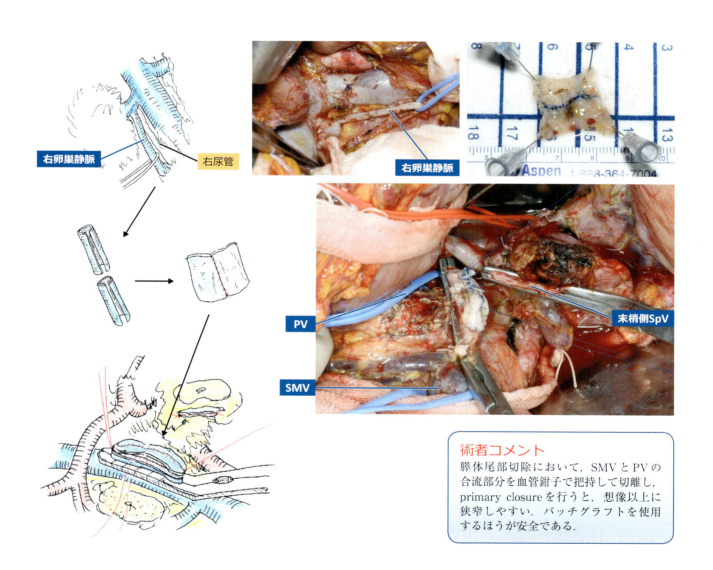

術者コメント
膵体尾部切除において, SMVとPVの合流部分を血管鉗子で把持して切離し, primary closureを行うと, 想像以上に狭窄しやすい. パッチグラフトを使用するほうが安全である.

3. 膵体部癌に対する術前化学療法後の膵体尾部切除

■ CeA神経叢郭清

SpVを切離後に残存したLN#8pを郭清．CeAの後方および左側の壁を露出しながらLN#9, 7の郭清を追加．左副腎静脈を結紮切離して左副腎を切除側につけるように膵体尾部を *en bloc* に摘出した．

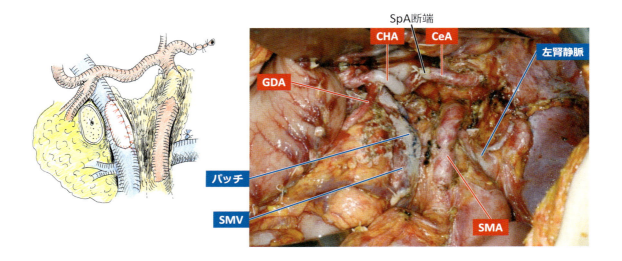

■ 洗浄，誘導

腹腔内を温生食3,000 mLで洗浄した．右胃大網動静脈グラフトを作製し，脾動脈断端を被覆のうえ，フィブリン糊を塗布した．

剥離を加えたGDAやCHAは肝円索で被覆後にフィブリン糊を注入して保護した．

膵断端に2本左横隔膜下に1本のドレーンを挿入して，層々に閉腹した．

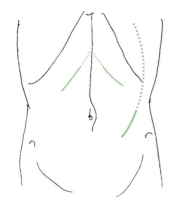

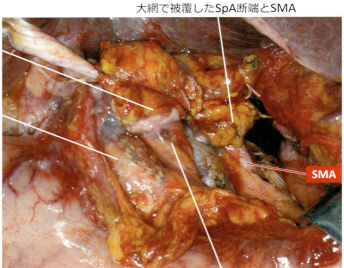

術者コメント
SpA断端や神経叢を完全切除した動脈壁は肝円索や右胃大網動静脈グラフトで庇護し，さらに内部にフィブリン糊を注入している．

病理診断

Invasive ductal carcinoma (tub2>tub1,por), Pb, 20×15×12mm, pTS1, infiltrative type, INFb, ly1, v3, ne2, mpd(−), pT4(PL,PV), pS(−), pRP(+), pPVsp(+), pA(−), pPL(+), pOO(−), pN1(2/35), negative surgical margin.

SpV内腔に至る腫瘍浸潤を認めたが，動脈系への浸潤は認めなかった．CHA周囲神経叢への浸潤は認めたものの，切除断端は陰性であった．

術後経過

ISGPF(International Study Group on Pancreatic Fistula)Grade Bの膵液漏を認めたが，おおむね経過は良好で第28病日に軽快退院した．

術後TS-1による補助化学療法を2コース施行したが，本人の体力を理由に中止となった．術後8ヵ月で肝転移および局所再発を認め，術後1年3ヵ月で原病死した．

まとめ

切除不能と診断された膵頸部癌に対して，Gem+TS-1+LVによる術前化学療法後にR0切除を行った．術式のポイントは，以下3点である．

1) 最初に切除可能性の可否に関わる動脈および周囲神経叢からの剥離を行い，切除可能性の判断を行う．
2) 門脈を合併切除する際には，性腺静脈などの静脈グラフトを用いた再建術を考慮する．
3) 膵液漏による仮性動脈瘤対策として，剥離した肝動脈や脾動脈断端を肝円索や胃大網動静脈グラフトを用いて被覆する．

残念ながら比較的早期に再発死亡したが，高齢者の進行性膵癌に対しては，少なくとも過大侵襲な手術は避けて，術後のQOLを保つような配慮が重要である．

文献

1) Shimda K et al：Prognostic factors after dital pancreatectomy with extended lymphadenectomy for invasive pancreatic adenocarcinoma of the body and tail. *Surgery* **139**：288-295, 2006
2) Yamamoto J et al：Improved survival of left-sided pancreas cancer after surgery. *Jpn J Clin Oncol* **40**：530-536, 2010
3) Yamamoto Y et al：Is celiac resection justified fro T4 pancreatic cancer? *Surgery* **151**：63-69, 2012
4) Kubota K et al：Reconstruction of the hepatic and portal veins using a patch graft from the right ovarian vein. *Am J Surg* **176**：295-297, 1998
5) Yamamoto Y et al：Reconstruction of the portal and hepatic veins using venous grafts customized from the bilateral gonadal veins. Langenbecks *Arch Surg* **394**：1115-1121, 2009

〈伊藤橋司，阪本良弘〉

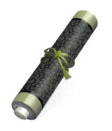

流儀・勘どころ　　　　　　　　　　　　　　　　膵臓の手術③

ホモグラフトを用いた門脈再建

膵頭十二指腸切除における門脈再建

　局所進行膵癌の手術において，R0を達成するために門脈の合併切除と再建が必要となることは少なくない．門脈再建では，吻合部の「過度の緊張や捻れを作らないこと」，結果的に「狭窄させないこと」が重要である．門脈の欠損部が小さい場合には単純閉鎖を行うことも可能だが，1）欠損の大きい場合，2）長距離に渡って切除した場合，3）脾静脈の再建を行いたい場合に，吻合部の過度な緊張を回避するためには，血管グラフトが必要となる．

　使用される血管グラフトには①自家静脈グラフト，②人工血管グラフト，③冷凍保存同種静脈グラフト（ホモグラフト）が使用され，異種静脈グラフトや壁側腹膜を使用したグラフトも報告されている．これらのグラフトの安全性や実現可能性が示されている[1〜4]．

ホモグラフトの使用経験

　当院では2000年より肝胆膵領域の悪性腫瘍の静脈合併切除再建において，ホモグラフトの使用を開始した．先進医療として組織移植を施行してきたが，2016年4月から冷凍保存組織移植の保険収載が決定した．2016年4月現在，膵癌における膵頭十二指腸切除25例にホモグラフトを使用しているが，組織移植に関連した合併症は発生していない．ホモグラフトの具体的な使用手順を図1に示す．

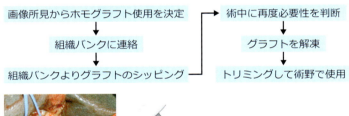

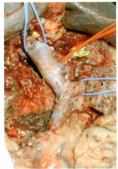
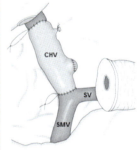

図1　ホモグラフトを使用した門脈再建
CHV：Cryopreserved homologous graft
SV：Splenic vein
SMV：Superior mesenteric vein

文献

1) Sakamoto Y et al：Reconstruction of hepatic or portal veins by use of newly customized great saphenous vein grafts. Langenbecks Arch Surg **389**：110-113, 2004
2) Meniconi RL et al：Pancreaticoduodenectomy with venous reconstruction using cold-stored vein allografts：long-term results of a single center experience. J Hepatobiliary Pancreat Sci **23**：43-49, 2016
3) Yamamoto M et al：Safety and efficacy of cryopreserved homologous veins for venous reconstruction in pancreaticoduodenectomy. Surgery **161**：385-393, 2017
4) Chu CK et al：Prosthetic graft reconstruction after portal vein resection in pancreaticoduodenectomy：a multicenter analysis. J Am Coll Surg **211**：316-324, 2010

（山本雅樹）

膵臓の手術

4 膵体部癌に対する術前化学療法後のDP-CAR

適応とポイント

　DP-CARとはDistal Pancreatectomy with *en bloc* Celiac Axis Resectionのことである．主な適応疾患は腹腔動脈幹に浸潤を認める進行性の膵体尾部癌であり，23例の切除例の5年生存率が42％であったと報告され[1]，注目を集めた．しかし，腹腔動脈幹を切離するほどの進行癌の長期生存は不良であり，合併症率は高いとする報告もあり[2]，少なくとも画像診断上はR0を得られるという条件下での適応が望ましい．本術式の原型は胃癌に対する腹腔動脈を合併切除する胃の全摘術であり，Appleby手術とされたものである[3,4]．

　腹腔動脈を切離しても，膵頭部のアーケードを介して肝内への血流が保持されるという理論的背景がある．しかし，腹腔動脈の切離後の肝や胃の血流低下が懸念され，術前の腹腔動脈や胃動脈へのコイリング[1]や左胃動脈を温存する術式[5]も発表されている．膵液漏の割合も高いため，十分な周術期管理が必要である．

現病歴と術前画像

　50歳代男性．体重減少を主訴として精査を行ったところ，膵体部に3cm大の腫瘍を指摘された．超音波内視鏡(EUS)ガイド下の針生検(FNA)で腺癌を認めた．腹腔動脈幹(CeA)に明らかな腫瘍浸潤を認めたため，GSL(ゲムシタビン，TS-1，ロイコボリン)による術前化学療法(NAC-GSL：UMIN000012480)を4コース行い，腫瘍縮小を確認した．術2週間前に総肝動脈(CHA)と左胃動脈(LGA)内にコイルを留置して血流改変を行った．

　化学療法後に血清CA19-9は1,016 U/mLから48 U/mLに低下したが，CEAは5 mg/mL未満で変化がなかった．RESIST上では縮小率38％であり，partial responseと判断された．

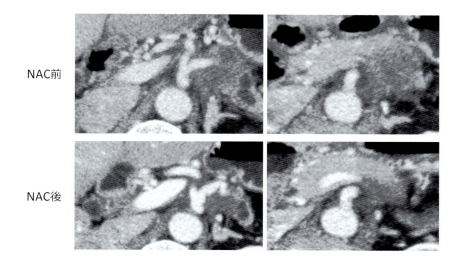

NAC前

NAC後

腹腔動脈合併切除を伴う膵体尾部切除（DP-CAR）

6時間20分／180 mL

■ 開腹所見

上腹部正中切開を置いて腹腔内を検索し，播種や肝転移がないことを確認した．膵体部の腫瘍は弾性硬に触知し，可動性は良好であった．横切開を追加して逆L字型切開で開腹した．術中超音波（IOUS）を施行して膵体部に hypo-echoic mass と総肝動脈（CHA）および左胃動脈（LGA）内のコイルを hyper echoic lesions として同定した．脾動脈の血流は良好だった．

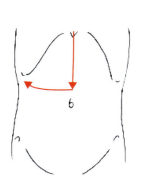
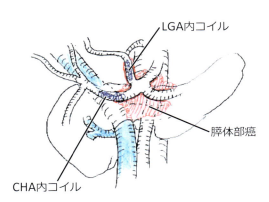
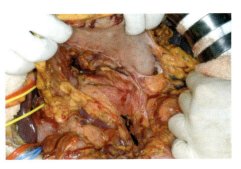

■ 十二指腸の授動，SMA・CeAのテーピングとCeAの結紮

膵頭部と十二指腸を授動後，左腎静脈（LRV）にテーピングした．リンパ節（LN）#16を郭清しつつ，右横隔膜脚や正中弓状靭帯を切離して視野を確保した．上腸間膜動脈（SMA）と CeA の根部にテーピングを行った．CeA 周囲神経叢は軟らかく，明らかな腫瘍浸潤は認めなかった．CeA をテストクランプして肝動脈の血流をドップラー超音波で確認したのち，CeA 根部を二重に結紮したが，この段階では切離は行わなかった．

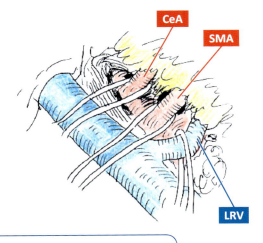
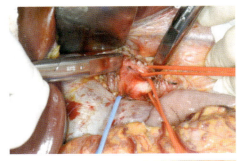
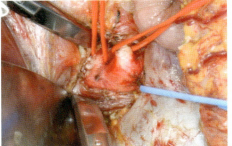

> **術者コメント**
> SMA や CeA 周囲神経叢や結合織を少しずつ結紮切離あるいは LigaSure でシールしながら進める．リンパ管もあるため，慎重な操作が必要である．動脈周囲も丁寧に剝離する．

Ⅲ. 膵臓の手術

■ CHAの切離

網嚢を開放して中結腸静脈を結紮切離し，上腸間膜静脈（SMV）の前面を露出した．CHA周囲神経叢を剥離してCHAと胃十二指腸動脈（GDA）の分岐部を同定し，CHAのみにテーピングを施行した．CHA内のコイルが分岐部に近接していたが，CHAの肝臓側を結紮することができた．胃のドレナージ静脈である右胃大網静脈（RGEV）は意識して温存した．

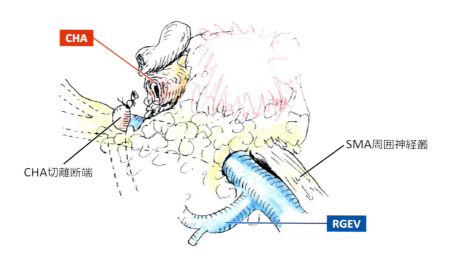

■ SMA周囲神経叢の剥離

下行結腸・脾臓と左腎を授動し，左腎背側にタオルを挿入することで，膵体尾部の良好な視野を確保することができた．左側の横行結腸間膜前葉を結腸間膜から剥離しつつ，LRVを目安にその腹側の結合織を切離してSMAに至り，テーピングを施行した．SMA前面の神経叢を郭清しつつ，SMA根部まで剥離を進めた．

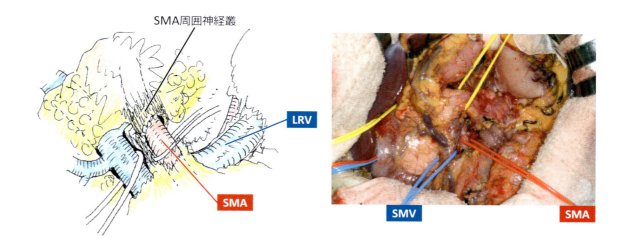

> **術者コメント**
> SMAに至るまでLRVの腹側には重要な構造物はない．脂肪組織が多いが，SMAの位置が確認できれば，LigaSureなどを使用して効率的に切離することが可能である．

■ 膵頸部およびSpVの切離

CHAのCeA側の部分とLN#8aを一塊にして剥離し，膵上縁で門脈（PV）の前面を露出した．RGEVを損傷しないようにSMVにテーピングを行い，膵頸部をトンネリングした．膵頸部はclamp crushing法で切離し，主膵管を二重に結紮切離した．また，胃の大彎で短胃動静脈はすべて結紮切離した．

脾静脈（SpV）周囲組織は化学療法の影響で線維化が強い印象だったが，SpVは容易にテーピングすることが可能だった．SpVがPVと分岐した直後でSpV血管鉗子で把持・切離し，SpV断端は5-0 Proleneの連続縫合で閉鎖した．

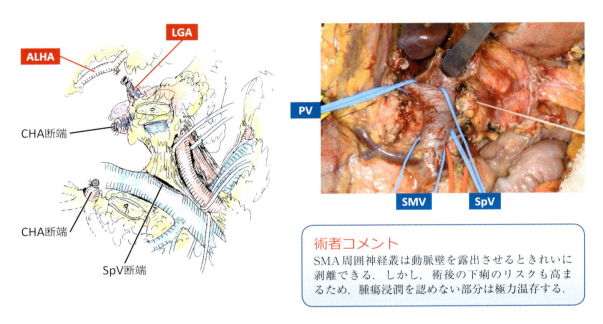

術者コメント
SMA周囲神経叢は動脈壁を露出させるときれいに剥離できる．しかし，術後の下痢のリスクも高まるため，腫瘍浸潤を認めない部分は極力温存する．

■ SMA周囲神経叢の郭清とLGA・CeAの切離

SMAの左側前面神経叢は大静脈の分岐部まで完全に郭清した．LGA，LGAから分岐した副左肝動脈（aberrant left hepatic artery：ALHA）とLGAの胃枝をテーピング後，ALHAとLGAの胃枝の交通を温存しながら，LGAを切離した．その際にLGA内のコイルは可及的に摘出した．LGAを切離後は横隔膜脚まで垂直方向に剥離を進め，大動脈，CeAの根部，SMAが良好に確認しうる視野を得た．CeAの根部を三重に結紮したうえで血管鉗子で把持して切離，断端は5-0 Proleneの連続縫合で閉鎖した．

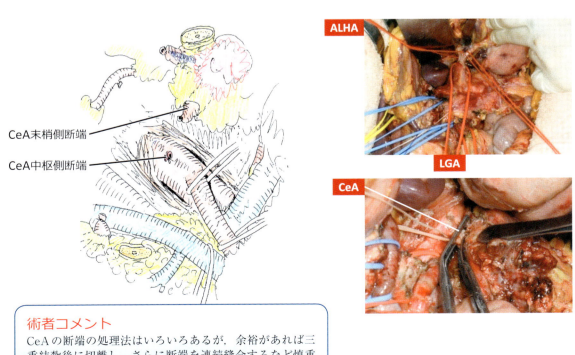

術者コメント
CeAの断端の処理法はいろいろあるが，余裕があれば三重結紮後に切離し，さらに断端を連続縫合するなど慎重な操作が望ましい．

III. 膵臓の手術

■ 左側膵と左腎からの剝離

左副腎静脈をLRV分岐部で結紮切離し，Gerotaの被膜を剝離して左腎上極を露出した．左副腎は摘出し，大動脈（aorta）左側壁や左の横隔膜脚を露出し，膵体尾部を摘出した．

膵断端は迅速病理診断で陰性であることを確認した．

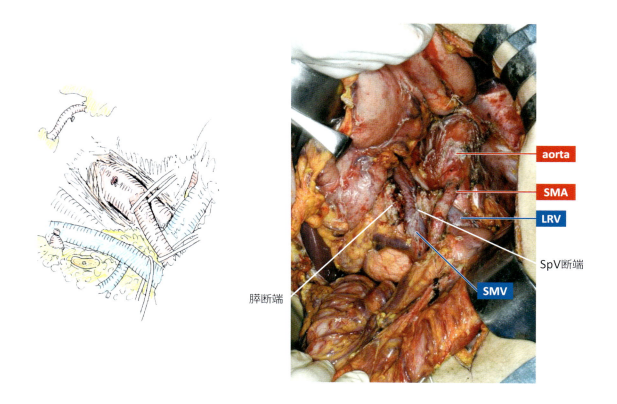

■ CeAとCHAの断端被覆

CeAの断端とSMAの剝離面には大網を充塡し，フィブリン糊をその中に塗布した．CHAの断端は肝円索で被覆した．9 Frの経腸栄養チューブを小腸内に留置した．

腹腔内を温生食3,000 mLで洗浄後，24 Frドレーンを左横隔膜下，膵断端，膵上縁に留置して層々に閉腹した．

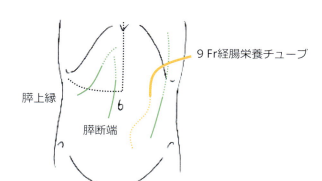

> **術者コメント**
> 膵液漏対策は術中に始まっている．CHA断端とCeA断端の2ヵ所の動脈断端を肝円索や大網の脂肪組織で被覆する．

病理診断

Invasive ductal carcinoma(tub2>tub1.por).

Locus Pbt, infiltrative type, INFb, ly0, v2, ne2, mpd(−), 2.5×2.0×1.7 cm, pTS2, pT4(PL), pS(+), pRP(+), pPV(−), pA(−), pPL(+), pOO(−), negative surgical margin, pN0(0/13).

病理学的には膵外神経叢への浸潤は著明であったが，リンパ節転移を認めず，切除断端は陰性だった．

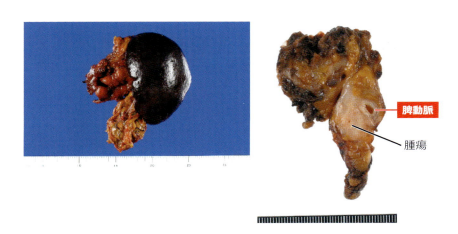

術後経過

ISGPF(International Study Group on Pancreatic Fistula)のGrade Aの膵液漏を認めたが，おおむね経過は良好で第19病日に軽快退院した．アヘンチンキによる下痢のコントロールを必要としている．

術後TS-1による補助化学療法を4コース施行し，術後2年5ヵ月の時点で無再発生存中である．

まとめ

術前化学療法前ではR0切除は不能な膵体尾部癌に対して，Gem+TS-1+LVによる化学療法後にR0切除に成功し，術後2年5ヵ月の無再発生存を得ている1例である．

術式のポイントは，以下3点である．

1) 最初にSMAとCeAにテーピングを行い，CeAを結紮しておくこと．
2) SMA腹側の神経叢郭清を行うことで膵体尾部背面の視野を確保すること．
3) SpVの安全な処理(必要ならばパッチ再建を行う)．

術後の下痢についても留意し，神経叢は可及的に温存することも大切である．

文献

1) Hirano S et al：Distal pancreatectomy with en bloc celiac axis resection for locally advanced pancreatic body cancer：long-term results. *Ann Surg* **246**：46-51, 2007
2) Yamamoto Y et al：Is celiac axis resection justified for T4 pancreatic body cancer? *Surgery* **151**：61-69, 2012
3) Appleby LH：The coeliac axis in the expansion of the operation for gastric carcinoma. *Cancer* **6**：704-707, 1953
4) 國土典宏：Appleby手術の原典．外科学の原典への招待，南江堂，東京，p141-143, 2015
5) Okada K et al：Preservation of the left gastric artery on the basis of anatomical features in patients undergoing distal pancreatectomy with celiac axis en-bloc resection(DP-CAR). *World J Surg* **38**：2980-2985, 2014

（阪本良弘）

膵臓の手術

5 膵頭体部癌に対する膵全摘, 総肝動脈合併切除再建

適応とポイント

　膵全摘後はインスリン自己注射が必須となり患者QOLの低下が免れないため，膵全摘の適応は限られる．病変が広範囲に及ぶ膵癌，主膵管型IPMN，腎癌の多発膵転移，多発膵内分泌腫瘍などの疾患で膵実質が温存できない場合が膵全摘の適応となる．

　今回提示する症例では広範囲にわたる膵頭部の病変以外にEUSにて膵尾部にも腫瘍が疑われた．膵尾部腫瘍が悪性である可能性が否定できず，膵全摘の方針とした．また，本症例では総肝動脈(CHA)が上腸間膜動脈(SMA)から分岐するhepatomesenteric trunkを形成しており，膵内を走行していた．慢性的な閉塞性膵炎も疑われ，膵周囲の炎症所見が強い場合にはCHAを膵内から掘り起こすことが困難と考えられた．CHA合併切除再建が必要な際には脾動脈(SpA)を用いた再建を考えていたが，正中弓状靱帯によると思われる腹腔動脈根部の狭窄も認めており，肝動脈の良好な血流を保てるかがキーポイントとなった．

　慢性的な膵の炎症を伴う場合には周囲の剥離操作は困難なことが多く，病変の範囲を正確に診断することも難しいケースが多い．様々な状況を想定して事前に対応策を考えておくことが重要である．

現病歴と術前画像

　70歳代男性．20年前から糖尿病で通院．10年前に血糖コントロールの悪化，MRIでの膵萎縮と6 mmの主膵管拡張を指摘された．以降，慢性膵炎の診断でフォローされていた．今回，再度血糖コントロールの悪化とMRIで14 mmの膵頭部主膵管拡張・多発肝腫瘍を認めた．精査のEUSで膵尾部にも低エコー腫瘤を指摘されている．膵頭部主膵管型IPMN由来浸潤癌，膵尾部腫瘍疑い，肝炎症性偽腫瘍と診断され膵全摘の方針となった．

ERCP

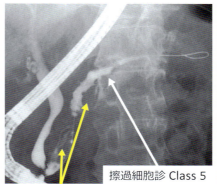

生検：adenocarcinoma
擦過細胞診 Class 5

主膵管拡張と内部隆起

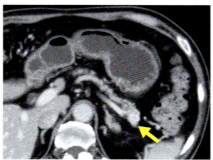

膵尾部腫瘍疑い

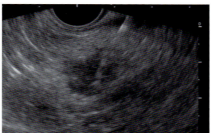

EUS-FNA：Class 3

膵内を走行する総肝動脈

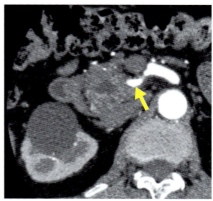

腹腔動脈根部狭窄

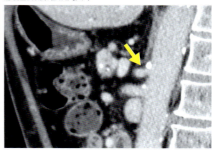

膵全摘，総肝動脈合併切除，脾動脈による再建

9時間30分／1,010 mL

■ 開腹所見，十二指腸授動，術中超音波

上中腹部正中切開で開腹した．腹水や播種は認めない．結腸肝彎曲部・十二指腸の授動を行った．白色調で膵頭部から突出した硬い病変として腫瘍を認識した．左腎静脈（LRV）をテーピング，右側からTreitz靱帯を開放した．術中超音波（IOUS）では膵の萎縮が著明で腫瘍の伸展範囲は評価困難であった．

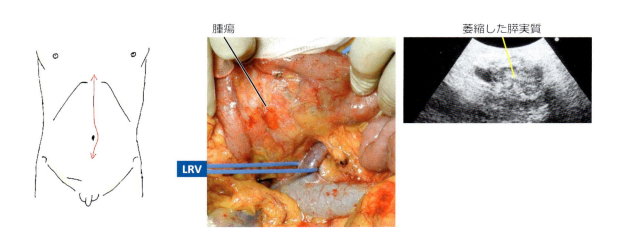

腫瘍　　萎縮した膵実質　　LRV

■ SMV周囲剥離

右側から大網と横行結腸間膜の剥離を行った．副右結腸静脈（ARCV），中結腸静脈（MCV）を結紮切離した．横行結腸間膜を剥離して上腸間膜静脈（SMV）を露出，テーピングした．IOUSで膵尾部も観察したが，腫瘍の有無・範囲は確認困難であった．膵内外分泌機能はほぼ廃絶していることも考慮し膵全摘の方針とした．

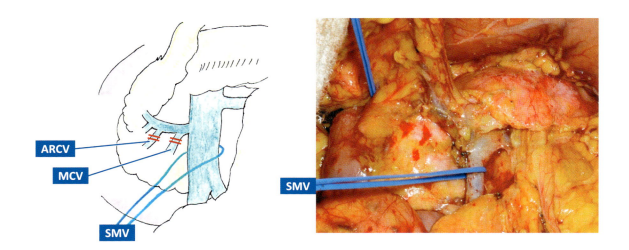

ARCV　MCV　SMV

III. 膵臓の手術

■ 左腎の脱転

膵体尾部の視野展開のため，左腎の脱転を行った．リスターで壁側腹膜を挙上しながら腎の後面に入る層で剥離を進め，左腎背面にオペーゼXを2枚挿入した．次に結腸脾彎曲部を軽く授動し左側の大網を横行結腸間膜から剥離し，右側からの剥離層とつなげた．膵尾部および脾臓が腹側に挙上され視野が良好となった．

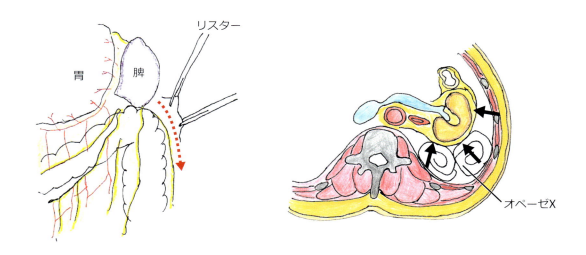

■ 左胃大網動静脈・短胃動静脈の結紮切離，膵体尾部の授動

網嚢開放部から大網の切開を胃壁よりに進め，左胃大網動静脈，短胃動静脈を結紮切離した．膵体尾部背側の剥離を進めたが，炎症のため周囲組織は非常に硬かった．膵上縁からも剥離を行い，脾外側の腹膜を切開し膵体尾部を完全に授動した．

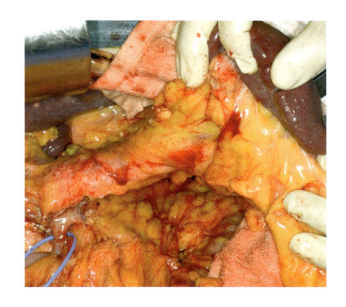

■ 固有肝動脈テーピング，胃の切離

次に肝門部の脈管を剥離露出した．リンパ節（LN）#12aを郭清し固有肝動脈（PHA）テーピングすると，そのすぐ背側に門脈（PV）壁が露出された．PHAから分岐する右胃動脈（RGA），上十二指腸動静脈を結紮切離．幽門の5cm程度口側でリニヤーカッター75mmを用いて胃を切離した．

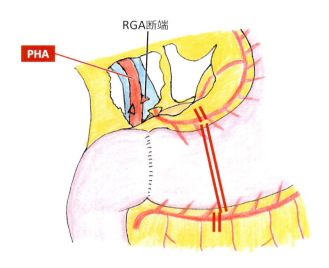

■ 肝門・膵上縁の郭清，総肝管の切離

① 胆摘を施行．
② PHAを追求して右肝動脈（RHA）および左肝動脈（LHA）の走行を確認し，それぞれをテーピングした．胆嚢動脈（CyA）を結紮切離した．
③ RHAを追求して総肝管（CHD）から剥離し，CHDをテーピング後，切離した．CHDの背側でPVをテーピングした．
④ 続けてSpA根部周囲の剥離を行い，左胃静脈（LGV）は膵上縁で結紮切離し，SpA，左胃動脈（LGA）をテーピングした．

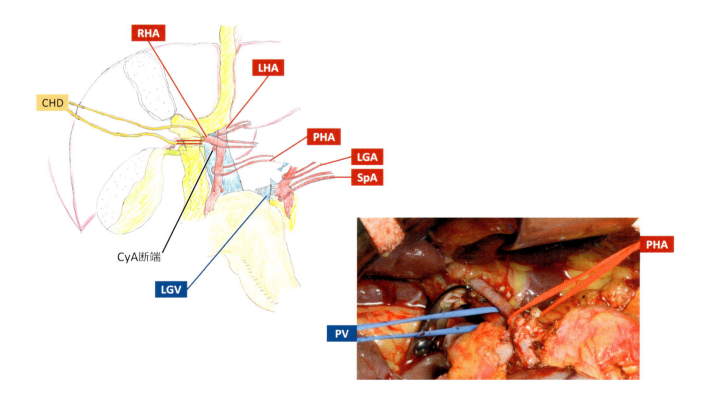

Ⅲ．膵臓の手術

■ IPDAと膵頭神経叢の切離

① 膵頭神経叢の切離に移った．膵体尾部を右側に反転した．
② 下腸間膜静脈（IMV）を結紮切離した．
③ SMAから分岐したCHA，第一空腸動脈（1st JA）と下膵十二指腸動脈（IPDA）の共通幹，第二空腸動脈（2nd JA）をテーピングした．
④ 1st JAとIPDAをそれぞれ同定して結紮切離した．
⑤ IPDAが切離されて視野をよくしてから，可及的に膵頭神経叢第Ⅱ部をLigaSureを用いて切離した．

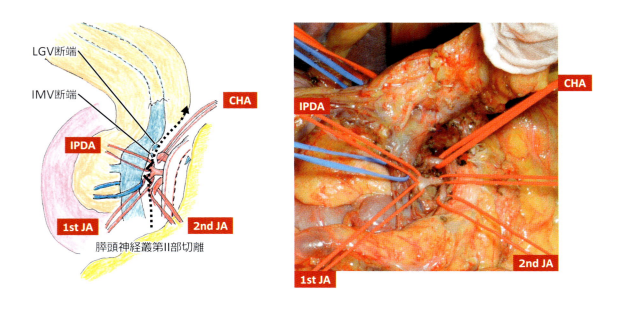

■ 空腸間膜の剥離と空腸切離

① 横行結腸間膜の尾側でTreitz靱帯を切離し，空腸を授動した．
② 1st JAを切除側に含めるようにして空腸間膜を切開し，空腸はリニヤーカッター55 mmで切離した．
③ 静脈以外の間膜処理を終えてから空腸起始部を右側に引抜き，1st JVを結紮切離し空腸間膜の処理を終了した．
④ 続いて，先に切離していた膵頭神経叢第Ⅱ部の残存部分をLigaSureを用いながら切離して，膵頭神経叢の切離を完遂した．膵頭部はSMAから分岐するCHAの頭側や背側の膵頭神経叢第Ⅰ部とはまだつながった状態となった．

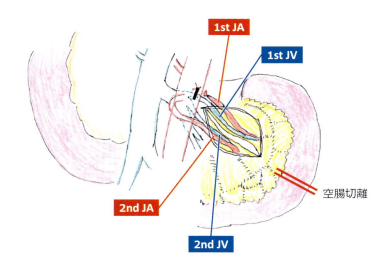

■ CHAとPHAの切離，SpAによるPHAの再建，標本摘出

① 膵頸部と門脈は炎症性に癒着していたが，門脈左縁レベルで膵のトンネリングを施行することができた．

② PHAに沿って剥離を進め，胃十二指腸動脈（GDA）やCHAのテーピングを試みたが慢性的な閉塞性膵炎のため周囲組織が非常に硬く，非常に困難と思われた．一方，SpA周囲組織にも炎症が伴うものの，剥離は比較的容易であり，SpAを根部から7cmにわたって剥離，露出した．しかし，正中弓状靱帯による腹腔動脈（CeA）の圧迫および近傍の石灰化を認めており，SpAの拍動は再建に用いるには不十分だった．

③ CeAの右側で横隔膜脚を切開しCeAを露出した．周囲の神経節・横隔膜脚を切離後SpAの拍動は改善した．そこで，CHAを合併切除し，PHAとSpAの吻合を行うことにした．

④ CHAをSMAから分岐した直後で結紮後，PHAを切離した．SpAの内皮は動脈硬化のため粥状変性が強く，再建に適した断端を得るために何度か追加切離を行った．SpAとPHAを形成外科によって端々吻合した．再建後の動脈血流は良好であった．

⑤ SMAから分岐直後でCHAにさらに結紮を加えて切離し，最後に脾静脈，Henle胃結腸静脈幹，PSPDVを切離しPVと膵の剥離を行い，標本を摘出した．PVと膵は炎症性に固着していたが，剥離可能であった．

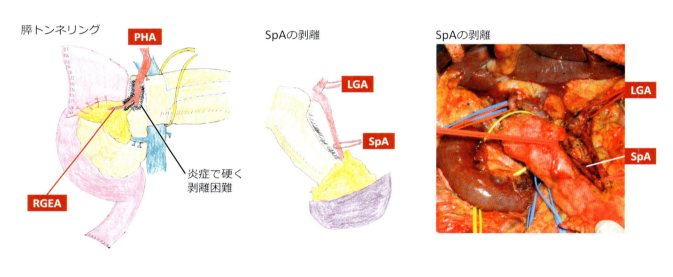

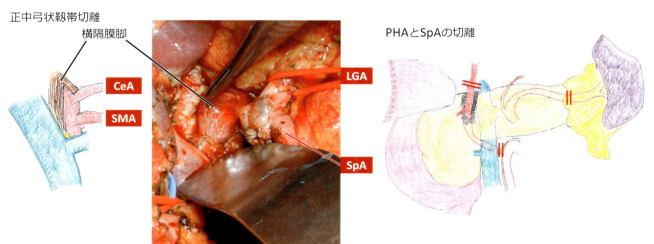

Ⅲ．膵臓の手術

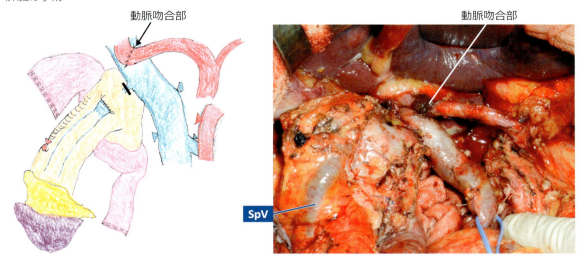

■ 再建，閉創

① 胆管空腸吻合を最初に施行した．空腸を結腸後経路で挙上．5-0 PDSを用いて両端2針，後壁10針，前壁8針で胆管壁と空腸を吻合．その際に2 mm RTBDチューブを3 cm程度に短切したものをロストステントとして留置．後壁中央の糸で結紮固定した．
③ 次に胃空腸吻合を行った．4-0 PDSと3-0 silkを用いたmodified layer to layer anastomosisにて吻合した．Braun吻合を追加した．
⑤ 挙上空腸断端から9 Fr栄養チューブと12 Frの挙上空腸減圧用腸瘻を挿入した．
⑥ すべての間膜欠損部は4-0 silkで縫合閉鎖した．
⑦ 温生食3,000 mLを用いて洗浄し止血を確認．胆管空腸吻合部に24 Frドレーンを留置．栄養チューブと減圧腸瘻を体外に誘導・固定．閉創して手術を終了した．

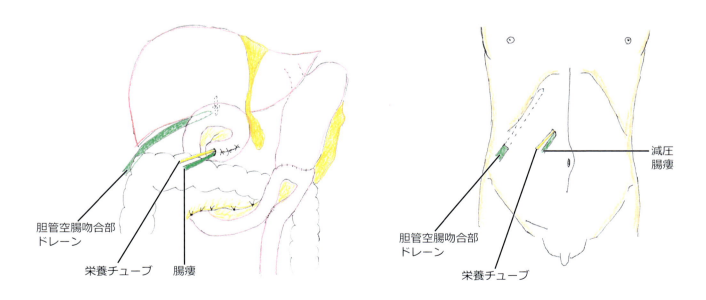

病理診断

Invasive ductal carcinoma associated with intraductal papillary mucinous neoplasm.

Ph, tub1, TS3(49×35×28mm), ly0, v0, ne0, mpd(-), CH(-), DU(-), S(-), RP(-), PV(-), A(-), PL(-), OO(-), BPM(-), DPM(-).

pT2N0M0 StageII.

合併切除した総肝動脈は腫瘍が存在する拡張した主膵管と近接していたが，浸潤は認めない．膵尾部に1.5×1.1cm大の白色結節を認めるが，線維化を伴う膵組織であった．

術後経過

経過良好にて第21病日に糖尿病代謝内科転科となった．

血糖コントロールののち，第36病日に退院した．術後10ヵ月の時点で無再発である．

まとめ

膵内を走行するCHAを有するIPMN由来浸潤癌の症例に対して膵全摘，CHA合併切除，SpAによる再建を行った．

術式のポイントは，以下3点である．
1) CHAを合併切除するためのSpAの十分な剥離．
2) 正中弓状靱帯によるCeAの圧迫の解除．
3) 十分な視野での安全な膵全摘．

本症例のように膵周囲の炎症所見が強い場合は良好な視野が得づらく，剥離操作も困難なことが多い．不測の事態に遭遇することも多く，臨機応変な術中の対応力も求められる．近年は血糖コントロールなど内科的治療の進歩により著しく膵全摘術後QOLが低下する症例は減少している[1]．

文献
1) Andren-Sandberg A et al：Are there indications for total pancreatectomy in 2016? *Dig Surg* 33：329-334, 2016

（市田晃彦，阪本良弘）

第Ⅳ章
腹腔鏡下手術

腹腔鏡下手術

1 肝細胞癌に対する腹腔鏡下肝外側区域切除

適応とポイント

　腹腔鏡下肝切除は近年その良好な短期成績を背景に普及しつつある[1]．2010年に保険収載された腹腔鏡下の術式は部分切除と外側区域切除であった．部分切除は腫瘍の大きさや占拠部位に術式の難易度が左右される一方，外側区切除は離断面も尾頭側方向と腹腔鏡の鉗子操作が容易であり，手技の定型化も行いやすいため，腹腔鏡下肝切除に積極的な施設においては鏡視下アプローチを選択される傾向にある[2]．
　肝細胞癌に対する肝切除においては，解剖学的系統的切除の質は腹腔鏡手術でも損なわないように留意する．
　外側区切除の脈管処理の際のポイントは，①Glisson鞘を自動縫合器を用いて一括切離するか，Glisson鞘の個別処理を行うか，②左肝静脈の分枝［umbilical fissural vein（UFV）や下横隔静脈］に注意を払うこと，の2点である．

現病歴と術前画像

　C型肝炎を背景にもつ60歳代女性．定期外来における検査で肝S2/3領域に20mmの腫瘍を指摘された．造影CTにて古典的肝細胞癌と診断された．AFP 5.5 ng/mL，PIVKA-Ⅱ 22 mAU/mL．担癌門脈領域を切離する系統的切除を予定した．術前シミュレーションでは腫瘍はちょうどS2とS3の中間に位置しているように思われたが，外側区の切除容積が大きいこともあり，術中にS3のGlisson鞘（G3）をクランプし担癌領域を確認することで，腹腔鏡下のS3系統的切除もしくは外側区切除を予定した．

術前造影CT（動脈相）
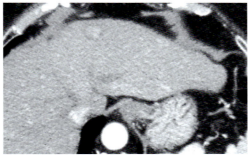

術前造影CT（静脈相）
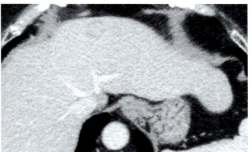

3Dシミュレーション
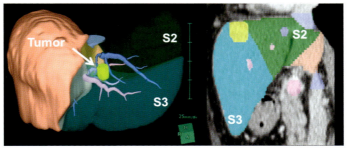

術者コメント
3Dシミュレーションでは，腫瘍はS2とS3の境界に位置し，両門脈枝が担癌門脈と判断された．しかし術中に担癌門脈を最終確認することで，その領域の系統的な切除を施行する計画とした．

腹腔鏡下肝外側区域切除

3時間40分／250 mL

■ 腹腔鏡所見，術中超音波検査

S3の系統的切除の可能性も検討していたため，右半側臥位で手術開始．下図のように計5ヵ所にトロッカーを設置した．肝は辺縁やや鈍・表面やや粗雑であり，慢性肝炎の所見であった．腹水なし．腫瘍は露出しておらず，肝表からは隆起として認識可能であった．

術中超音波検査施行．術前に確認していた通り，腫瘍はS2 Glisson鞘（G2）とG3の中間に位置していた．

トロッカー設置

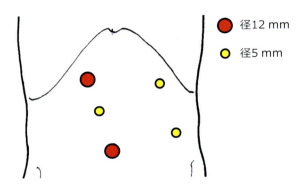

● 径12 mm
○ 径5 mm

> **術者コメント**
> 本症例では右半側臥位を採用したが，外側区切除では通常開脚仰臥位を標準としている．

■ 肝授動

肝円索を切離し，肝鎌状間膜を切離した．左冠状間膜・三角間膜を切離し，左肝静脈（LHV）・Arantius管周囲を剥離した．

肝円索・鎌状間膜の剥離

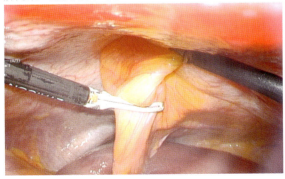 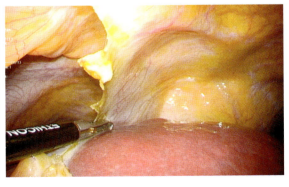

> **術者コメント**
> ① 本症例ではS3系統的切除も検討していたため，肝円索・鎌状間膜を剥離したが，通常の外側区域切除では鎌状間膜や三角間膜を剥離しないほうが外側区が固定され，逆に手技を行いやすいことがある．
> ② 肝円索は視野の妨げになるため，腹壁寄りで処理し，鎌状間膜は肝離断の際に巻き込むおそれがあるため肝臓側で処理する．

Ⅳ．腹腔鏡下手術

■ 肝離断の準備

　G2根部付近の小網付着部を切離し，臓側面からG2根部の頭側にアプローチし，S2とS3のGlisson鞘（G2/3）を処理する際の頭側端を確認した．

　肝円索の起始部で，門脈臍部のGlisson鞘腹側と肝固有被膜との間を鋭的に切離し，G2/3根部腹側の領域を剥離しておいた．S3の領域を確認するためにG3根部を遮断できるように剥離しテーピングを行った．

LHV根部，G2根部の確認

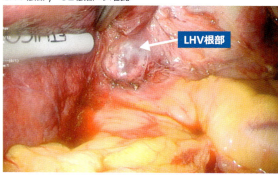
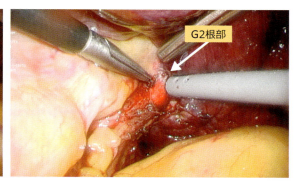

G3のクランプとS2，S3境界の確認

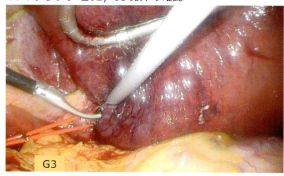
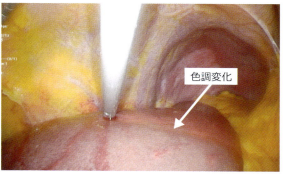

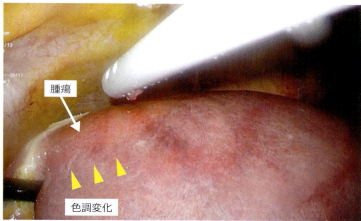

術者コメント
腫瘍はS2とS3の境界に位置していると判断し，担癌門脈枝と切除の系統性を考慮し，外側区切除を選択した．

1. 肝細胞癌に対する腹腔鏡下肝外側区域切除

■ 肝離断

　SonoSurg, EnSeal, BiClamp を用いて肝離断を開始した．肝鎌状間膜付着部のやや外側に離断線を設定し，術中超音波で離断線を確認した．中肝静脈＋LHV の根部付近には腫瘍が近接していないため，損傷を避ける目的でやや左側へ逃げるように設定した．

　肝表から 5 mm 程度は，SonoSurg を用いて肝離断し，深部では EnSeal, BiClamp を用いて離断した．肝腹側面から肝実質の離断を進め，UFV を残存肝側に露出するように離断を進めた．

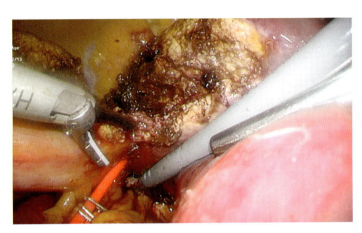

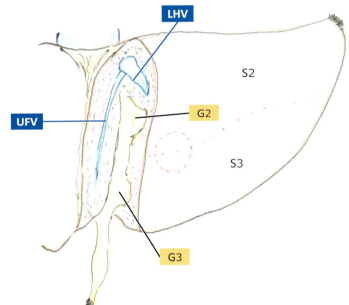

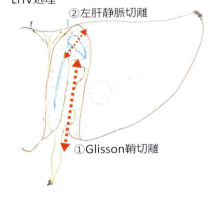

自動吻合器によるGlisson鞘一括処理，LHV処理
②左肝静脈切離
①Glisson鞘切離

> **術者コメント**
> G2/G3 Glisson 鞘を自動縫合器が挿入できるように肝腹側，背側から Glisson 鞘を中心に腹背側から G2/3 が透見できるよう肝実質を薄くするイメージで離断を行う．
> 自動縫合器を用いて仮遮断し，S4 に阻血域が広がらないことを確認する．

IV. 腹腔鏡下手術

■ S2/3 Glisson鞘とLHVの切離

① G2/3の頭側を広く展開したのち，肝臓側面の視野に移り，先に求めたG2頭側の肝実質を少し離断した．

② G2/3の頭側面とLHVとの間隙に鉗子を挿入し，自動縫合器挿入のスペースがあることを確認した．

③ カットラインの先端がG2を越えていることを確認し，G2/3を一括に切離した（Gold cartridgeを使用）．

④ 頭側でLHVを自動縫合器で切離した（Blue cartridgeを使用）．

自動吻合器を用いたG2/3切離

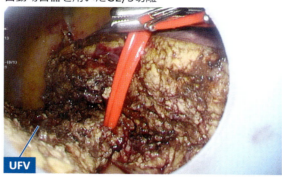

術者コメント
UFVに沿って離断を進める．G2のすぐ腹側にLHVが走行し，両者の間隙は狭いことに注意する．G2頭側，LHVとの位置関係を確認できない場合は，G2とG3を別々に処理することも可能である．

自動吻合器を用いたLHV切離

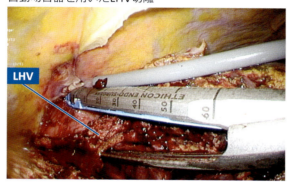
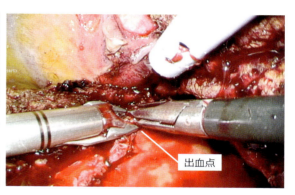

術者コメント
自動縫合器による縫合部からかなりの頻度で出血を認める．クリップもしくは縫合により止血を行い，何度も出血を確認することが肝要である．また気腹圧による止血効果で出血がマスクされることがあるため，気腹圧5 mmHg程度に下げて，出血の確認を行っている．

■ 標本回収と閉創

標本を回収用バッグに収納，恥骨上縁に4 cmの横切開を置き，体外に導出した．

温生食で離断面を洗浄．出血や胆汁漏がないことを確認．気腹圧を5 mmHgに下げて再度止血を確認した．離断面にドレーンを留置した．トロッカー設置部の腹壁を縫合閉鎖，皮膚を真皮埋没縫合で閉じて手術を終えた．

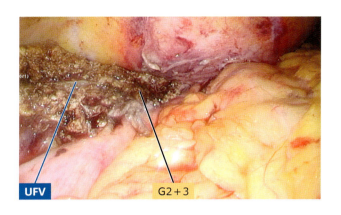
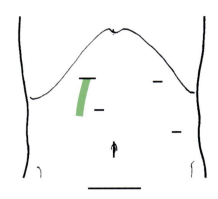

術者コメント

G2/3を自動縫合器で処理した症例において，術後出血をきたした症例を経験したことがあるため，G2とG3を個別にクリップで処理を行う方法も施行している．

G2の個別処理

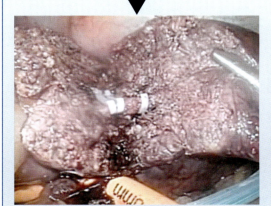

G3の個別処理

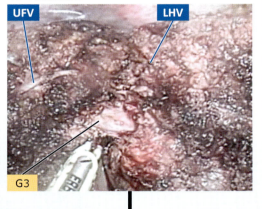

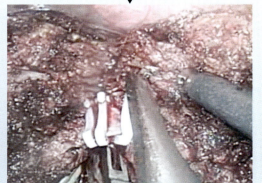

病理診断

Well differentiated hepatocellular carcinoma. 脈管侵襲なし. 非癌部は慢性肝炎.

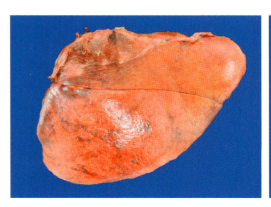
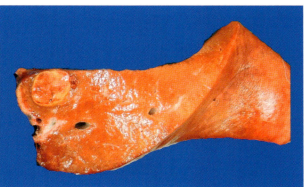

術後経過

合併症なく, 第5病日に退院した.

まとめ

肝細胞癌に対する腹腔鏡下肝外側区域切除のポイントは, 以下4点である.
1) 3D-CTによる術前シミュレーションは俯瞰的視野に難点のある腹腔鏡下肝切除に有用である. しかしあくまでバーチャルであり, 実際の術野での確認を怠らないことが重要である.
2) Glisson鞘をクランプし, 肝表面のdemarcationを確認することで, 担癌門脈枝を確認することができる.
3) G2の頭側端の確認を怠るとGlisson鞘の自動縫合器による閉鎖が不十分になる可能性がある.
4) G2/3処理のために自動縫合器挿入の際に, そのすぐ腹側にLHVが走行していることを意識する.

文献

1) Wakabayashi G et al：Recommendations for laparoscopic liver resection：a report from the second international consensus conference held in morioka. *Ann Surg* **261**：619-629, 2015
2) Kawaguchi Y et al：Survey results on daily practice in open and laparoscopic liver resections from 27 centers participating in the second International Consensus Conference. *J Hepatobiliary Pancreat Sci* **23**：283-288, 2016

（河口義邦）

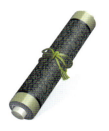

流儀・勘どころ　　　　　　　　　　　　　　　　　　　　　　腹腔鏡下手術①

腹腔鏡下手術におけるICG蛍光法の効用

ICG蛍光法

　ICGを蛍光源として用いた蛍光イメージングが肝胆膵外科手術に応用されている[1]．開腹手術において①癌の同定，②胆道造影，③血管造影，④肝区域の同定，⑤肝静脈閉塞領域の同定といった応用方法が報告されている．しかし，開腹手術では，蛍光イメージングを観察するためにモニターに視線を向け直す必要があり，蛍光イメージングを実際の術野へ直接フィードバックしづらいという欠点があった．

　しかし，腹腔鏡下手術では，術野をモニターで眺めながら，同一のモニター上で蛍光イメージングを観察できるため，情報を効率よく術野の視野にフィードバックすることが可能となる．

腹腔鏡下肝切除における癌の同定

　開腹手術と同様の方法で癌の同定を行うことが可能である[2,3]．

①ICG投与方法

　ICGを用いた肝機能検査を10日以内に施行していれば追加投与は必要ない．10日以上前の場合は，1.25 mg（0.5 mL）を手術前日に静注する．

②肝表面を赤外観察カメラで観察する（図1）

　数社からすでに発売されている．

　腹腔鏡下肝切除における癌の同定に関して，Kudoらは蛍光イメージングにより肝細胞癌の75％（$n=12/16$），転移性肝癌の69％（$n=11/16$）が同定されたことを報告した[4]．またわれわれは，化学療法により縮小した転移性肝癌（いわゆるdisappearing lesion）やラジオ波焼灼術後の局所再発に対する術中ナビゲーションとしての有用性を報告した[5]．

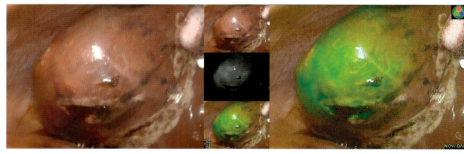

大腸癌肝転移（S6）
50 mm

図1

腹腔鏡下肝切除における胆道造影（図2）

①ICG投与方法

2.5 mg（1 mL）を静注する．ICGが血中から胆道へ排泄される時間を考慮し，最低でも観察の20分前に投与する必要がある．

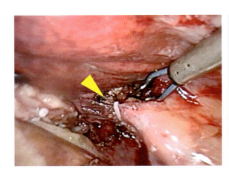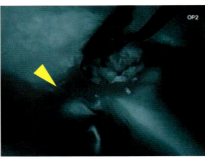

図2 右肝管のクリッピング後の左肝管の疎通性の確認

腹腔鏡下肝切除における胆道造影は，下記の際に有用と報告されている[6]．

a) 左もしくは右肝切除における温存すべき肝管の走行の確認
b) 癒着の強い症例における門脈と胆管の鑑別
c) 肝離断中の末梢の胆管の確認

文献

1) Verbeek FP et al：Image-guided hepatopancreatobiliary surgery using near-infrared fluorescent light. *J Hepatobiliary Pancreat Sci* **19**：626-637, 2012
2) Ishizawa T et al：Fluorescent cholangiography illuminating the biliary tree during laparoscopic cholecystectomy. *Br J Surg* **97**：1369-1377, 2010
3) Kawaguchi Y et al：Hepatobiliary surgery guided by a novel fluorescent imaging technique for visualizing hepatic arteries, bile ducts, and liver cancers on color images. *J Am Coll Surg* **212**：e33-39, 2011
4) Kudo H et al：Visualization of subcapsular hepatic malignancy by indocyanine-green fluorescence imaging during laparoscopic hepatectomy. *Surg Endosc* **28**：2504-2508, 2014
5) Kawaguchi Y et al：Usefulness of indocyanine green-fluorescence imaging during laparoscopic hepatectomy to visualize subcapsular hard-to-identify hepatic malignancy. *J Surg Oncol* **112**：514-516, 2015
6) Kawaguchi Y et al：Usefulness of indocyanine green-fluorescence imaging for visualization of the bile duct during laparoscopic liver resection. *J Am Coll Surg* **221**：e113-117, 2015

（河口義邦）

腹腔鏡下手術

2 大腸癌肝転移に対する腹腔鏡下肝S8部分切除

適応とポイント

　肝S7またはS8の腫瘍に対する開腹肝切除では，腫瘍が小さくても右横切開を加えた大きな皮膚切開が必要となることが多い．体壁へのダメージを最小限にするという意味では，腹腔鏡下手術が最もその長所を発揮しうる切除部位であるといえる．しかし，通常のトロッカーからアプローチする場合，肝S7あるいはS8の切除は肝表面に対して接線方向の操作になりやすく，腹腔鏡下肝切除において実施が難しい部位とされている[1〜3]．

　腹腔鏡下に肝S7またはS8の病変を切除する際のひとつのアプローチは，右肝を広く授動することである．もうひとつの方法は，肋間から経胸腔的に挿入したトロッカーを用いることである[1, 4〜6]．後者には，内側のみならず外側からも肝表面に対して垂直な離断面を展開できる，右／中肝静脈の根部に直接アプローチできる，という利点があり，深部の病変に対する難易度の高い手術だけでなく[1, 5]，肝表面の小病変に対しても適用する価値がある[6]．

現病歴と術前画像

　大腸癌異時性肝転移(S8，単発：下図矢印)と診断された40歳代男性．術前化学療法は行っていない．腹部造影CTで肝S8に径2cmの乏血性腫瘍が描出された．EOB-MRIのhepatobiliary phaseでは同腫瘍は明瞭な欠損を呈した．他部位に転移を疑う病変を認めなかった．早期胃癌に対する腹腔鏡下幽門側胃切除と同時に，肋間トロッカーを用いた腹腔鏡下手術で半球状に肝部分切除を行う方針とした．

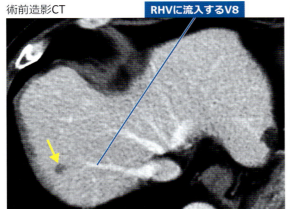

術者コメント
腹腔鏡下肝切除は小病変を対象にすることが多いが，径2cm以下の小病変に対する術前診断の正診率は必ずしも100%ではない．安易に腹腔鏡下肝切除の適応にするのではなく，十分に精査を進めることも考慮すべきである．
本症例では腫瘍に明らかな増大傾向を認めたため切除適応と考えた．

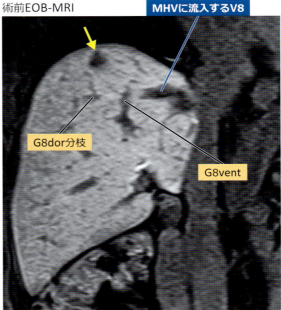

IV. 腹腔鏡下手術

肋間トロッカーを用いた腹腔鏡下肝S8部分切除

2時間20分／50 mL

■ 術中超音波検査，肋間トロッカーの設置

① 腹腔鏡下幽門側胃切除後に体位変換．右手を挙上し，上半身のみ左半側臥位とした開脚仰臥位で肝切除を開始した．下図のように腹壁から計3ヵ所にトロッカーを設置．肝は辺縁鋭・表面平滑であり，正常肝の所見であった．播種などの非切除因子がないことを確認した．

② 術中超音波検査を施行．肝S8背側（S8dor）の領域に径2.0 cm，Bull's eye signを伴う腫瘍を認めた．ソナゾイド造影超音波検査のKupffer相では，同腫瘍は明瞭な欠損を示した．その他の部位に転移を疑う病変は認めなかった．

③ 肝鎌状間膜の途中から頭側に切り上げ，右冠状間膜を切離した．右肝静脈（RHV）の流入部を同定した．

④ 体表（肋間）から行った超音波検査で右肺下縁の位置を確認．右肋弓のすぐ頭側で，右上腹部のトロッカーから7 cm以上離れた部位に径12 mmの肋間トロッカーを設置し，さらにその頭側に径5 mmの肋間トロッカーを設置した．

体位とトロッカーの配置

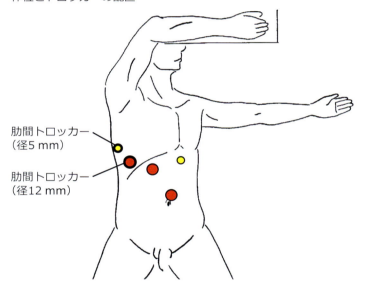

術者コメント

肋間トロッカー挿入時には，右肺下縁の位置を体表超音波と腹腔鏡で確認する．

通常，尾側のトロッカー挿入部には肺は位置しない．頭側のトロッカーを挿入する際は呼気を維持し，右肺下縁を横隔膜越しに腹腔側から鉗子で圧排する．

腫瘍の位置により，尾側の肋間トロッカーのみを用いる場合もある．

術者は患者右側に立つ．

右肺下縁の確認（体表超音波）

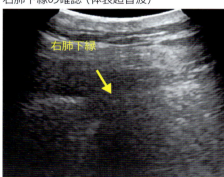

肋間トロッカー設置（腹腔内から観察）

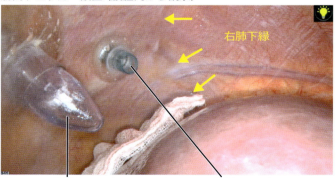

径12 mm肋間トロッカー　　径5 mm肋間トロッカー

術者コメント

離断面先進部に止血剤を挟んで超音波を行うと離断ラインを確認しやすい．

肋間トロッカーからの視野（ICG蛍光法併用）　　　　　造影超音波（肝離断中）

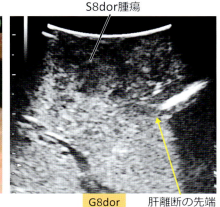

■ 肝離断線のマーキング，肝離断

① 超音波とICG蛍光法を用いて，腫瘍から1 cmのマージンをとるように離断線を設定．RHVを離断の底辺に設定すれば十分なマージンが確保されると考えられた．

② 肝十二指腸間膜をテーピング．腸管クリップを用いて間欠的に流入血を遮断し，血管シーリングシステムの鉗子を用いた肝実質の破砕・吸引と凝固を用いて肝離断を行った．硬性鏡は尾側（径12 mm）の肋間トロッカーから挿入した．術者は患者右側に立ち，頭側（径5 mm）の肋間トロッカーを左手に，右上腹部の腹壁から挿入したトロッカーを右手に用いた．

③ まず内側で中肝静脈（MHV）に入るS8のdrainage vein（V8）を切離したのち，S8腹側のGlisson鞘（G8vent）の分枝をクリッピングの後に切離した．外側の離断を進めてから腫瘍背側に入り，RHVに流入するV8を2本切離，RHVの腹側を出しながら離断を頭側に進めた．S8dorのGlisson鞘（G8dor）の分枝をクリッピング・切離．最頭側の肝実質を内側から離断し，RHVの表層枝（superficial RHV）を切離して半球状の部分切除を終えた．

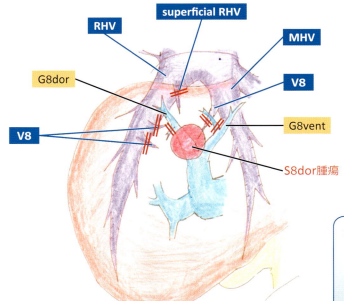

術者コメント
肝切除のメルクマールとしてMHVに流入するS8 drainage vein（V8）が有名だが，V8にはRHVに流入するもの，下大静脈に直接流入するものもあり，注意を要する．

Ⅳ. 腹腔鏡下手術
■ 肝離断線設定

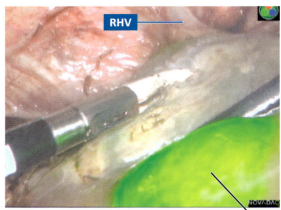
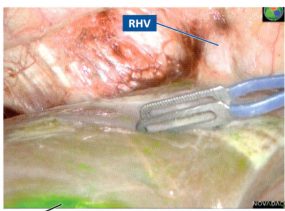

術者コメント
術前に肝機能検査のために静注したICGが肝細胞癌内部あるいは転移性肝癌周囲に滞留する性質を利用した肝腫瘍の蛍光イメージングは，肝表面に位置する小腫瘍を同定するのに役立つ[7〜9]．ICGに本技術の保険適用はないが，蛍光観察を行うための赤外観察装置は複数のモデルが市販されている．

術者コメント
半球状に部分切除を行う場合，腫瘍に向かって両側面の肝離断では腫瘍との距離を保った垂直な面を維持しやすいが，腫瘍の手前側を垂直に切り込むことは難しい．むやみに非癌部肝実質の切除量を増やすべきではないが，離断の「助走」をつけるために，腫瘍の手前側は両側面よりもやや距離をとって切離線を設定するとよい．

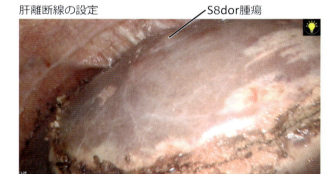

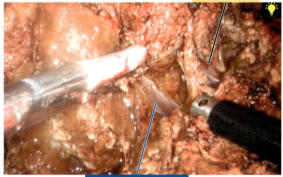
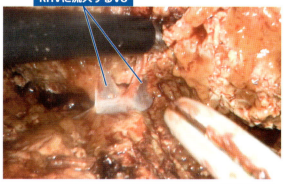

術者コメント
鉗子による破砕法と吸引を連携して用いれば，超音波吸引装置（CUSAなど）を用いなくても細い脈管を同定することができる．

2. 大腸癌肝転移に対する腹腔鏡下肝S8部分切除

RHVの同定

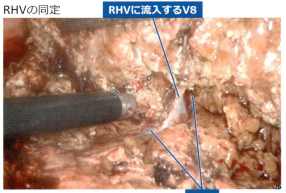

RHVに流入するV8を切離

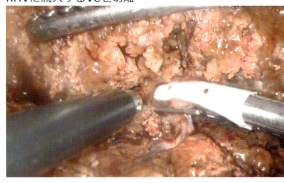

> **術者コメント**
> 細い静脈の閉鎖には血管シーリングシステムだけで十分なことが多いが，もし出血した場合の対応の困難さを考慮してクリップを併用することがある．
> 遅発性の胆汁漏を予防するため，Glisson鞘は結紮またはクリッピングを加えて切離する．

G8dor分枝の切離

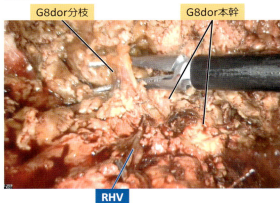

Superficial RHVの切離

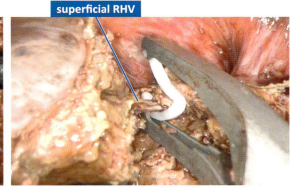

> **術者コメント**
> 主肝静脈に近い部分では，肝表面直下に表層枝が走行している．離断の最終局面で出血をきたさないように，最後まで慎重な操作が求められる．

Ⅳ．腹腔鏡下手術

■ 標本回収と閉創

① 標本を回収用バッグに収納．臍部のトロッカー設置部の創から体外に導出した．
② 温生食で離断面を洗浄．出血や胆汁漏がないことを確認．予防的腹腔ドレーンは留置しなかった．
③ 横隔膜に開いた頭側（径5 mm）の肋間トロッカー挿入孔を腹腔内から縫合閉鎖．尾側（径12 mm）の肋間トロッカー挿入孔は体表から閉創針を用いて閉鎖した．
④ 肝離断面に組織接着剤を塗布．他のトロッカー設置部の腹壁を縫合閉鎖．皮膚を真皮埋没縫合で閉じて手術を終えた．

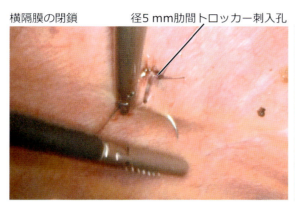

横隔膜の閉鎖　径5 mm肋間トロッカー刺入孔

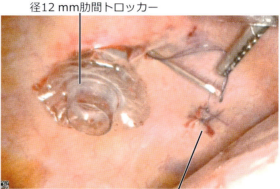

径12 mm肋間トロッカー

径5 mm肋間トロッカー刺入孔

肝S8半球状部分切除後の離断面

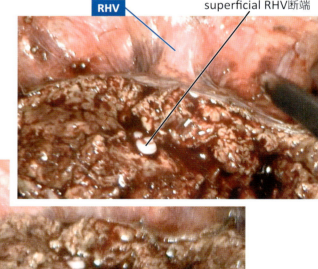

RHV　superficial RHV断端

> **術者コメント**
> 開腹手術との比較に耐える，いわゆる「きれいな」肝離断面を形成するためには，細い脈管の処理方法についてもう少し洗練された方法を確立する必要があると考えている．

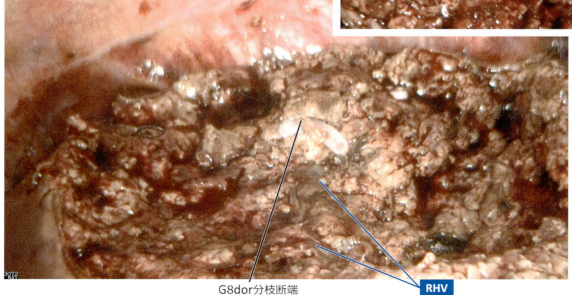

G8dor分枝断端　RHV

病理診断

Well differentiated adenocarcinoma. 大腸癌肝転移に一致する所見.

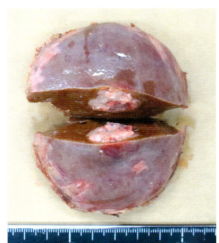
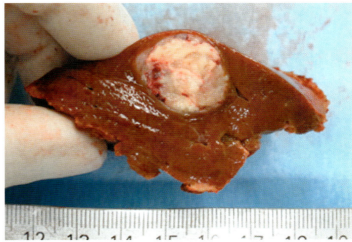

術後経過

胃切除，肝切除ともに合併症なく，第8病日に退院した．

まとめ

　S8dor頭側の領域に発生した大腸癌肝転移に対し，経胸腔的に挿入した2本の肋間トロッカーを用いて腹腔鏡下に半球状の部分切除を施行した．手術のポイントは，以下5点である．
1) 肝S7, S8切除の際に経胸腔トロッカーを用いると，最小限の授動で肝表面に対し垂直な離断面を展開することができるため，開腹手術と同じ半球状の部分切除を行ううえで有利である．
2) 肋間トロッカーの挿入に際しては，体表エコーと腹腔内からの観察により，右肺下縁の位置を確認する．
3) 術者は患者右側に立ち，頭側の肋間トロッカーを左手に，右肋弓下のトロッカー（腹壁に設置）を右手に用いる．尾側の肋間トロッカーをカメラポートとして利用する．
4) 内側，外側の肝離断を十分に進めてから背側の離断に移るとsurgical marginを確保しやすく，出血への対応も容易となる．
5) 横隔膜のトロッカー挿入孔は縫合閉鎖する．

文献

1) Ishizawa T et al：Laparoscopic Segmentectomy of the Liver：From Segment Ⅰ to Ⅷ. *Ann Surg* **256**：959-964, 2012
2) Ban D et al：A novel difficulty scoring system for laparoscopic liver resection. *J Hepatobiliary Pancreat Sci* **21**：745-753, 2014
3) Wakabayashi G et al：Recommendations for laparoscopic liver resection：a report from the second international consensus conference held in Morioka. *Ann Surg* **261**：619-629, 2015
4) 石沢武彰，Brice Gayet：Gayet 腹腔鏡下肝胆膵手術．南江堂，東京，2012
5) Ogiso S et al：Laparoscopic transabdominal with transdiaphragmatic access improves resection of difficult posterosuperior liver lesions. *Ann Surg* **262**：358-365, 2015
6) Ichida H et al：Use of transthoracic trocars for laparoscopic resection of subphrenic hepatic tumors. Surg Endosc[in press]
7) Ishizawa T et al：Real-time identification of liver cancers by using indocyanine green fluorescent imaging. *Cancer* **115**：2491-2504, 2009
8) Ishizawa T et al：Mechanistic background and clinical applications of indocyanine green fluorescence imaging of hepatocellular carcinoma. *Ann Surg Oncol* **21**：440-448, 2014
9) Kudo H et al：Visualization of subcapsular hepatic malignancy by indocyanine-green fluorescence imaging during laparoscopic hepatectomy. *Surg Endosc* **28**：2504-2508, 2014

（石沢武彰）

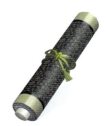

流儀・勘どころ　　　　腹腔鏡下手術②

腹腔鏡下手術における安全な肝授動

腹腔鏡下手術における肝授動のポイント

　開腹肝切除では，肝離断に先立って肝授動を十分に行っておくと，肝離断面を自在にコントロールし，静脈性の出血に対処することが容易になる．腹腔鏡下肝切除でも肝授動の意義は変わらないが，視野確保に限れば開腹手術よりも授動範囲が狭くて済むことが多い．また，あえて肝周囲の靱帯や間膜を温存し肝の支持に用いることもある．以下に腹腔鏡下肝切除における肝授動のポイントを記す．

　1）肝静脈根部から下大静脈，下横隔静脈，および横隔膜の損傷はただちに開腹移行につながる可能性があるだけでなく，患者の生命に関わる事態に進展しかねない．肝授動は気腹開始後間もなく行う操作だが，細心の注意を払う．

　2）肝辺縁の楔状切除でも，離断中の出血を肝の圧迫または挙上でコントロールするための可動性は確保しておく．

　3）授動に用いる鉗子による肝実質の損傷（被膜下血腫や裂創）に注意する．

　4）血管シーリングシステムを頻用すると層の剥離が困難になること，超音波凝固切開装置では先端や背側の副損傷に気を付けることなど，機器の特徴を把握し，使い分ける．

右肝の授動（図1，2）

① 肝鎌状間膜を切開し，その頭側で左右冠状間膜を切離する．必要に応じて間膜の奥にある疎な組織を剥離し，右肝静脈根部を確認しておく．肋間トロッカー［「Ⅳ-2」（263頁）参照］を用いると授動範囲を大幅に縮小できる[1～3]．

② 右冠状間膜の切離を外側に向けて進める．この視野で無漿膜野を頭側からある程度剥離することが可能であり，この操作を繰り返すことにより横隔膜側から右三角靱帯を切離できることもある．下横隔静脈の損傷に注意する．

③ 助手が胆嚢ごと肝を挙上し，肝腎間膜，右三角靱帯を切離する．

④ 尾側の短肝静脈を切離する．これを省略して頭側の操作に固執すると，短肝静脈の引き抜き損傷をきたすリスクが大きい．短肝静脈を閉鎖する際はクリップ逸脱の危険があるため，血管シーリングシステムとクリップを組み合わせて用いている．

⑤ 開腹手術と同様に，下大静脈前面を剥離してから右副腎を肝から剥離する．

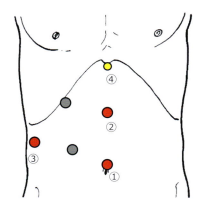

図1　右肝授動で用いる基本的なトロッカー配置
赤：径12mm，黄：径5mm，灰：必要に応じて追加．
①から硬性鏡を挿入し，患者の股間に位置した術者が②を右手に，③を左手に用いる．右冠状間膜切離の深部では②から硬性鏡を挿入，術者が④から右手の鉗子を用いることもある．
助手は患者の左手に立ち，④から肝横隔膜面を尾側背側に圧排したり，鉗子を胆嚢・肝臓側面の下に入れて肝を頭側に挙上したりして視野確保に努める．

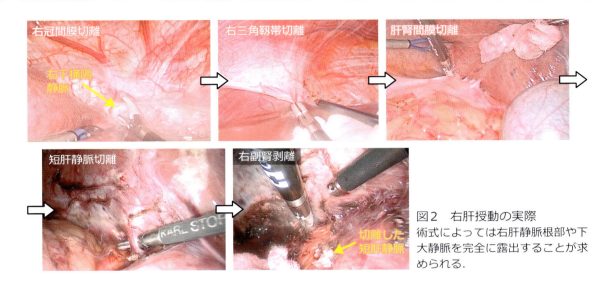

図2　右肝授動の実際
術式によっては右肝静脈根部や下大静脈を完全に露出することが求められる．

左肝の授動（図3）

① 肝鎌状間膜から左右冠状間膜を切離する．肝S2またはS3の切除では，間膜を完全には切離せず，肝の固定や離断面の展開に利用することも有用であり[4]，肝切除のデザインに応じて授動の範囲をあらかじめ決めておく．

② 左冠状間膜の切離を外側に向けて進め，左三角靱帯を切離する．S2を切除しない場合には，胆汁漏予防のために肝臓側の靱帯断端にクリップをかけるようにしている．

③ 臓側面から入れた鉗子で肝を挙上し，小網付着部や冠状間膜の切離を追加する．尾状葉の手術では，Arantius管や下大静脈靱帯を切離し，Spiegel葉を下大静脈から剥離する．

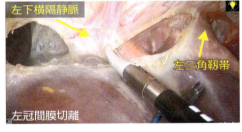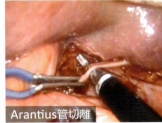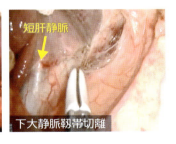

図3　左肝授動の実際
術式に応じて授動範囲を決めておく．

文献

1) Ishizawa T et al：Laparoscopic segmentectomy of the liver：from segment Ⅰ to Ⅷ. *Ann Surg* **256**：959-964, 2012
2) Ogiso S et al：Laparoscopic transabdominal with transdiaphragmatic access improves resection of difficult posterosuperior liver lesions. *Ann Surg* **262**：358-365, 2015
3) Ichida H et al：Use of transthoracic trocars for laparoscopic resection of subphrenic hepatic tumors. *Surg Endosc*［in press］
4) 石沢武彰, Brice Gayet：Gayet腹腔鏡下肝胆膵手術，南江堂，東京，2012

（石沢武彰）

腹腔鏡下手術

3 膵神経内分泌腫瘍に対する腹腔鏡下膵体尾部切除

適応とポイント

　腹腔鏡下膵体尾部切除は2012年4月より腹腔鏡下膵体尾部腫瘍切除術（原則としてリンパ節郭清を伴わない）として保険収載された．2016年4月より腹腔鏡下膵頭十二指腸切除術も保険収載され，今後開腹手術との比較をもとに検証が進められていく状況である．

　適応疾患はsolid pseudopapillary neoplasm，小さな膵内分泌腫瘍，mucinous cystic neoplasm，一部のintraductal mucinous cystic neoplasmなどである．次に紹介する脾温存の膵体尾部切除との厳密な適応の区別は現状ではあいまいな部分もある．

　術式のポイントは安全な脈管処理と膵断端の処理である．自動縫合器の適切な使用が重要である．

現病歴と術前画像

　75歳女性．検診で膵尾部の神経内分泌腫瘍を指摘された．同時に脾動脈末梢の動脈瘤も指摘されたため，腹腔鏡下膵体尾部脾切除を予定した．

　Dynamic CTの動脈相で強く造影される径5mmの腫瘍を認めた．やや中枢側に脾動脈瘤を認めた．

術前造影CT（動脈相）

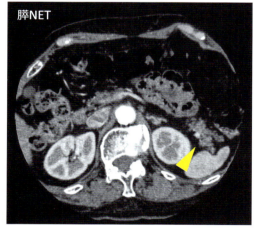
膵NET

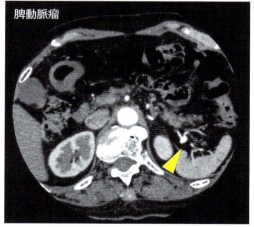
脾動脈瘤

> **術者コメント**
> 今回の病変は非常に小さく術中超音波でも同定できるか不確定であったが，近くに位置する脾動脈瘤が指標になると考えた．

腹腔鏡下膵体尾部切除

3時間30分／50 mL

■ トロッカー設置，膵体尾部授動

右半側臥位で手術開始．下図のように計5ヵ所にトロッカーを設置した．デバイスには，SonoSurgとBiClampを使用した．

① 脾門部よりやや内側から網囊を開放し左側へ向かって切離した．左胃大網動静脈を確認し，クリップをかけて処理した．
② 胃脾間膜をバイポーラーでシーリングしたのち，超音波凝固切開装置で切離しながら処理を進めた．その視野を保ち，横隔脾ヒダを可及的に処理し，頭側の脾の授動を行った．
③ 脾臓の尾側で脾結腸間膜を処理し，脾臓の背側を尾側からも授動し，先ほど頭側から進めた授動のラインとつなげた．
④ 脾門部側から膵尾部を授動していき，また膵下縁・膵上縁の後腹膜との癒合部を切開し，脾臓とともに膵体尾部を授動した．

トロッカー設置

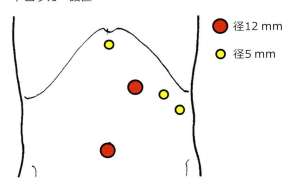

脾臓頭側の授動

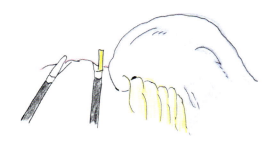

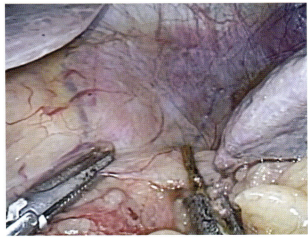

術者コメント

胃脾間膜を処理したのち，その視野のままに，脾臓の頭側の授動を可及的に行っておくと，後に脾の尾側からの授動が容易となる．脾臓の牽引は助手の役割となるが，容易に損傷をきたし，またその出血コントロールには難渋することに留意する必要がある．

Ⅳ. 腹腔鏡下手術

膵体尾部脾の授動

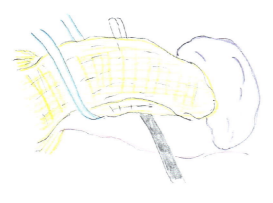
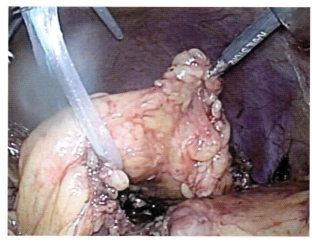

術者コメント
切離予定線を意識しつつ，必要十分な範囲で膵体尾部の授動を行う．

■ 術中超音波、離断予定線のマーキング

　術中超音波を用いて，腫瘍の位置を同定した．腫瘍は小さいため術中超音波でhypoechoic lesionとして認識されるも確信することは困難であった．術前に確認していた通り，腫瘍よりやや中枢側に存在する脾動脈瘤を指標とし，その位置よりも2cm中枢側を離断予定線として設定した．マーキングには，チェリーダイセクターの先端に色素をしみこませたものを使用した．

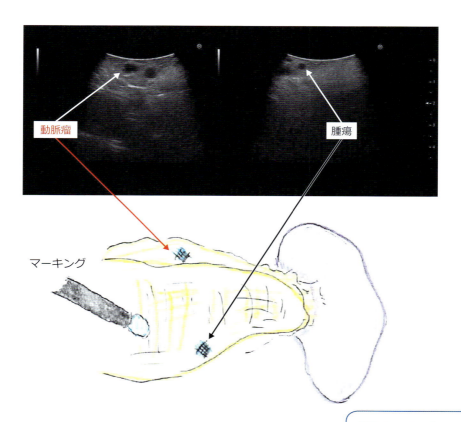

術者コメント
術中超音波にて明瞭に描出された動脈瘤の位置を離断の指標とした．

■ 膵離断

　今回の切離予定部位は膵尾部よりであったため，脾動静脈を自動縫合器で一括切除することとした．授動された膵体尾部をPenroseドレーンで脾動静脈ともに確保し，術者の左手で牽引する．自動縫合器（Gold cartridge）を使用する．離断予定線に沿ってフォークを挿入し，膵上縁がステープル範囲に入っていることを確認する．フォークを閉じて，5分間圧座した後に離断した．ステープル断端からの出血を入念に観察し，動脈性に出血している部分にクリップをかけた．

　他にもoozingのみられたステープル部分，計3ヵ所にクリップをかけた．

自動縫合器による膵離断

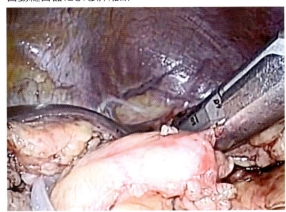
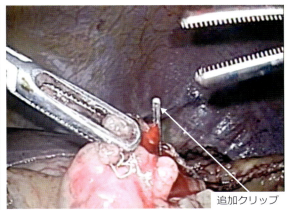

追加クリップ

> **術者コメント**
> ① ステープルラインからの出血は多くのケースで認め，術後出血の原因となりうる．確実に止血の確認をすることが重要である．
> ② 自動縫合器の選択：膵実質の厚みが10 mmを超える場合は，Black cartridgeを使用する．またステープルラインを吸収性縫合補強することのできるcartridgeを使用することもある[1]．

■ 標本回収と閉創

　標本を回収用バッグに収納，腸骨上縁に5 cmの横切開を置き，体外に導出した．
　温生食で離断面を洗浄．出血や自動縫合部分の破綻のないことを確認．膵断端にドレーンを留置した．トロッカー設置部の腹壁を縫合閉鎖，皮膚を真皮埋没縫合で閉創し手術を終えた．

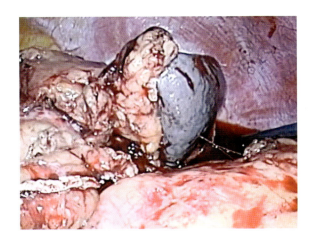
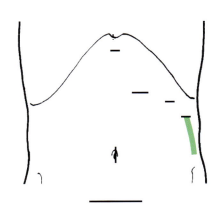

病理診断

Neuroendocrine tumor, G1, 6×3 mm.
切除断端陰性.

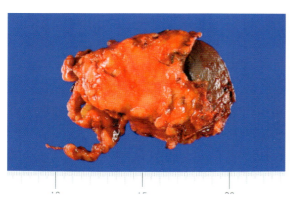
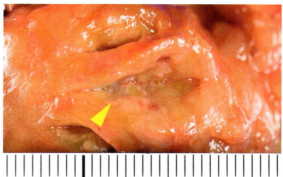

術後経過

膵液漏も含めて合併症なく，第9病日に退院した．

まとめ

　　膵尾部の内分泌腫瘍に対する腹腔鏡下膵体尾部切除術を示した．手術のポイントは，以下4点である．
1) 胃脾間膜の処理に続いて，脾臓の頭側の授動を可及的に行っておくと，尾側からの脾臓の授動を行いやすくなる．
2) 腫瘍の同定に術中超音波は有用であり，残存膵側に腫瘍を残さないためにも必須の手技と考える．
3) 腹腔鏡下の膵離断では自動縫合器を用いることが多いと思われるが，断端からの出血はかなりの頻度で起こるものと心がけるべきである．
4) 本症例は腫瘍が膵尾部に位置していたため，脾臓・膵体尾部の授動の後に膵を離断する外側アプローチを用いたが，特に体部に近い腫瘍では，膵の離断を先行する内側アプローチも有用である．

文献

1) Hamilton NA et al：Mesh reinforcement of pancreatic transection decreases incidence of pancreatic occlusion failure for left pancreatectomy：a single-blinded, randomized controlled trial. *Ann Surg* **255**：1037-1042, 2012
2) Farkas G et al：PolysorbR (an absorbable lactomer) staples, a safe closure technique for distal pancreatic resection. *World J Gastroenterol* **20**：17185-17189, 2014

（河口義邦）

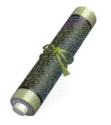

流儀・勘どころ　腹腔鏡下手術③

腹腔鏡下手術における安全な肝離断

安全な肝切除とは

「安全な」肝切除とは，肝離断に際して①出血をコントロールし，②残肝機能を温存しながら，③腫瘍を確実に切除することに尽きる．本コラムでは，この「安全3原則」を腹腔鏡下肝切除でも順守するために，筆者が採用している方針を紹介する．この原則は「開腹手術と同じ質の肝切除を患者に提供するべきである」という考えに基づいている．肝切除の質を落としてまで創の小さな手術にこだわるメリットは証明されていないことを銘記すべきである．

「妥当な」手術時間，出血量で手術が終了すること

腹腔鏡下肝切除は開腹手術と比べて「出血量は少ないが手術時間は延長する」傾向がある．たとえば，術式の影響を受けにくい「肝離断速度（離断面積／所要時間）」を対象に検討してみると，自験例でも腹腔鏡下手術のほうが開腹手術よりも肝離断に約2倍の時間を要している（図1）．腹腔鏡下手術では，出血をきたす度に操作が困難になるので，確実に止血しながらゆっくりと肝離断を進めることは肝切除の「コツ」であり，ある程度の時間延長はやむをえない．しかし，腹腔鏡下手術の適応や開腹移行の要否を検討する際に，予想離断面積に対する離断速度の限界を認識しておかないと，許容範囲内に手術を終えることが難しくなる．また図1は，開腹肝切除と比べて腹腔鏡下手術では肝離断の早さにラーニングカーブが得られにくいことも示唆している．腹腔鏡下手術の特徴ではあるが[1]，今後の技術的な課題を示すデータとして興味深い．

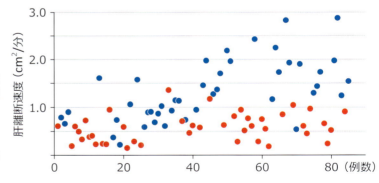

図1　肝離断速度（●開腹，●腹腔鏡）
2014年4月から2016年3月までにがん研有明病院で施行した筆者による肝切除の肝離断速度（肝離断面積／離断時間）を示す．
腹腔鏡下手術（42件）のほうが開腹手術（43件）よりも離断速度が遅かった．
（中央値［範囲］，0.60［0.16〜1.36］vs. 1.25［0.23〜2.89］cm²/分，$P<0.05$）．

肝離断と止血の具体的な方法は他書に譲るが，肝切除では順調に肝離断が進んでいても出血がかさみ，手術の進行が滞ることがある．開腹肝切除の一般的な手術成績を参照し，腹腔鏡で開始しても最終的に「妥当な」時間と出血量で手術を終えるための方策を各施設で準備しておくことが肝要である．がん研有明病院では，腹腔鏡下肝切除の開腹移行検討基準として「5のルール」を考案し，これまで肝部分切除・外側区域切除に適用してきた．

> **5のルール**
> ① 出血量 500 mL，または② 5時間経過した時点で肝離断の達成度≦50％，のいずれかに該当した場合には，手術に参加していないスタッフから開腹移行の要否について指示を受ける．

これらの術式では「出血量 1,000 mL 以下，手術時間 8時間以内」で手術を終えるべきであろう，という施設内検討会の判断が反映されている．今後，亜区域以上の腹腔鏡下肝切除に対応すべく，新たな開腹移行検討基準を策定する予定である．

Ⅳ．腹腔鏡下手術

開腹手術と同じ肝切除術式を適用すること

　腹腔鏡下肝切除であっても，腫瘍因子と肝予備能を勘案し必要十分な切除範囲を設定する．腹腔鏡による操作を容易にするために切除範囲を過剰に広げたり，肝細胞癌に対し非解剖学的な肝切除を採用したりすることは慎むべきである．小範囲の肝切除であっても，開腹手術と同じような切除範囲で病変を切除することは意外と難しい．術中エコーを駆使し，任意の肝離断面を維持・展開する工夫が必要である．たとえば，肝離断の先進部に止血綿やガーゼを挿入してエコーを行うと，切除マージンが十分かどうか容易に確認できる（図2）．

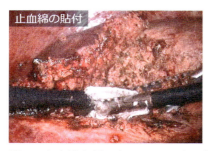
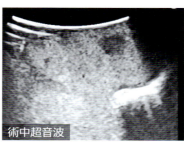

図2　止血綿を用いたエコーによる切除マージンの確認

　主要なGlisson鞘を処理する際には，温存肝の脈管がきちんと温存されていることを確認する．着脱式の血管クリップを用意しておくと，Glisson鞘を遮断した際の虚血域の範囲を腹腔鏡画面あるいはエコーで確認する際に便利である．筆者は，Glisson鞘をクランプした後にICG 1.25 mgを静注し，蛍光イメージングを用いて温存肝への血流が保たれていることを確認している（図3）[2]．

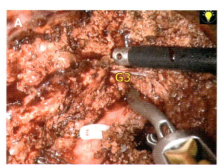
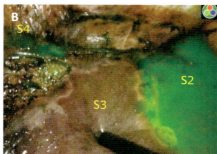
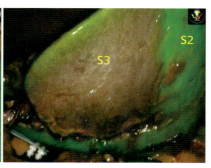
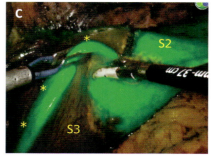

図3　ICG蛍光法を用いた肝血流の確認（肝S3切除）
A．肝S3のGlisson鞘（G3）を根部でクランプしたのち，ICG 1.25 mgを手術中に静注した．
B．蛍光イメージングでは，肝横隔膜面（左）および臓側面（右）にS3とS2, S4との境界が明瞭に描出された．
C．温存肝への血流が確認できたので，クランプした部位でS3 Glisson鞘を切離し，S3境界に沿って離断を進めた（＊はS3辺縁に残存するICGの蛍光）．

文献
1) Nomi T et al：Learning curve for laparoscopic major hepatectomy. *Br J Surg* **102**：796-804, 2015
2) Ishizawa T et al：Positive and negative staining of hepatic segments by use of fluorescent imaging techniques during laparoscopic hepatectomy. *Arch Surg* **147**：393-394, 2012

（石沢武彰）

腹腔鏡下手術

4 膵神経内分泌腫瘍に対する腹腔鏡下脾臓温存膵体尾部切除

適応とポイント

　脾臓温存膵体尾部切除は，脾臓のみならず脾動脈（SpA），脾静脈（SpV），リンパ節，後腹膜組織を温存し，膵体尾部のみを切除する術式であり，手術適応は膵体尾部の良性疾患や低悪性腫瘍に限られる．施設により適応とする疾患に相違があると思われるが，膵体尾部に発生したsolid pseudopapillary neoplasm，小さな神経内分泌腫瘍，mucinous cystic neoplasm，一部のintraductal mucinous cystic neoplasmなどが対象となる．上記疾患でも悪性が強く示唆される場合や，腫瘍が脾動静脈や後腹膜と接しているような場合，膵体尾部や脾門部のリンパ節郭清が望ましいと思われる症例には，脾臓を温存しない膵体尾部切除術を選択している．腹腔鏡下膵体尾部切除術に比較して，脾動静脈と膵臓との間の細かい分枝の処理が必要となる術式である．

現病歴と術前画像

　70歳代女性．意識消失発作を主訴に発見された膵インスリノーマ．SACI test (Selective Arterial Calcium Injection test)で脾動脈近位部からのCa刺激に反応し膵尾部腫瘤からの著明なインスリン分泌（1,066 μU/mL）を認め，インスリノーマの診断に至った．Dynamic CTの動脈相で強く造影される径24 mmの中心に壊死を伴う腫瘍を認めた．静脈相でも造影効果の残存を認めた．脾動静脈とは距離もあり，腹腔鏡下脾臓温存膵体尾部切除を予定した．

術前造影CT

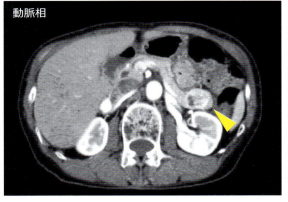
動脈相

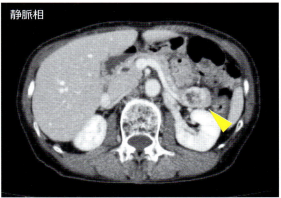
静脈相

腹腔鏡下脾臓温存膵体尾部切除

4時間50分／50 mL

■ トロッカー挿入とアプローチ

右半側臥位，下図のように計5ヵ所にトロッカーを設置した．デバイスには，SonoSurg，LigaSure，BiClampを使用した．

大網を網嚢腔が閉鎖していない部位で切開し，網嚢腔を開放した．大網を左胃大網動脈より2～3 cm尾側で左側に向かって，切離していった．脾臓に接近しながら左胃大網動静脈を処理し，胃脾間膜を一部切開した．胃膵間膜を膵上縁に沿って切離した．

トロッカー設置

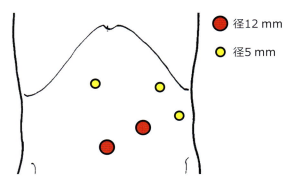

● 径12 mm
○ 径5 mm

術者コメント

脾臓の血液供給路として，SpA，短胃動脈，左胃大網動脈の3つが存在する[1]．
脾動脈温存術式の場合，脾臓への血流はSpAが温存されるため，短胃動脈と左胃大網動脈を処理することも可能である．一方，Warshaw法[2,3]では，SpAを切離し，脾臓を温存するため，短胃動脈，左胃大網動脈を温存することが必須である．

網嚢の開放

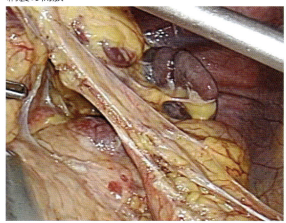

膵上縁の切離

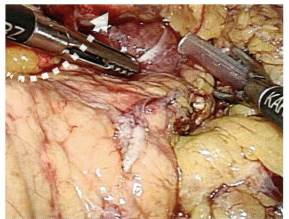

■ 術中超音波

膵尾部の前面が露出されたところで，術中超音波により腫瘍の境界を確認した．

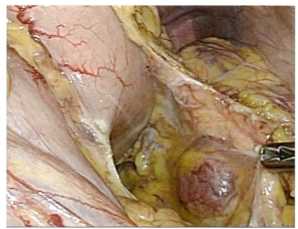
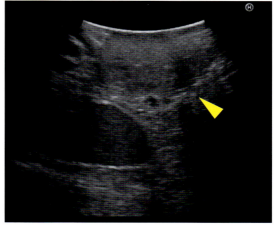

> **術者コメント**
> 腫瘍は露出しているが，深部の腫瘍の境界を認識するためにも術中超音波は有用である．

■ SpA, SpVの同定，膵尾部の授動

膵上縁の脾臓よりでSpA, SpVを同定した．
また，膵下縁で胃膵間膜を切開し，膵背側を授動した．視野の確保のため，脾結腸間膜も切開した．

SpA, SpVの同定

膵下縁側からの授動

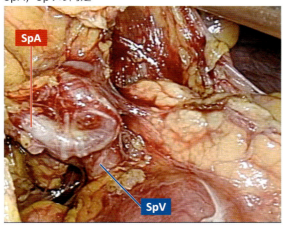
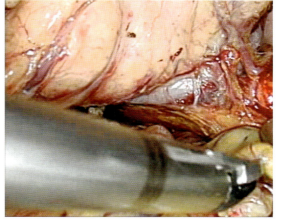

> **術者コメント**
> 膵臓の尾側からの視野が悪いときは，脾結腸間膜を切離することで視野が改善されることがある．

IV. 腹腔鏡下手術

■ 膵背側とSpA, SpVの剥離

膵背側とSpA, SpVとの間を剥離していくと、細い小分枝がたくさん現れる．LigaSure，もしくはクリップにて対処する．

SpVの剥離

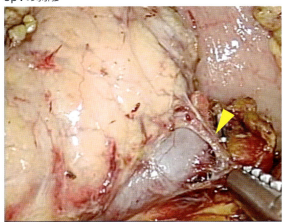

SpAの剥離

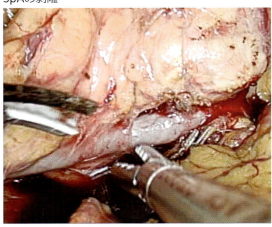

> **術者コメント**
> 膵尾部ではSpVが膵実質と接しているが，分枝も少なく比較的血管剥離は容易である．一方膵体部では，脾静脈は膵内に形成された溝内を走行することが多く，分枝の処理・SpVの剥離は困難である．

膵体部からのSpAの分離

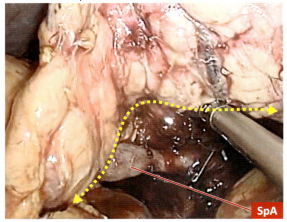
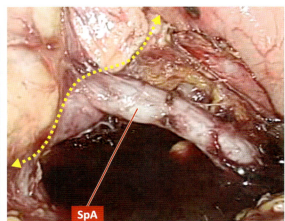

■ 膵離断

　SpAとSpVの剥離が完了した後は，授動された膵体尾部をPenroseドレーンで確保し，術者の左手で牽引する．自動縫合器（Gold cartridge）を使用する．離断予定線に沿ってフォークを挿入し，膵上縁がステープル範囲に入っていることを確認する．フォークを閉じて，8分間圧座した後に離断した．ステープル断端からの出血を入念に観察し，動脈性に出血している部分にクリップをかけた．

自動縫合器による膵離断

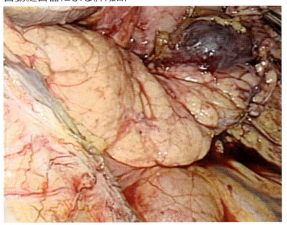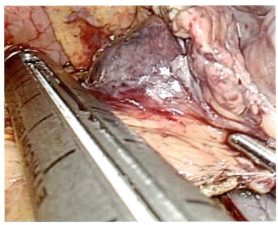

■ 標本回収と閉創

　標本を回収用バッグに収納，臍下に5mm創部を延長することで対外に導出した．
　温生食で離断面を洗浄．出血や自動縫合部分の破綻のないことを確認．膵断端にドレーンを2本（膵断端，左横隔膜下）留置した．トロッカー設置部の腹壁を縫合閉鎖，皮膚を真皮埋没縫合で閉創し手術を終えた．

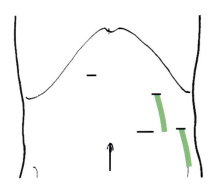

> **術者コメント**
> 脾温存術式では，膵断端からの出血のみならず，SpA・SpVを剥離・温存した際の分枝の断端からの出血の確認にも注意を要する．

病理診断

Neuroendocrine tumor, G1 (insulinoma), 20×18 mm.
切除断端陰性.

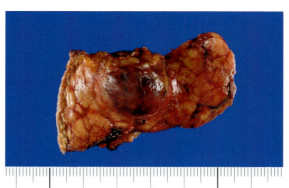
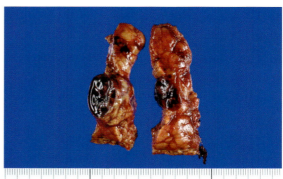

術後経過

膵液漏 Grade A (ISGPF)[4]. 第13病日に退院した.

まとめ

　膵尾部に位置するインスリノーマに対し, 腹腔鏡下脾臓温存膵体尾部切除術を施行した. 手術のポイントは, 以下3点である.
1) 脾動静脈と膵臓の間の小分枝の処理方法として, クリップ, デバイスによるシーリングが挙げられる. 小分枝の切り代はとれないことが多いため, クリップはかけられないことも多い. 切離後に入念に剥離・温存した脾動静脈の止血を確認する.
2) 脾門部の血管は, 脾臓への血流を保持する目的で, 膵尾部側で処理するよう心がける.
3) 膵断端からの止血を入念に確認する.

文献

1) Romero-Torres R：The true splenic blood suply and its surgical application. *Hepatogastroenterology* **45**：885-888, 1998
2) Warshaw AL：Conservation of the spleen with distal pancreatectomy. *Arch Surg* **123**：550-553, 1988
3) Kawaguchi Y et al：Laparoscopic distal pancreatectomy employing radical en bloc procedure for adenocarcinoma：Technical details and outcomes. *Surgery* **157**：1106-1112, 2015
4) Bassi C et al：Postoperative pancreatic fistula：an international study group (ISGPF) definition. *Surgery* **138**：8-13, 2005

〈河口義邦, 長谷川潔〉

第 V 章
肝移植

肝移植

1 生体肝移植における右肝グラフト採取（ドナー手術）

適応とポイント

　成人間生体肝移植では，ドナーの安全が担保されることを前提としたうえで，十分なサイズのグラフトを確保することが重要である．右肝グラフトは左肝よりもサイズにおいて有利だが，ドナーへの侵襲が大きくなる．

　当科では，右肝グラフト導入期は中肝静脈を含む拡大右肝グラフト採取を行っていたが，ドナーの安全性を考慮して，現在は中肝静脈を含まない右肝グラフトを採取している．凍結保存静脈グラフトによる中肝静脈分枝を再建し，modified right liver graftと呼んでいる．必要なグラフトサイズについては，流儀・勘どころ「V-①3Dシミュレーションによるグラフト選択基準」（292頁）を参照されたい．

現病歴と術前画像

　レシピエントは50歳代女性，C型肝硬変，肝細胞癌（S2 13 mm，S8/7 19 mm，S5 5 mm）の患者でRFAおよびTACE治療後である．MELD（model for end-stage liver disease）スコアは14点，Child-Pughスコアは10点でChild-Pugh Cであった．レシピエントの標準肝容量（R-SLV）は1,114 mLであり，MELDスコア≦15点のため，R-SLVの35％である390 gのグラフトが必要であると算出された．

　ドナーはレシピエントの妹で50歳代女性で子宮筋腫に対する開腹手術の既往があるが，その他基礎疾患はなかった．ICG-R15値は6.1％で全肝容量（TLV）は1,041 mLだった．

　左肝グラフトを用いた場合，予測グラフト容量322 mL，ドナー残肝容量69.1％，グラフト対R-SLV比は28.9％となり，必要グラフト容量を満たさない．一方，後区域グラフトも24.9％で，やはり不足である．

　右肝グラフトでは同様に719 mL，30.9％，64.5％であり，ドナー残肝容量の基準を満たした．またV5ならびにV8を再建せずとも，中右肝静脈（MRHV）を再建すれば機能的グラフト容量は542 mL（R-SLV比 48.6％）となり，条件を満たした．以上より，右肝グラフト採取術施行の方針とした．

3Dシミュレーション画像

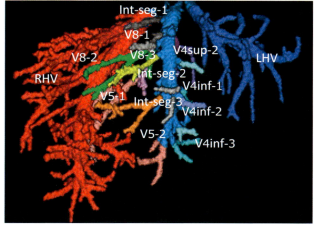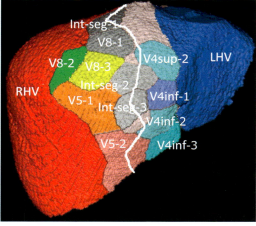

ドナー右肝グラフト採取

8時間50分／500 mL

■ 開腹所見

J字切開で開腹，第9肋間で開胸した．肝は表面整で辺縁鋭，色調正常な正常肝．術中超音波（IOUS）で脈管解剖を再確認した．動脈は，A2+3が左胃動脈，右肝動脈（RHA）が上腸間膜動脈から分岐するreplaced A2+A3，replaced RHAだった．右肝静脈（RHV）およびMRHVを再建の方針とした．

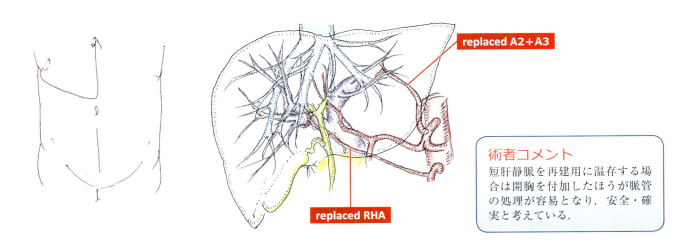

術者コメント
短肝静脈を再建用に温存する場合は開胸を付加したほうが脈管の処理が容易となり，安全・確実と考えている．

■ 右肝授動

冠状間膜，右三角間膜，短肝静脈を処理して，右肝を授動した．下大静脈（IVC）の頭尾側の剥離を行い，前面にシロッカーテープを通し肝背面をテーピングした（modified liver hanging maneuver）．右下横隔静脈は，RHV流入部で2本結紮切離した．右副腎は肝に固く癒着しており，結紮したのち電気メスにて剥離した．MRHVをテーピングした．

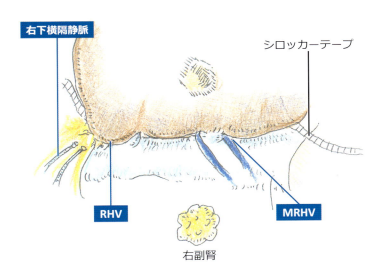

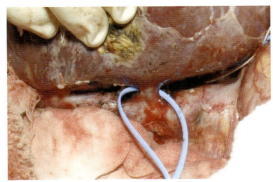

術者コメント
ドナー手術では肝背面へのテーピングは右からの授動と短肝静脈の処理の終了後に行っている（modified liver hanging maneuver）．

V. 肝移植

■ 胆摘・胆道造影

　　肝十二指腸間膜へ2%キシロカインを局注し，胆摘施行．胆嚢管断端よりIOCチューブを挿入した．ここで一度胆道造影し，胆管の走行を確認した．胆管は左肝管（LHD）と右肝管（RHD）の2分岐で，RHDを分岐後すぐに後区域枝（Post BD）と前区域枝（Ant BD）に分岐していた．

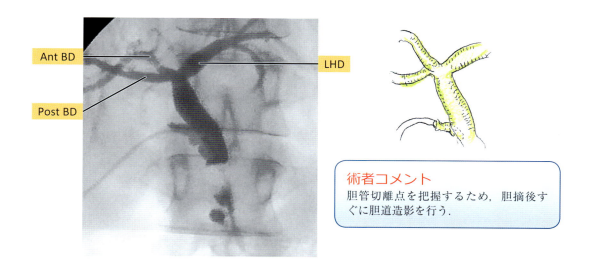

術者コメント
胆管切離点を把握するため，胆摘後すぐに胆道造影を行う．

■ 肝門処理

　　胆嚢管根部に続けて肝十二指腸間膜を剥離した．下図のAnt HAをまずテーピングし，Post HA，RHAの順に同定してテーピングした．次にその背側を走行する門脈本幹（MPV），門脈右枝（RPV）をテーピングした．

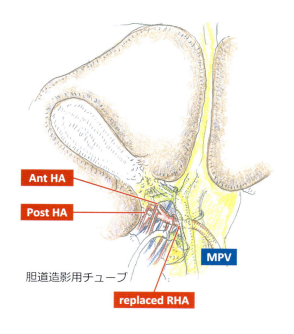

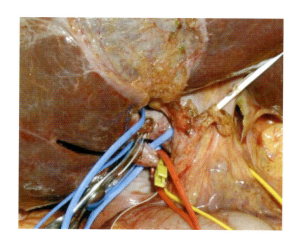

術者コメント
肝門操作では胆管切離に備え，RHAおよびRPVと肝門板の間を十分に剥離しておくことが重要である．肝動脈からは細い枝が胆管に向かうが，少なくとも動脈側は丁寧に結紮したほうがよい．

1. 生体肝移植における右肝グラフト採取（ドナー手術）

■ 肝切離ライン決定

RHA，RPVをクランプのうえ，demarcation lineを確認し，切離ラインをマーキングした．術前のシミュレーション画像とほぼ一致した．

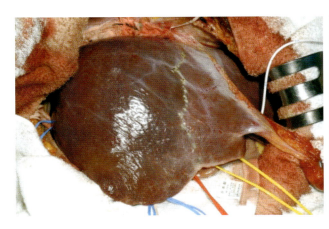
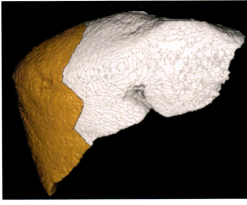

■ 肝離断

まず尾状突起を離断し，その後，Pringle法下にソノップ5000およびHarmonic FOCUS Longを用いて肝実質離断を開始した．術中エコーでMHVの走行を確認しながら，MHVに実質を薄くつけて，MHVの右側で離断を進めた．肝門板が露出してきた段階でシロッカーテープを肝門板の頭側にrepositioningし，右肝管は別途テーピングした．

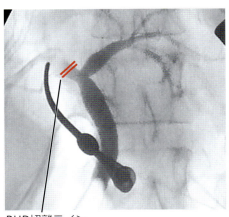
RHD切離ライン

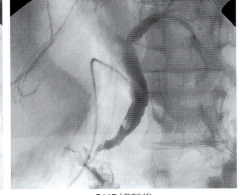
RHD切離後

胆道造影を施行した．RHDはグラフト側，ドナー側とも2穴として胆管を結紮切離した．さらに肝離断を進めIVC前面を露出し，実質離断を終了した．阻血時間は計100分（最初のPringle法以外はRHAを除くクランプ）であった．

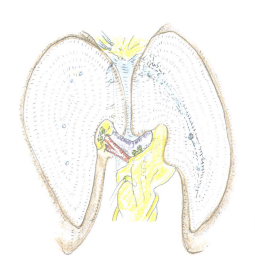

> **術者コメント**
> MHVは露出せず薄く肝実質をつけるように離断する．

V．肝移植

■ 脈管処理とグラフト摘出

① MRHV切離．ドナー側は5-0 Prolene往復連続縫合閉鎖．レシピエント側はブルドッグ鉗子でクランプ．

② 門脈吻合の際のねじれを防ぐため，RPV前壁正中に6-0 Proleneの短結節による目印を置き，RPVを切離した．ドナー側は6-0 Prolene片道連続縫合閉鎖．

③ RHAを切離．ドナー側は2-0 silk結節と3-0 Ti-Cron刺通結紮．

④ RHVを切離．ドナー側は5-0 Prolene往復連続縫合閉鎖．

グラフト摘出完了．グラフト重量は526 gであった．

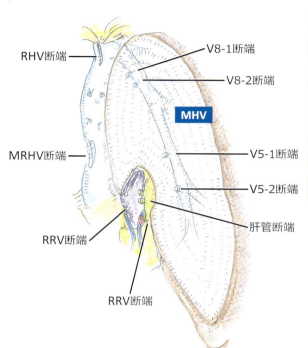

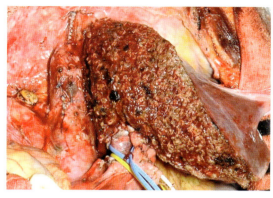

術者コメント
RHVやMRHVの還流域が大きい際は，門脈・肝動脈を処理したのち，RHVの前にこれらを切離する．本例ではMRHVの領域のうっ血は軽微と考え，最初に処理した．

■ 閉　腹

　胆道造影チューブより胆汁リークテストを施行した．1ヵ所に胆汁漏を認め，4-0 VicrylでZ縫合を置き閉鎖したうえで，さらに胆嚢管から5 Frのチューブを胆管内に留置し，外瘻とした．腹腔内・胸腔内を洗浄し，肝離断面にフィブリン糊を塗布した．16 Fr胸腔ドレーンを右胸腔に留置し閉胸．肝離断面には24 Frドレーンを留置した．層々に閉腹し手術を終了した．

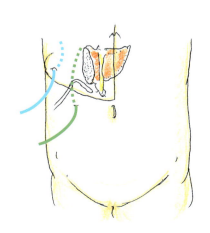

採取グラフト

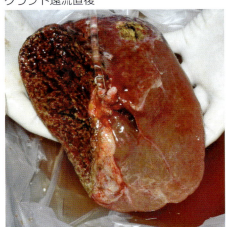
グラフト還流直後

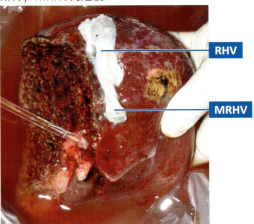
バックテーブルでホモグラフトによる
RHV, MRHV再建後

術後経過

　第3病日に胸腔ドレーンを抜去し食事再開．肝離断面ドレーンからの胆汁漏は認めなかったが慎重に管理し，ドレーンは第10病日に抜去した．胆管内のチューブはクランプをすると肝酵素の上昇が認められたため，再開放し，第17病日に退院した．チューブは外来で抜去した．順調にADLの回復を認め，術後2ヵ月目より仕事再開，社会復帰をされている．

まとめ

　生体肝移植における右肝グラフト採取術につき述べた．
　ポイントは，以下2点である．
1) 肝門では，術前画像で把握できない解剖学的破格がありうるとして，慎重に剥離操作を行う（MRCPで指摘できないhepato-cystic ductの症例を経験したことがある）．
2) 離断の方向を誤認しないよう，温存すべき肝静脈分枝を見極めるよう，肝離断中はIOUSを逐一行って，確認に努める．

文献
1) Akamatsu N, Kokudo N：Living liver donor selection and resection at the University of Tokyo Hospital. *Transplant Proc* **48**：998-1002, 2016
2) Akamatsu N et al：Adult right living-donor liver transplantation with special reference to reconstruction of the middle hepatic vein. *Am J Transplant* **14**：2777-2787, 2014

（冲永裕子，長田梨比人，長谷川潔，國土典宏）

肝移植①

3Dシミュレーションによるグラフト選択基準

生体肝移植におけるグラフト選択基準の原則

東京大学の生体肝移植におけるグラフト選択基準の原則は，以下2点である．
1) ドナーの残肝容量は，全肝容量(TLV)の30％以上[1]とする．
2) グラフト容量の必要量はレシピエントの標準肝容量(standard liver volume：SLV)に対して40％以上[2]が原則だが，ただしMELDスコアが15点以下のレシピエントの場合は35％でよい．

グラフト選択基準の実際

三次元ソフトによる肝容積解析を行い，左肝グラフト，後区域グラフト，右肝グラフトの中からグラフトを選択する[3]．レシピエントのSLVをUrataの式，あるいはKokudoの式[4]によって算出し，レシピエントに必要な肝容量を推測する．ただし，後区域グラフトには解剖学的破格によってグラフトに適さない場合がある[5]ので注意を要する．

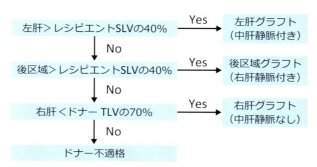

図1　東京大学におけるグラフト選択基準

右肝グラフトにおける静脈再建

右肝グラフトを採取する際にはドナー側に中肝静脈(MHV)を温存するため，グラフトのV5, V8あるいは下右肝静脈(inferior right hepatic vein：IRHV)をバックテーブルで再建する必要性が生ずる．三次元ソフトを用いて，右肝静脈(RHV)，V5, V8, IRHVなどの静脈枝のそれぞれの還流域を合計し，非うっ血肝容量が図1のグラフト選択基準を超えるように再建する．

ICG蛍光法を用いた肝表面の蛍光強度の観察では，肝静脈閉塞領域(非再建領域)の蛍光強度は，非閉塞領域に比べて術直後で30〜40％[4]，術後1ヵ月で70％程度に低下している[6]．また，V5やV8に分類できないMHVの分枝(intersegmental vein)には変異が多く，V5やV8を再建しても，肝静脈閉塞域が右肝グラフトに残存する場合がある(図2)[7]．

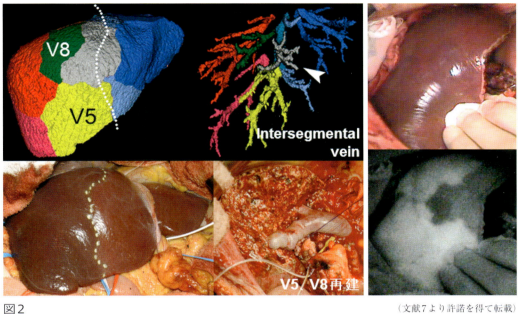

図2　　　　　　　　　　　　　　　　　　　　　　　　　　　　　　　　　　　　　(文献7より許諾を得て転載)

文献

1) Sugawara Y et al：Living-donor liver transplantation in adults：Tokyo University experience. *J Hepatobiliary Pancreat Surg* **10**：1-4, 2003
2) Fan ST et al：Safety of donors in live donor liver transplantation using right lobe grafts. *Arch Surg* **135**：336-340, 2000
3) Kokudo N et al：Tailoring the type of donor hepatectomy for adult living donor liver transplantation. *Am J Transplant* **5**：1694-1703, 2005
4) Kokudo T et al：A new formula for calculating standard liver volume for living donor liver transplantation without using body weight. *J Hepatol* **63**：848-854, 2015
5) Kokudo T et al：Pitfall of right lateral sector graft procurement：supraportal right posterior hepatic artery. *Transplantation* **96**：e89-91, 2013
6) Kawaguchi Y et al：Portal uptake function in veno-occlusive regions evaluated by real-time fluorescent imaging using indocyanine green. *J Hepatol* **58**：247-253, 2013
7) Kawaguchi Y et al：Identification of veno-occlusive regions in a right liver graft after reconstruction of vein segments 5 and 8：Application of indocyanine green fluorescence imaging. *Liver Transpl* **19**：778-779, 2013

〈河口義邦〉

肝移植

2 生体肝移植における左肝グラフト採取（ドナー手術）

適応とポイント

　左肝グラフトは右肝グラフトに比べてドナーの肝切除量が小さいため，レシピエント側の条件が許す限り，第一に選択されるべき術式である．左肝グラフトには，中肝静脈（MHV）およびSpiegel葉をグラフト側につけるかどうかで4通りの選択肢がある．本項ではMHVおよびSpiegel葉をグラフト側につけた左肝グラフト採取について解説する．

現病歴と術前画像

　レシピエントは60歳代女性，C型肝硬変，肝細胞癌（S6単発 1.8 cm）の患者である．MELDスコアは15点，Child-Pughスコアは8点でChild-Pugh Bであった．レシピエントの標準肝容量（R-SLV）は1,144 mLであり，MELDスコア≦15点のため，R-SLVの35％である400 g以上のグラフトが必要であると算出された．

　ドナーはレシピエントの夫の60歳代男性で，特記すべき既往疾患はなかった．ICG-R15値は8.4％で全肝容量は1,177 mLだった．

　左肝グラフトを用いた場合，予測グラフト容量413 mL，ドナー残肝容量65.0％，グラフト対R-SLV比は36.1％となり，必要グラフト容量を満たした．

　なお，後区域グラフトでは，それぞれ369 mL，68.7％，32.3％であり，レシピエントの必要とするグラフト容量に満たなかった．また，右肝グラフトとしてMHV分枝を再建した場合，同様にそれぞれ766 mL，35.0％，67.2％であった．ドナー残肝容量も保たれ右肝グラフトも選択可能であるが，左肝グラフトで十分と判断した．

3Dシミュレーション画像

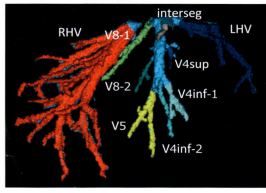 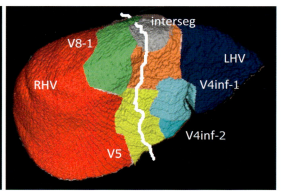

ドナー左肝切除採取

6時間00分／650 mL

■ 開　腹

逆L字切開で開腹・非開胸．第9肋骨は一部切離した．肝は辺縁若干鈍も，表面整で色調正常な正常肝だった．術中超音波（IOUS）で脈管解剖確認．中左肝静脈根部とほぼ同じレベルで細いV1を1本認めたが，他に目立ったcaudate veinなし．V1は肝静脈切離時に注意することとした．

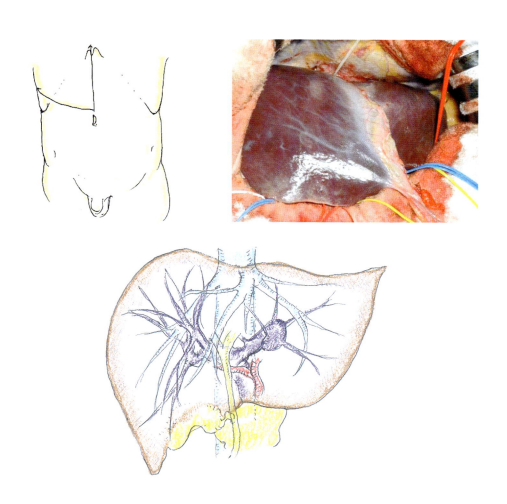

■ 左肝授動

IOUSガイド下にmodified liver hanging maneuverの要領で下大静脈（IVC）前面にシロッカーテープを通し肝背面をテーピングした．肝冠状間膜，左三角間膜を処理し短肝静脈を可及的に切離した．左下横隔静脈を2-0 silk+3-0 Ti-Cronで処理した．通常は太いcaudate veinが1本あり，これを再建しているが，本例では再建すべき太いcaudate veinは認めなかった．

Ⅴ．肝移植

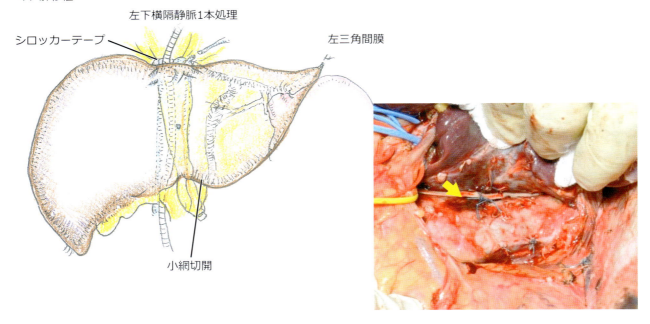

■ 肝門処理

　　肝十二指腸間膜へ2％キシロカインを局注し，胆摘を施行した．胆嚢管断端から胆道造影用チューブを挿入した．胆道造影し，胆管の走行を確認した．胆管は右肝管（RHD）と左肝管（LHD）の2分岐で，LHDは切離するのに十分な長さが保たれていた．

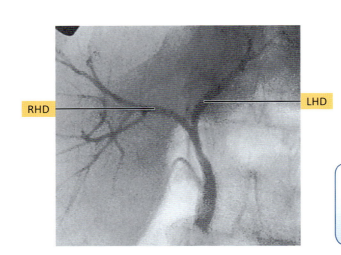

> **術者コメント**
> 左右肝管の分岐部の位置を把握する意味で早めに胆管造影を行うことにしている．

漿膜を切開．左肝動脈（LHA），右肝動脈（RHA）を露出しテーピングした．続いて門脈左枝（LPV）・門脈本幹（MPV）を露出しテーピングした．LHVから1本P1を認め温存する形でLPVをテーピングし直したが，径は細く最終的には再建困難と判断し結紮処理した．A4はLHAの末梢から分岐しており術中は確認されなかった．

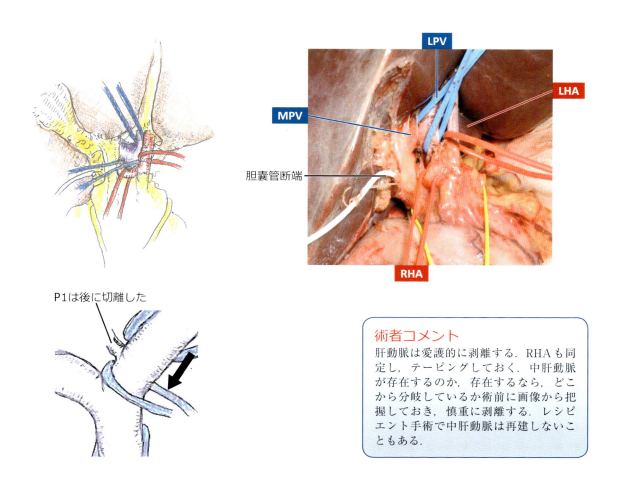

> **術者コメント**
> 肝動脈は愛護的に剥離する．RHAも同定し，テーピングしておく．中肝動脈が存在するのか，存在するなら，どこから分岐しているか術前に画像から把握しておき，慎重に剥離する．レシピエント手術で中肝動脈は再建しないこともある．

■ 肝切離ライン決定と肝離断

LHA，LPVをクランプしdemarcation lineを確認し，切離ラインをマーキングした．術前シミュレーションとほぼ一致した．まず尾状突起を離断．Pringle法下にCUSAおよびHarmonic FOCUSを用いて離断開始した．まずCantlie線に沿って離断を進め，MHVを越えたのち，LPV水平方向に向かった．肝の頭側は比較的太い静脈枝が流入してくるため，IOUSでMHVを確認しながら丁寧に結紮切離した．

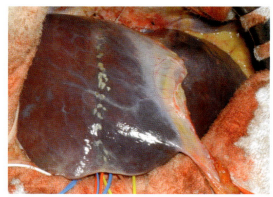
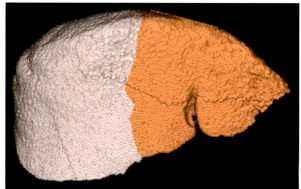

V. 肝移植

■ 胆道造影, 胆管切離

離断を進め, 肝門板が露出してきた段階でシロッカーテープを肝門板の頭側にrepositioningし, LHDを含むGlisson鞘をテーピングした. 胆道造影を施行した. LHDはグラフト側は1穴として胆管を切離した. ドナー側断端は, 今回は, 2-0 silk単結節および3-0 Ti-Cron刺通結紮にて閉鎖した.

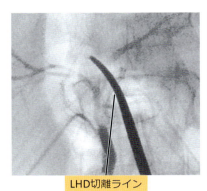
LHD切離ライン

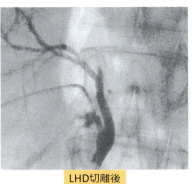
LHD切離後

術者コメント
胆管断端は連続縫合で閉鎖することもある.

さらに離断を進め, 肝門板からSpiegel葉間のGlisson鞘も結紮切離した. 主な脈管群で連結しているだけの状態として離断を終了した. 阻血時間は計65分だった.

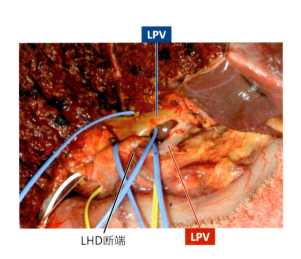

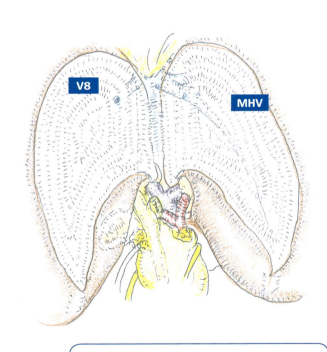

術者コメント
MHVの枝はすべて切離してよいが, 離断の方向が前区域側に寄りすぎないよう, 十分に気を付ける. MHVと前区域Glisson鞘の間が狭い症例があるので, IOUSで逐一確認しながら, 離断する.

■ 脈管処理とグラフト摘出

① 門脈吻合の際のねじれを防ぐため，LPV前壁正中に6-0 Proleneでマーキング用の単結節縫合を置いた．LPVを切離．ドナー側は6-0 Proleneで連続縫合閉鎖（片道）した．
② LHAを切離．ドナー側は2-0 silk結節と3-0 Ti-Cron刺通結紮した．
③ M-LHVを切離．ドナー側は5-0 Prolene連続縫合閉鎖（往復）した．
　グラフト摘出完了．グラフト重量は390 gであった．

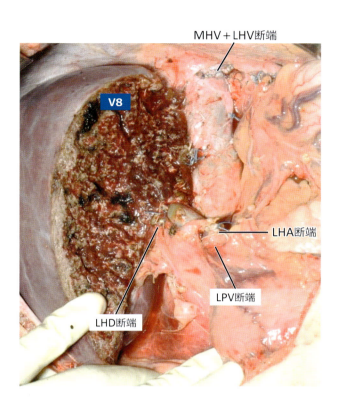
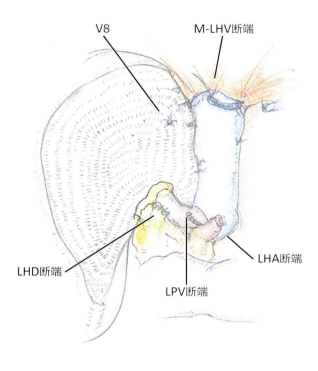

■ 閉　腹

　胆道造影チューブより胆汁リークテストを施行した．温生食2,000 mLで腹腔内を洗浄ののち，再度止血確認した．肝離断面にフィブリン糊を塗布．胃排泄遅延予防目的に用手的幽門形成を行った．肝離断面に24 Frドレーンを留置し層々に閉腹．4-0 Maxonで真皮埋没縫合し手術を終了した．

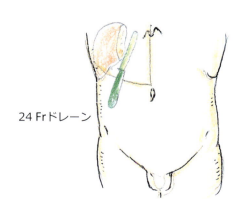

採取グラフト

グラフト還流直後

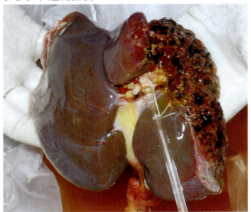

バックテーブルでホモグラフトによるMHV，LHV，caudate vein再建後

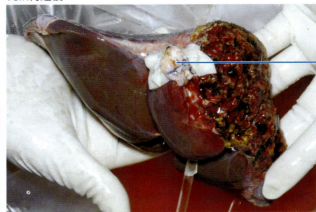

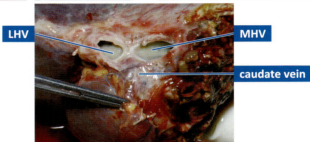

術後経過

術後合併症なく良好な経過で第14病日軽快退院．術後1ヵ月より職場復帰．

まとめ

生体肝移植における左肝グラフト採取術を施行した1例である．

術式のポイントは，以下2点である．

1) 脈管の破格がありうるので，術前に画像をよく読み込むと同時に，術中操作は慎重にかつ愛護的に行う．
2) 特に胆管の切離は術中胆道造影所見のもと，注意深く行う．切離点が末梢過ぎると，レシピエント胆管合併症の原因となり，中枢に寄り過ぎるとドナー胆管狭窄を惹起する．

文献

1) Kawasaki S et al：Preoperative measurement of segmental liver volume of donors for living related liver transplantation. *Hepatology* **18**：1115-1120, 1993
2) Akamatsu N, Kokudo N：Living liver donor selection and resection at the University of Tokyo Hospital. *Transplant Proc* **48**：998-1002, 2016

（冲永裕子，長田梨比人，長谷川潔）

肝移植

3 生体肝移植における後区域グラフト採取（ドナー手術）

適応とポイント

　後区域グラフトを用いた生体肝移植は，ドナーの適応拡大を目的として2001年に当科から世界で最初に報告し[1]，以後，他の施設でも施行されるようになった．適格例の少なさ，および手術難度の高さから，過去の報告症例数は他のグラフトに比して少ないが，ドナー・レシピエントともに許容できる成績で安全に施行可能であり，特にドナーの肝機能温存の点においては右肝グラフトよりも優れている[3]．本項では当科で施行したドナー後区域グラフトの一例を提示する．後区域グラフトの選択基準については，流儀・勘どころ「V-①」(292頁)を参照されたい．

現病歴と術前画像

　レシピエントは40歳代男性，B型肝硬変，肝細胞癌合併の患者である．MELDスコアは9点，Child-Pughスコアは8点でChild-Pugh分類はBであった．レシピエントの標準肝容量（R-SLV）は1,299 mLであり，MELDスコア≦15点であるため，R-SLVの35％である455 mLのグラフトが必要であると算出された．

　ドナーはレシピエントの妻である50歳代女性で，ICG-R15値は6.0％で全肝容量1,245 mLだった．術前の腹部超音波検査にて脂肪肝を指摘され，肝生検を施行したところ25〜30％の脂肪化ありとの診断であった．1ヵ月で6 kgのダイエットを行い，脂肪化は5％未満に改善した．

　左肝グラフトを用いた場合，予想グラフト容量381.1 mL，ドナー残肝容量69.4％，グラフト対R-SLV比は29.3％となり，必要グラフト容量を満たさなかった．

　後区域グラフトでは予想グラフト容量490.5 mL，ドナー残肝容量60.6％，グラフト対R-SLV比は37.7％であった．グラフト容量，ドナー残肝容量とも条件を満たした．

　右肝グラフトでは予想グラフト容量864.1 mL，ドナー残肝容量30.6％，グラフト対R-SLV比は66.5％であった．

　以上より，右肝グラフトも移植としては適格ではあったが，ドナーの脂肪肝の既往を考慮し，術中所見をもって最終的に後区域グラフト採取の方針に決定した．

V．肝移植

ドナー後区域グラフト

11時間30分／700 mL

■ 開腹所見

　第9肋間に向かうJ字切開で開腹，開胸も併施した．肉眼所見で脂肪肝が疑われたため，肝S3から肝生検を施行し，脂肪化は5％未満と診断された．

　右肝の授動に移り，肝鎌状間膜から右冠状間膜を切開し，右肝静脈（RHV）に流入する右下横隔静脈を2本処理した．肝腎間膜〜三角間膜を切開し，bare areaを剥離した後に右副腎と肝の癒着を型通りに切離した．本症例は下右肝静脈（IRHV）なし，短肝静脈を丁寧に結紮切離してRHVをテーピングし，肝離断時のhanging maneuverのためのシロッカーテープを下大静脈（IVC）前面に通した．

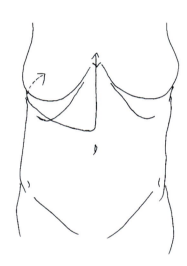

> **術者コメント**
> 後区域切除では必ずしも全肝の流入血遮断は必要ない．本症例では初回のみ全肝の流入血を遮断し，2回目以降は肝動脈前区域枝と門脈右枝の流入血遮断のみを行った．

> **術者コメント**
> ドナー後区域グラフト手術では，良好な視野と安全性の担保のために開胸を加えることが多い．

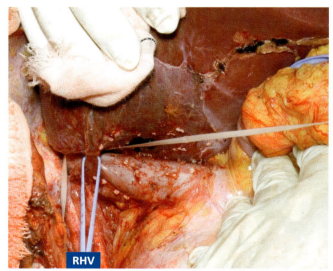

3. 生体肝移植における後区域グラフト採取（ドナー手術）

■ 肝門操作

　動脈のspasm予防に肝十二指腸間膜に2％キシロカインを局注した後に，胆嚢を摘出し胆嚢管断端から術中胆道造影用チューブを総胆管内に挿入した．術中胆道造影にて胆管解剖に破格がないことを確認した．

　胆嚢管の背側で右肝動脈（RHA）および門脈（PV）本幹を露出してこれをテーピング，肝側へ剥離を進め，前区域肝動脈枝（Ant HA），後区域肝動脈枝（Post HA），前区域門脈枝（Ant PV）および後区域門脈枝（Post PV）をそれぞれテーピングした．門脈枝のテーピングを行う際に門脈右枝（RPV）から尾状葉に向かう枝を2本結紮切離した．

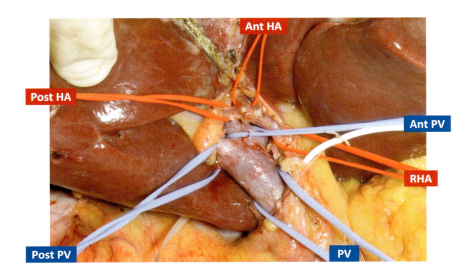

■ 離断線

　Ant HAとAnt PVをクランプして前区域に沿ったdemarcation lineが出現．前区域と後区域間のdemarcation lineよりも1cm前区域寄りに離断線を設定した．

> **術者コメント**
> 　本来は後区域動脈をクランプしてdemarcation lineを描出する．本症例ではこの時点で右肝グラフトか後区域グラフトかの決定を行ったため，両ラインが見えるように前区域をクランプしてdemarcation lineを出した．
> 　後区域グラフトを選択した理由は以下の通りである．①術中生検にて5％未満の脂肪化だったが，肉眼所見がやや脂肪肝気味であったため，ドナーの安全性を考慮した．②胆管解剖を確認して断端が1穴で切離可能であった．③そのほか，脈管解剖に破格がなかった．④門脈は3分岐型であり，右肝グラフトを選択すると，門脈形成が必要であった．

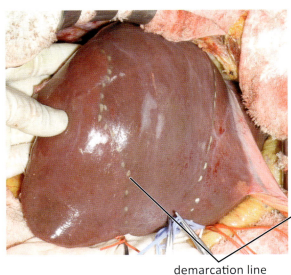
demarcation line

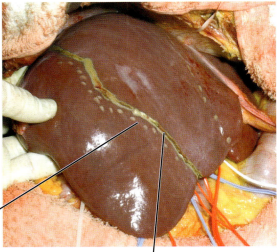
離断線

303

V．肝移植

■ 肝離断

　Pringle法下にCUSAを用いたclamp crushing法で肝離断を行った．シロッカーテープを用いたliver hanging maneuverを利用しつつ，RHVが離断面に露出しないラインでの離断を進め，腹側半分程度まで肝離断が進んだところで，シロッカーテープを肝門板の背側へ通して（tape repositioning technique[4]），肝離断のガイドおよび牽引に用いて，肝実質の離断を終えた．

　胆道造影を行い，後区域胆管（Post BD）上の切離ライン（右下写真，矢頭）を確認したうえで胆管を切離した．

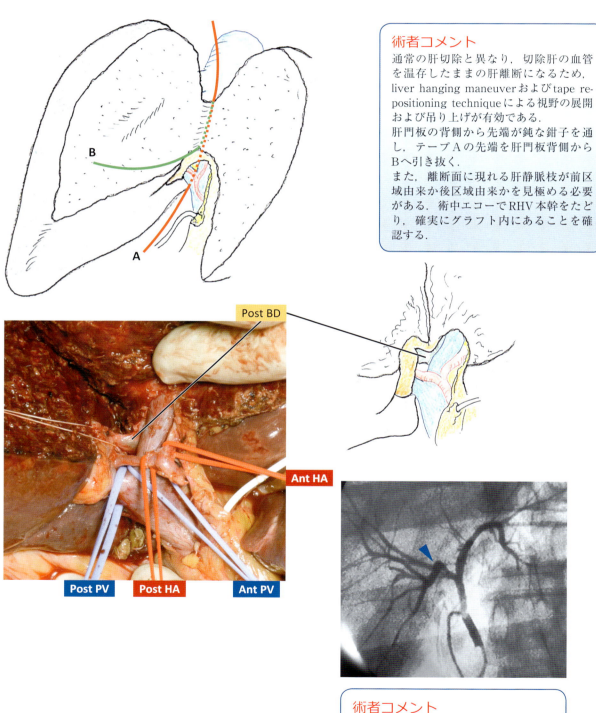

術者コメント
通常の肝切除と異なり，切除肝の血管を温存したままの肝離断になるため，liver hanging maneuverおよびtape repositioning techniqueによる視野の展開および吊り上げが有効である．
肝門板の背側から先端が鈍な鉗子を通し，テープAの先端を肝門板背側からBへ引き抜く．
また，離断面に現れる肝静脈枝が前区域由来か後区域由来かを見極める必要がある．術中エコーでRHV本幹をたどり，確実にグラフト内にあることを確認する．

術者コメント
術中胆道造影による切離ラインの確認は必須である．

3. 生体肝移植における後区域グラフト採取（ドナー手術）

■ グラフト摘出

① ドナー側に血管鉗子，グラフト側にブルドッグ鉗子をかけてPost PVを切離した．ドナー側門脈断端は6-0 Proleneで連続縫合閉鎖した．

② ドナー側は2-0 silk結紮および3-0 Ti-Cronで刺通結紮を行い，グラフト側に血管クランプをかけて，Post HAを切離した．

③ RHVのIVC側にSatinsky型血管鉗子をかけてグラフト側にブルドッグ鉗子をかけて切離しグラフトを摘出した．IVC側断端は5-0 Proleneで連続縫合閉鎖した．

右胸腔内へ16 Fr胸腔ドレーン，肝離断面へ24 Frドレーンを留置し閉創し，手術を終了した．

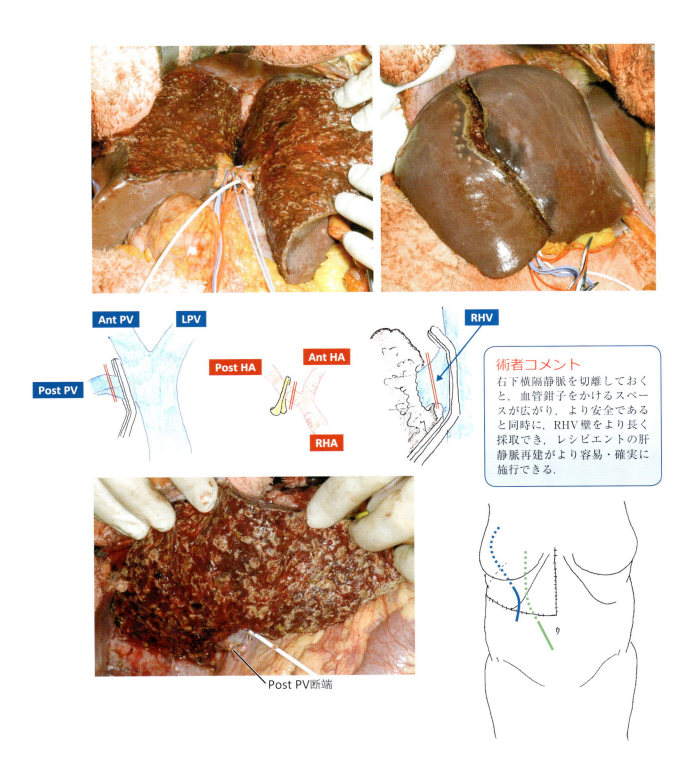

術者コメント

右下横隔静脈を切離しておくと，血管鉗子をかけるスペースが広がり，より安全であると同時に，RHV壁をより長く採取でき，レシピエントの肝静脈再建がより容易・確実に施行できる．

Post PV断端

採取グラフト

バックテーブルでホモグラフトを用いて，RHVをパッチ形成した．

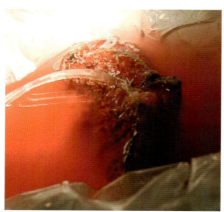
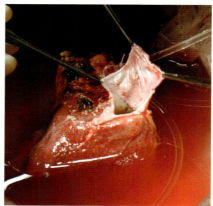

術後経過

術後経過は特に問題なく，第13病日に退院となった．

後区域グラフトとの適応禁忌について

後区域グラフトを用いた生体肝移植において，以下の解剖破格がある場合に注意が必要である[3]．
1) A6とA7それぞれの再建が必要
  当科では動脈断端が2本(A6/7)となった2例ともに肝動脈血栓症を発症した．
2) Post HAがAnt PVの背側を走行する(supraportal right posterior hepatic artery)
  ドナー肝切除ではAnt PVを切離することができないため，Post HAの思わぬ損傷をきたすことがある[5]．
3) 胆管断端が複数
  当科では胆管断端が複数であった7例中6例のレシピエントに胆汁漏を認めた．
  以上の結果から，現在当科では1)，2)を後区域グラフト適応の禁忌，3)を相対的禁忌と考えている．

まとめ

ドナー後区域切除のポイントは，以下2点である．
1) 脈管解剖を十分に把握し，適応を検討する．特に動脈および胆管の解剖が重要で，胆管については術前のDIC-CT(またはMRCP)および術中胆道造影で確認する．
2) Liver hanging maneuverおよびtape repositioning techniqueが有用である．

文献

1) Sugawara Y et al：Liver transplantation using a right lateral sector graft from a living donor to her granddaughter. *Hepatogastroenterology* **48**：261-263, 2001
2) Kokudo N et al：Tailoring the type of donor hepatectomy for adult living donor liver transplantation. *Am J Transplant* **5**：1694-1703, 2005
3) Kokudo T et al：Use of a right lateral sector graft in living donor liver transplantation is feasible, but special caution is needed with respect to liver anatomy. *Am J Transplant* **16**：1258-1265, 2016
4) Kokudo N et al：Sling suspension of the liver in donor operation：a gradual tape-repositioning technique. *Transplantation* **76**：803-807, 2003
5) Kokudo T et al：Pitfall of right lateral sector graft procurement：supraportal right posterior hepatic artery. *Transplantation* **96**：e89-91, 2013

(吉岡龍二，長田梨比人，國土典宏)

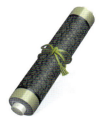

 肝移植②

ドナーバックテーブルでの肝静脈再建

適応とポイント

　生体肝移植におけるグラフト選択基準については，流儀・勘どころ「V-①3Dシミュレーションによるグラフト選択基準」(292頁)に従って行う．肝静脈の非閉塞領域の容量を合計してグラフトを選択するが，右肝グラフトを選択した場合は，右肝静脈(RHV)，右下肝静脈(IRHV)，右中肝静脈(MRHV)，V5，V8などの再建が必要となる．

　複数の肝静脈の再建を可能とするために，当科では凍結保存静脈グラフト(以下，ホモグラフト)を使用し，ドナーバックテーブルで肝静脈を形成している[1,2]．各肝静脈の再建では広い口径を確保し，グラフトが再生肥大しても狭窄しにくい吻合を行うことが重要である．早期の肝静脈狭窄はグラフトロスのリスクがあるが[3]，肝静脈狭窄は門脈動脈再建の後に気づかれることが多く，修正は容易ではないことにも注意が必要である[4]．

グラフト選択と再建予定肝静脈

　「V-4．アルコール性肝硬変に対する右肝グラフトを用いた生体肝移殖」(314頁)における，右肝グラフトの肝静脈再建を供覧する．レシピエントはMELDスコア8点であり，レシピエント標準肝容量(R-SLV)の35％以上のグラフトが必要であった．

　ドナーは生来健康な50歳代女性．シミュレーションされたドナー全肝容量は989 mL．右肝グラフト容量は620 mLでR-SLVの40.7％であり，ドナー残肝量37.3％(＞30％)と予測した．RHVおよびV5，V8を再建した場合，グラフトの非うっ血肝容量はR-SLVの36.3％(＞35％)となった．ホモグラフトを用いたdouble IVC法を行い，さらにIRHVを加えて合計4本の肝静脈を再建する予定とした．

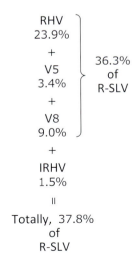

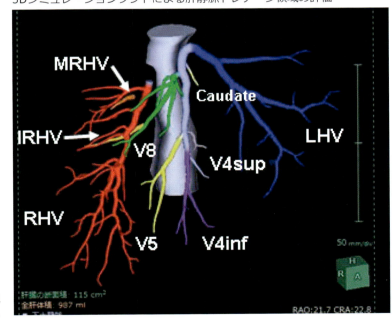

3Dシミュレーションソフトによる肝静脈ドレナージ領域の評価

307

V. 肝移植

■ グラフト肝摘出と灌流

シャーベット状に破砕した凍結リンゲル液を入れたベースンをドナー術野に用意し，摘出したグラフトをベースンに受け取り，バックテーブルに移動させた．グラフト門脈に16 Frのサクションカテーテルを用いてカニュレーションを行い，冷却リンゲル液（ソルラクト）で灌流し，血液をwash outした．続いてグラフト肝重量に相当するUniversity of Wisconsin液（ビアスパン）で灌流した．なお，ホモグラフトはドナー手術と並行して解凍し，脂肪などの夾雑物を除去し，小孔を6-0 Proleneで可及的に閉鎖しておいた．

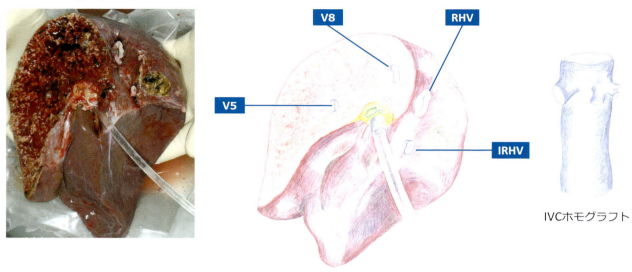

IVCホモグラフト

■ ホモグラフトとの縫合

まず移植肝グラフトとIVCホモグラフトのRHV断端同士を6-0 Proleneで縫合した．続いてホモグラフトのIRHVに対応する位置を切開し，同様に吻合した．

大腿静脈ホモグラフトを分割し，V8断端とIVCホモグラフトのMHV断端の間にinterposeした．同様にV5断端とIVCホモグラフトの小切開孔の間もinterposeした．

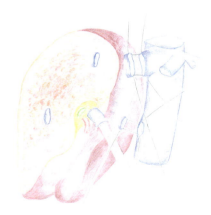

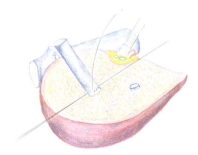

> **術者コメント**
>
> 大腿静脈ホモグラフトは，まずはグラフト肝離断面に出現したV8およびV5の断端と吻合する．このとき，2点支持連続縫合で行い，片側終了とともにベースンを180°回転させて残りを吻合する．その後，RHVおよびIRHVの断端と吻合しておいたIVCホモグラフトと吻合する．

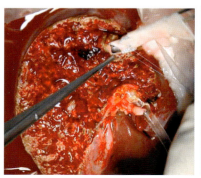

V8断端と大腿静脈ホモグラフトの吻合

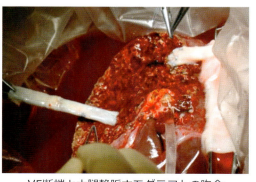

V5断端と大腿静脈ホモグラフトの吻合

■ IVC上下端の閉鎖，グラフト準備完了

　IVCホモグラフトの頭側端に，レシピエント門脈臍部を切り開いて作製したパッチを縫合して閉鎖した．尾側端は6-0 Proleneで単純に縫合閉鎖しバックテーブル手術を終了した．

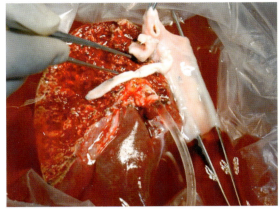

V5，V8の再建完了時

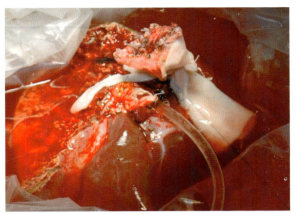

IVC頭側端の門脈臍部パッチによる閉鎖

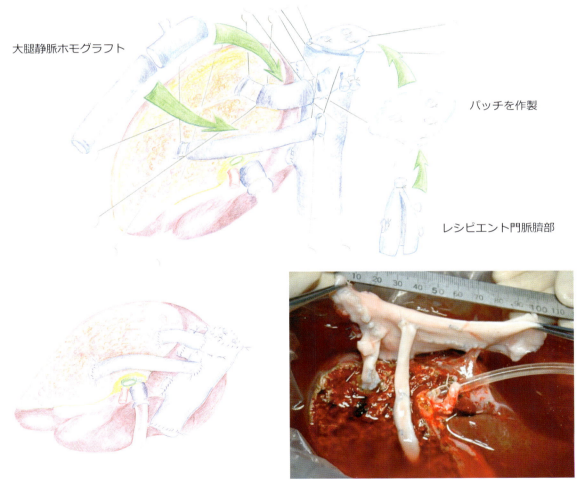

大腿静脈ホモグラフト

パッチを作製

レシピエント門脈臍部

ホモグラフトの全縫合完了，バックテーブル手術終了

V．肝移植

■ グラフトput in

　下図のごとく，レシピエントIVCにサイドクランプをかけた．レシピエント，ホモグラフトともにIVCを長軸方向に4.5 cm切開し，6-0 Prolene連続縫合で側々吻合し，肝静脈再建を完了した．

　以下，別項「V-4．アルコール性肝硬変に対する右肝グラフトを用いた生体肝移植」(314頁)参照．

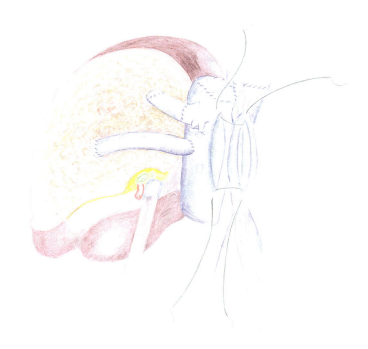

■ IVC前壁パッチ法による肝静脈再建

グラフト肝にIRHVが存在しない場合に採用する．大腿静脈などのホモグラフトを用いてV5と端々吻合し，続けてV8と端側吻合してV5とV8を一括してRHV断端と縫合し共通孔化を図る．さらに板状に形成した静脈パッチを再建したV5とV8の共通幹に縫合し，大きなflapとしておく．レシピエントIVCは下図のごとくLHV＋MHVとRHVの間を切開して大きな口径を作り，静脈パッチと縫合することで，吻合部にリザーバーとしての機能を持たせる．

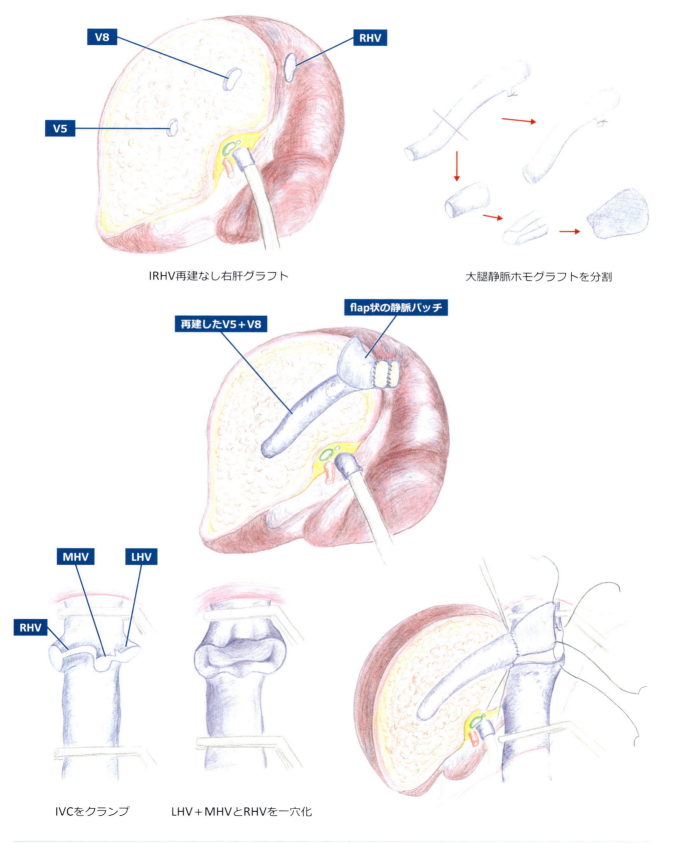

IRHV再建なし右肝グラフト　　　　　　大腿静脈ホモグラフトを分割

IVCをクランプ　　　LHV＋MHVとRHVを一穴化

左肝+尾状葉グラフトにおける肝静脈再建

左肝グラフトにおいては，LHV+MHVの共通幹に下図のごとく切開を入れ，径を拡大する．尾状葉の静脈が径5mm以上で開口していれば，これとLHV+MHV共通幹との連絡路をホモグラフトで作製し，一穴となるように縫合しておく．

さらに板状に形成したホモグラフトを，これらの周囲を取り巻くように縫合する．レシピエントIVCは右肝グラフトのIVC前壁パッチ法と同様にRHVとLHV+MHVの間を切開し一穴化し，大きな口径同士での吻合となるようにする．

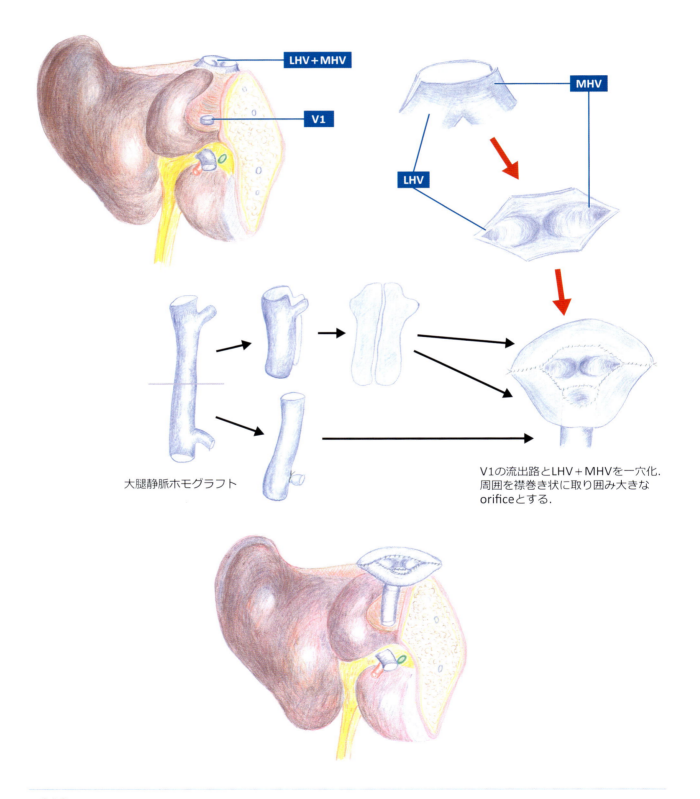

ま と め

　現在，生体肝移植においては本コラムに示した三方法（右肝グラフトのダブルIVC再建と前壁パッチ再建，左肝グラフト）はほぼ定型化している．しかし，グラフトの静脈の位置や口径，あるいはホモグラフトのサイズに個体差があるため，臨機応変に柔軟な対応が求められることがある．冷阻血時間を短くするためには，術前シミュレーションによって，再建すべき静脈の確認と必要なホモグラフトを十分に検討しておくことが重要である．

　なお，肝静脈再建における同種凍結保存静脈片の使用は2016年4月より保険収載された．使用を希望する場合は，東京大学医学部附属病院組織バンクのホームページ〈http://uttb.umin.ac.jp/〉から手続きを行うことができる．

文献

1) Sugawara Y et al：Refinement of venous reconstruction using cryopreserved veins in right liver grafts. *Liver Transplantation* **10**：541-547, 2004
2) Akamatsu N et al：Adult right living-donor liver transplantation with special reference to reconstruction of the middle hepatic vein. *Am J Transplant* **14**：2777-2787, 2014
3) Akamatsu N et al：Effects of middle hepatic vein reconstruction on right liver graft regeneration. *Transplantation* **76**：832-837, 2003
4) 菅原寧彦，國土典弘：生体肝移植における肝静脈再建の実際．手術 **67**：1853-1861, 2013

（長田梨比人，赤松延久）

肝移植

4 アルコール性肝硬変に対する右肝グラフトを用いた生体肝移植（レシピエント手術）

適応とポイント

　成人間生体肝移植は1994年に本邦からまず左肝グラフトで報告され[1]，続いて同年に右肝グラフトでの報告もなされた[2]．適応疾患には非代償性肝硬変（ウイルス性肝硬変，アルコール性肝硬変，自己免疫性肝硬変），胆汁うっ滞性疾患（原発性硬化性胆管炎，原発性胆汁性肝硬変），急性肝不全（ウイルス性，薬剤性，自己免疫性，成因不明），肝細胞癌，Wilson病，Budd-Chiari症候群，多発性囊胞肝，家族性アミロイドポリニューロパシーなどがある[3]．

　本項ではアルコール性肝硬変に対する右肝グラフトを用いた生体肝移植を紹介する．右肝グラフトは肝切除容量の観点からドナーへの侵襲が高いとされる．しかしながらレシピエントの体格が大きい例，MELDスコアの高い例では，より容量の大きなグラフトが必要であるため，これらへの適応を広げるために右肝グラフトを用いる肝移植は重要である．当科において施行された1996〜2014年の462例の成績では，右肝グラフトが257例（55％）と最多を占め，左肝グラフト179例（39％），後区域グラフト26例（6％）と続いていた．

　実際，右肝グラフト移植例は他のグラフトによる移植例よりも術前MELDスコアが有意に高く，状態不良の患者が占める割合が高かったが，長期的な生存期間に差はなかった．右肝グラフトのドナーの術後血清ビリルビン値は有意に高値だったが，Clavien-Dindo分類による合併症に差はみられなかった[4]．

　ドナーの安全性を最優先し，レシピエントの体格や状態に対し十分なグラフトを確保できるよう，術前シミュレーションによる詳細な検討を行うことで，右肝グラフトを用いた移植も適切に施行できる．

術前レシピエント画像所見

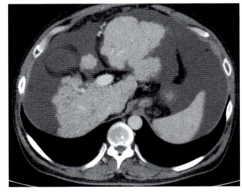

術前シミュレーション画像

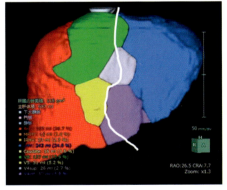

現病歴と術前画像

　50歳代男性．30歳代より日本酒1升をほぼ毎日飲酒．数年後血便を主訴に近医受診し，アルコール性肝硬変および食道静脈瘤と診断された．その後，食道静脈瘤結紮術を3回施行された．数年前より治療抵抗性の腹水が貯留し，Child-Pugh分類Cとなり移植適応となった．

　アルコール性肝硬変は不適切な生活習慣の結果であり，また移植後の飲酒は予後悪化につながるだけでなく，ドナーの篤志に背く行為である．本症例も6ヵ月以上の断酒継続の確認[5]や精神科医診察を経て，さらに生涯にわたる禁酒の誓約を得た．

　MELDスコア8点であり，レシピエント標準肝容量（R-SLV）の35％以上のグラフトが必要であった．左肝グラフトではR-SLVの24.2％相当のため不足であった．右肝グラフト（V5，V8，IRHV再建）では非うっ血肝容量がR-SLVの37.4％相当となり，ドナー残肝も37.3％に保たれると予測した．

　以上から右肝グラフト採取を決定した．

4. アルコール性肝硬変に対する右肝グラフトを用いた生体肝移植（レシピエント手術）

右肝グラフトを用いた生体肝移植（double IVC法）

14時間／6,200 mL

■ 開腹，腹腔内検索

全身麻酔仰臥位で開始した．腹直筋外縁まで切り込むJ字切開で開腹した．肝は著明に萎縮し，表面は大小不同の粗大な結節を全体に認め，肝硬変の所見であった．癌の合併，腹膜播種なし．そのほか，肝移植の禁忌を認めないことを確認した．

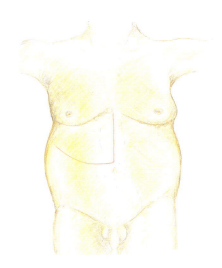
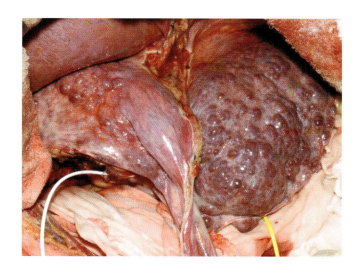

■ 胆囊摘出，術中胆道造影

肝十二指腸間膜をテーピングした．胆摘を施行し，胆道造影用チューブを挿入し胆道造影を施行した．写真のごとく左右肝管の分岐に明らかな解剖学的破格を認めなかった．

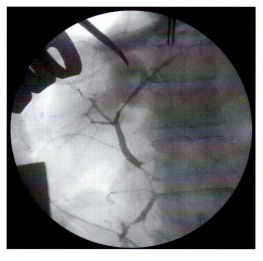
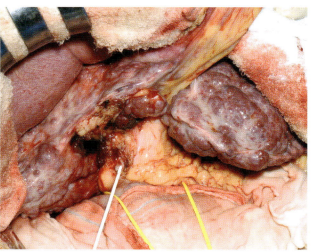

315

Ⅴ．肝移植

■ 左肝動脈切離，門脈臍部の温存

　肝動脈は左右に分岐後，左肝動脈（LHA）がA2とA3に分岐していた．A4はA3の末梢で分岐する形態であった．マイクロバスキュラークリップで遮断して切離した．再建時に静脈パッチとできるよう，門脈左枝（LPV）を門脈臍部（UP）の末梢から剥離し，P2-P4および尾状葉枝を処理しつつ，LPVを横走部から根部まで追い完全な形で剥離温存した．

　ここでドナーの肝切除との時間調整のために手術を一時中断した．

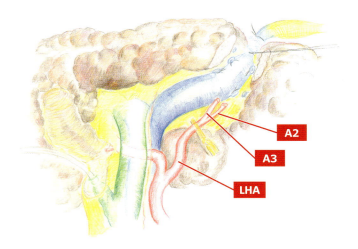
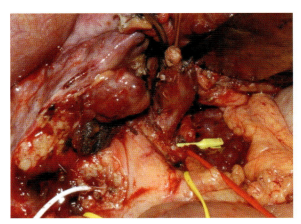

■ 右肝動脈切離，肝門板剥離温存，右門脈切離

　ドナーの右肝管が切離されたタイミングで，肝全摘術を再開した．

　肝十二指腸間膜にFogarty鉗子をかけて無肝期に入った．右肝動脈（RHA）を肝門板の右側で確保し，前区域，後区域を同定し，中枢側をマイクロバスキュラークリップで遮断して切離した．

　肝門板は左側から鋭的に剥離し，胆管は左右とも二次分枝まで追って，できるだけ奥で鋭的に切離した．肝門板が完全に遊離した状態で，門脈右枝（RPV）を前後区域の分岐のわずかに手前で切離した．

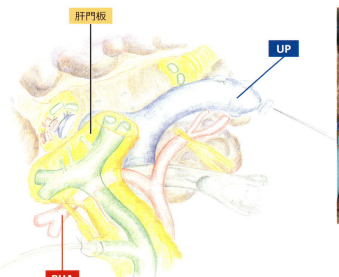
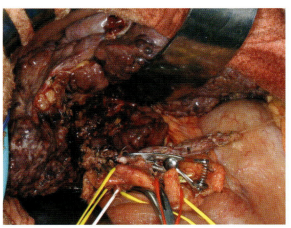

> **術者コメント**
> 胆道再建を考慮して，RHAは胆管後面から剥離しないでおき，胆管周囲から肝門板の血流を良好に保つようにする．

■ 肝授動，肝静脈切離，肝全摘

① 肝鎌状間膜，右冠状間膜，右三角間膜，左冠状間膜，左三角間膜を剥離した．
② 全肝を右側から授動した．硬変肝で著明に萎縮しているため，視野展開は良好であった．右肝静脈をテーピングして，Endo GIA vascular 60 mm で自動縫合切離した．短肝静脈を処理しながら下大静脈と肝を剥離していき，caudate vein を 2 本結紮切離した．
③ 左側の操作へ移り，Spiegel 葉を下大静脈（IVC）より授動．Arantius 管を結紮切離した．左肝静脈（LHV）と中肝静脈（MHV）を共通幹でテーピングしたのち，血管鉗子をかけて切離し，肝全摘が完了した．
④ Double IVC 法による肝静脈再建を予定していたため，MHV+LHV は 4-0 Ti-Cron 往復連続縫合で閉鎖した．

右肝静脈切離

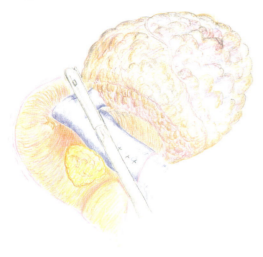

左肝授動，左肝静脈確保

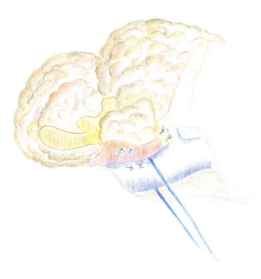

全肝摘出完了

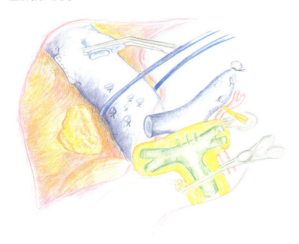

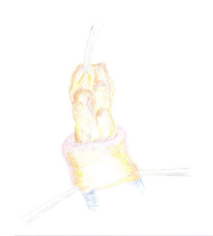

> **術者コメント**
> グラフトに下右肝静脈（IRHV）が存在しないか再建を行わない症例では，IVC 前壁パッチ法で再建する．この場合，レシピエント肝静脈断端を大きな口径に形成するため，断端は縫合閉鎖せず血管鉗子をかけたままとしておく．

■ 門脈血栓摘除

術前 CT で既知であった門脈血栓を eversion thrombectomy の手技で可及的に除去した．

V．肝移植

■ Double IVC法による肝静脈再建

肝静脈形成［流儀・勘どころ「V-②ドナーバックテーブルでの肝静脈再建」(307頁)参照］が終了したグラフトをput inした．

レシピエントのIVCと，グラフトに縫い付けた凍結保存静脈グラフトのIVCを5-0 Proleneで左図のごとく側々吻合し，double IVC methodによる再建とした．

> **術者コメント**
> 術後のグラフト肝肥大に伴うoutflow blockの防止のために，吻合部が大きなリザーバーとなるようにする．当科では，上記double IVC法およびIVC前壁パッチ法に定型化している［流儀・勘どころ「V-②」(307頁)を参照］．

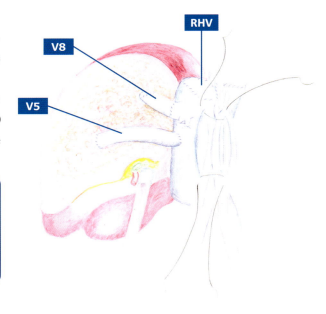

■ 門脈再建

レシピエントRPVとグラフトRPVを端々吻合した．空気抜きを行い膨らませ，growth factorを置いて結紮した．虚血再灌流障害の対策としてメチルプレドニゾロン20 mg/kgを全身投与した．血行再開，温阻血状態を解除とし，すぐに門脈波形と肝静脈波形を確認した

> **術者コメント**
> 前壁中央にまず1針支持糸をかけ，続いて後壁中央に支持糸をかける．前壁中央から6-0 Proleneで連続縫合し，支持糸を追い抜いたところで門脈を反転させて残りを縫合する．

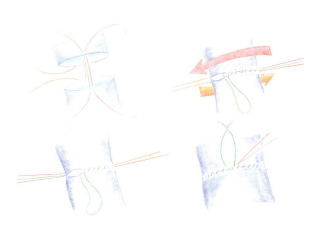

■ 肝動脈再建

形成外科医に依頼し，顕微鏡下に8-0ナイロンでグラフトのRHAとレシピエントA2を端々吻合した．終了後すぐに動門脈，肝静脈の血流を確認した．吻合に用いなかったレシピエント肝動脈の断端はこの後，結紮した．

> **術者コメント**
> 移植外科の医師は形成外科医の対側に座り，顕微鏡の視野を共有する．助手として組織の把持や水かけなどを行うとともに，動脈吻合中のグラフトの状態に常に注意を払うようにする．

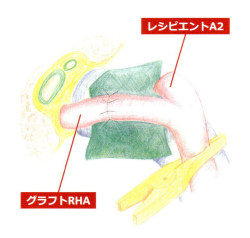

4. アルコール性肝硬変に対する右肝グラフトを用いた生体肝移植（レシピエント手術）

■ 胆管形成

グラフト胆管断端は右肝管と尾状葉胆管の2穴であった．両者は十分に近接していたため，右図のごとく切開を入れ，6-0 PDSを用いて軽く寄せて間を縫合し，1穴化を図った．

温存した肝門板に対し，止血と細かい尾状葉胆管の確実な閉鎖を目的として，6-0 PDSで右図のようにかがり縫いをかけた．

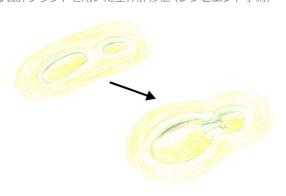

■ 胆管胆管吻合

肝門板をトリミングして左右肝管とも1穴とした．

左肝管断端から4 Frアトムチューブを挿入してステントとし，胆管胆管吻合を6-0 PDSで行った．

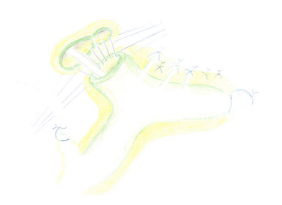

> **術者コメント**
> 両端針を用いて内外で針をかけ，後壁も結節が胆管外となるようにすることで，術後の狭窄，結石などのトラブルを防止する．

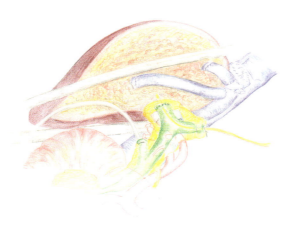
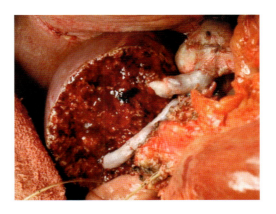

■ ドレーン留置，閉腹

胆道造影を施行し，吻合部の形態，胆汁漏の有無を確認した．胆嚢管断端のIOCチューブは4 Frアトムチューブに入れ替え空腸起始部まで落とし込み，術後の経腸栄養ルートとした．2,000 mLの生理食塩水で洗浄，肝離断面，Winslow孔，Douglas窩に10 mmのクリオドレーンを留置し，層々に閉創して手術を終了した．

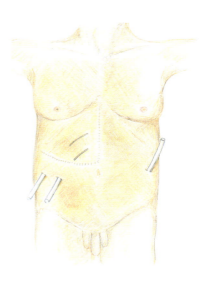

> **術者コメント**
> ドレーンの留置や閉腹糸の結紮により，グラフト周囲に無理なねじれやゆがみが生じるとたいへん危険である．何度も入念に血流を確認することを怠らない．

病理診断

病理学的には再生結節の目立つ肝硬変(F4A1-2程度)の状態で，脂肪化やMallory小体などの所見は目立たないが，アルコール性として矛盾はなかった．

腫瘍性病変は認めなかった．

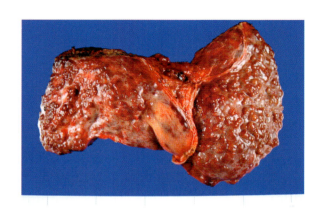

術後経過

大きな合併症なく第30病日に軽快退院した．
退院後9ヵ月の時点で大きな合併症はない．

まとめ

アルコール性肝硬変に対し，右肝グラフトを用いた生体肝移植を施行した1例である．
術式のポイントは，以下4点である．
1) 二次分岐までの動脈剥離，門脈臍部を温存した門脈剥離，胆管二次分枝まで追求した肝門板剥離により，再建の自由度を広くとれるような肝門処理を行う．
2) グラフト肥大に伴うoutflow blockに十分配慮し，凍結保存静脈グラフトを用いて肝静脈再建後に大きなリザーバーとして機能するような肝静脈形成を行う．
3) 胆道再建合併症の防止のために，肝門板への血流供給を意識し，paracholedochal plexusを温存する．
4) 血行，胆道再建後は，操作の局面ごとに術中超音波で血流を確認し，ドレーン挿入，閉腹の際の思わぬトラブルに注意を払う．

何よりもドナーの安全性とレシピエントにとって十分なグラフトサイズを両立させることが大切である．

文献

1) Hashikura Y et al：Successful living-related partial liver transplantation to an adult patient. *Lancet* **343**：1233-1234, 1994
2) Yamaoka Y et al：Liver transplantation using a right lobe graft from living related donor. *Transplantation* **57**：1127-1130, 1994
3) Umeshita K et al：Liver transplantation in Japan-Registry by the Japanese Liver Transplantation Society. *Hepatol Res* **46**：1171-1186, 2016
4) Akamatsu N, Kokudo N：Living liver donor selection and resection at the University of Tokyo hospital. *Transplant Proc* **48**：998-1002, 2014
5) Kawaguchi Y et al：Role of 6-month abstinence rule in living donor liver transplantation for patients with alcoholic liver disease. *Hepatol Res* **43**：1169-1174, 2013

（長田梨比人，赤松延久）

肝移植

5 原発性硬化性胆管炎に対する左肝グラフトを用いた生体肝移植（レシピエント手術）

適応とポイント

　小児で始まった生体肝移植では左肝グラフトが主に使用され，その後，成人例へと拡大したが[1]，過小グラフト肝容量の問題から，成人例では右肝グラフトを用いることが多い．しかし，近年では周術期管理が進歩し，移植成績も向上しているため，左肝グラフトによる成人生体肝移植が，改めて見直されている．

　左肝グラフトは，一般的に中肝静脈付き左肝グラフト（いわゆる拡大左肝切除）のことを指すが，尾状葉付き左肝グラフトや[2]，中肝静脈を含まない左肝グラフトが選択されることがある．われわれはグラフト肝容量を計算し，MELD（model for end-stage liver disease）スコア15点以下ではレシピエント標準肝容量の35％以上，MELDスコア16点以上ではレシピエント標準肝容量の40％以上が得られれば左肝グラフトを第一選択としている[3]．

　成人生体肝移植では移植肝が再生し肝容量が増大する．再生後の変位や圧迫により肝静脈が狭窄しないような吻合径を確保した肝静脈再建を行うことが重要である．

現病歴と術前画像

　20歳女性．上腹部痛を伴った肝機能障害に対し内視鏡下逆行性胆管造影を行ったところ，左肝管，右肝管と胆嚢管の三管合流部から肝門部の高度胆管狭窄を指摘された．肝生検では小葉間胆管周囲にタマネギの皮様（onion-like appearance）の線維化を認めたため原発性硬化性胆管炎と診断された．

　胆管炎を繰り返し，抗生物質の投与と内視鏡下胆道ドレナージを施行した．経過中に食道静脈瘤が破裂し，内視鏡下食道静脈瘤結紮術を行った．その後，徐々に原発性硬化性胆管炎に伴う肝硬変，肝不全が進行し，黄疸が増悪したため，生体肝移植目的に本施設を紹介され受診した．

　総ビリルビン値18.2 mg/dL，血清アルブミン値2.5 g/dL，プロトロンビン活性70％，腹水少量，Child-Pughスコアは11点，MELDスコアは20点であった．CTでは著明な肝腫大があり，一部，肝内胆管の軽度拡張を認めた．また脾腫および脾腎短絡路を形成しており遠肝性側副路を認めた．

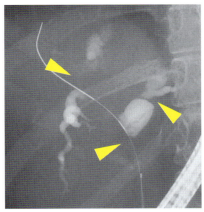

三管合流部を含む高度の多発胆管狭窄

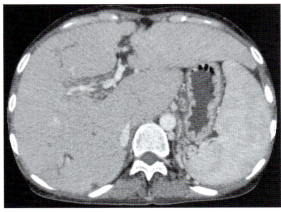

著明な肝腫大と脾腫

V．肝移植

尾状葉なしの左肝グラフトを用いた生体肝移植

12時間30分／3,410 mL

■ 開腹所見

　　全身麻酔下，仰臥位で手術を開始した．上腹部正中切開を置き開腹．手術進行に際し禁忌がないことを確認した．右側は腹直筋外縁まで開腹した．肝は腫大しており肝表はやや不整で，肝辺縁鈍化していた．他癌の合併や腹膜播種はないと考えた．腹水は中等量にあり一部培養に提出後に吸引した．

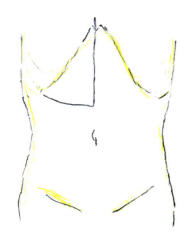
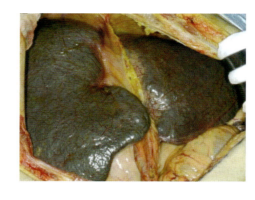
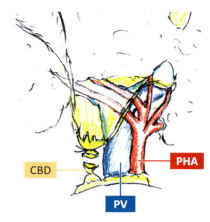

■ 肝門板剥離

① 胆摘を施行し，胆道造影を行い，胆道の走行異常がないことを確認した．
② 肝十二指腸間膜の左側漿膜をから剥離を開始した．まず，固有肝動脈（PHA），続く左肝動脈（LHA）をテーピングし，さらに末梢でA2とA3に分離されるところまで剥離した．本症例は原発性硬化性胆管炎の診断のため，胆道再建方法は胆管空腸である．この時点で総胆管（CBD）を膵頭部近傍で二重に結紮後切離した．
③ A4は右肝動脈前区域枝（Ant HA）から分岐していたが，別個に剥離してクランプ後に結紮切離した．右肝動脈（RHA）にテーピングを行い，その背側の組織を剥離して門脈（PV）の前面に至った．PVの損傷に気をつけながらCBDにテーピングを行った．
④ PV本幹を剥離してテーピングした．門脈左枝（LPV）は，門脈臍部をグラフトとして用いる可能性があったために肝円索ごとPV臍部を肝門から剥離し，P2, P3, P4のそれぞれを結紮切離して，下図のごとくにLPVが肝門から剥離された状態にした．
⑤ A2およびA3についてはこれをクランプの後に切離し，ドナー手術の進行状況と同調させるためにいったん待機とした．レシピエント無肝期の延長を避けるため，RHAとPVは解放したままとした．

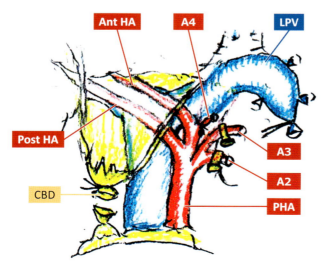
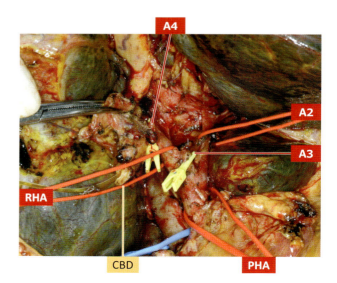

5. 原発性硬化性胆管炎に対する左肝グラフトを用いた生体肝移植（レシピエント手術）

■ 肝全摘

① レシピエントドナーの胆管切離を行うタイミングでレシピエントの手術を再開した．
② 視野がよくなったところで，RHAおよび，RPVをブルドッグ鉗子でクランプ後切離した．以上の操作により，無肝期となった．
③ 肝鎌状間膜，右冠状間膜，右三角間膜，左冠状から三角間膜を剥離した．左三角間膜は結紮切離した．右肝の無漿膜野を露出展開した．肝下大静脈尾側より短肝静脈を結紮切離し，下大静脈（IVC）前面を広く露出した．右下大静脈靱帯を結紮切離し，右肝静脈（RHV）を十分に露出ののち，テーピングした．左右下横隔静脈2本を根部で結紮切離した．
④ 左肝グラフトを用いた肝移植では，左肝静脈（LHV）と中肝静脈（MHV）の共通幹を1穴に形成し，またはRHVも含めた1穴に形成してグラフトの肝静脈と吻合している．本症例では，LHVとMHVは共通幹を1穴に形成したところ十分な吻合径が得られる可能性が高かったため，吻合に使用しないRHV断端は4-0 Ti-Cronの両端針で連続縫合して閉鎖した．
⑤ MHVとLHVの共通幹を血管鉗子でクランプし，肝静脈を切離して全肝を摘出した．

術者コメント

左肝グラフトの場合，静脈再建時にIVCを完全にクランプする必要があるため，IVC背側をよく剥離しておく．また，graft put in前に，麻酔科医とコミュニケーションを図りながら，試験的にIVCクランプを行い，血圧が安定しているかを確認しておく．

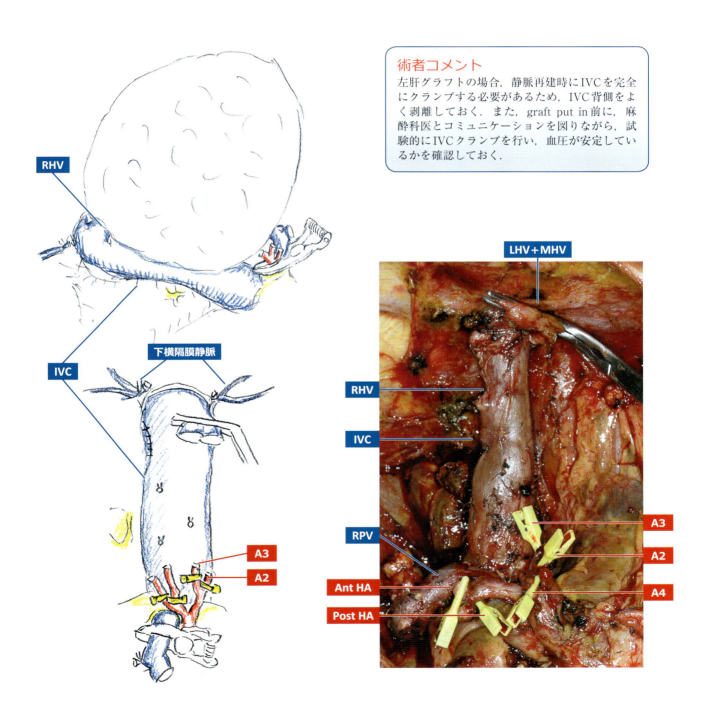

V．肝移植

■ バックテーブルでの左肝グラフトの肝静脈形成

グラフトの肝静脈は図のごとくLHVとMHVが確認され，MHVにfissural veinが合流していた．グラフトのMHVとLHVの間の隔壁を切開して6-0 Prolene 4針で形成した．さらにLHVとMHVそれぞれの外側縁を3 mm切開を入れて，より大きい開口部を作った．

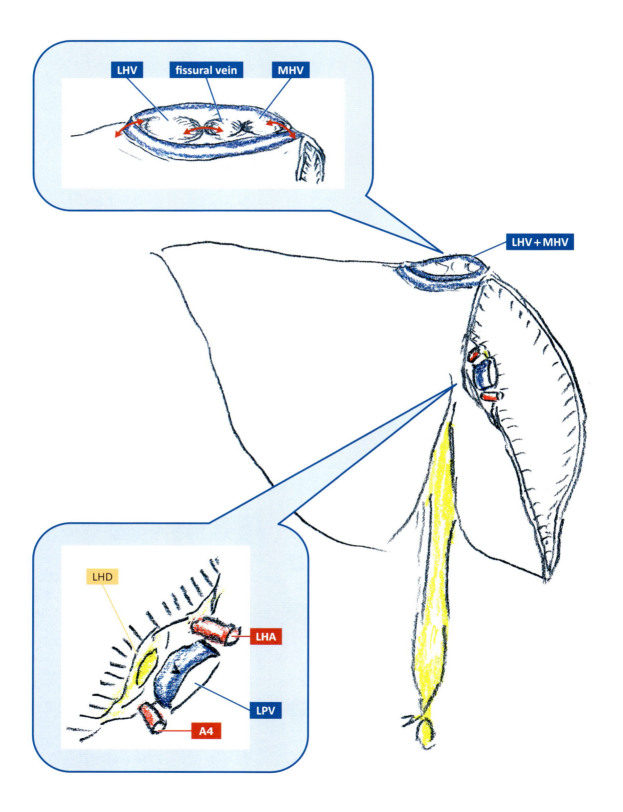

5. 原発性硬化性胆管炎に対する左肝グラフトを用いた生体肝移植（レシピエント手術）

■ ホモグラフトを用いたLHVの開口部形成

　　IVC・両側総腸骨静脈の凍結保存静脈（ホモグラフト）を縦に切開後，2片に分割し，LHVとMHVの周囲を襟巻き状に囲んで，大きい開口部を作製した．縫合には6-0 Proleneを用いた．径2 cmのLHDとMHVはホモグラフト吻合後径4.5 cmと拡大した．

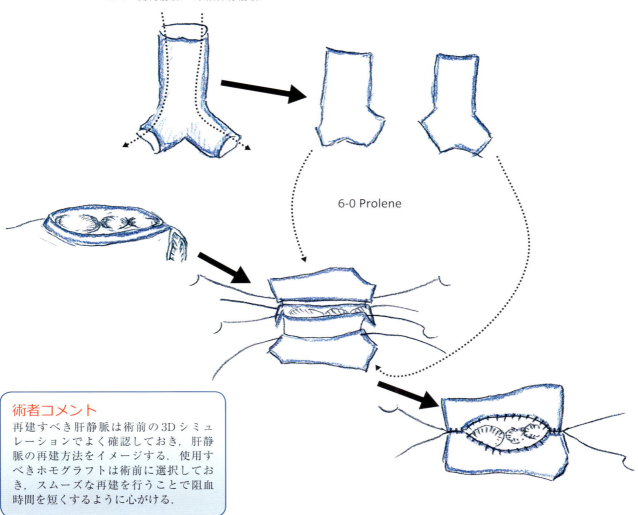

> **術者コメント**
> 再建すべき肝静脈は術前の3Dシミュレーションでよく確認しておき，肝静脈の再建方法をイメージする．使用すべきホモグラフトは術前に選択しておき，スムーズな再建を行うことで阻血時間を短くするように心がける．

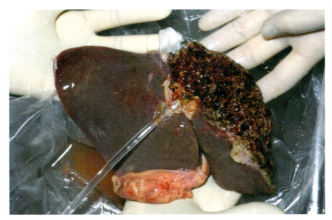
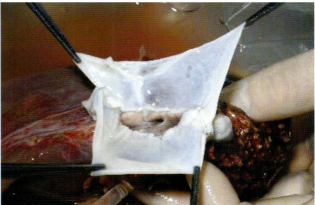

V．肝移植

■ 肝静脈再建

① グラフトをレシピエントの手術室に運搬し，いつでも使用できる状態とした．
② レシピエントのIVCには下図のごとく，肝静脈流入部の上と下でクランプを施し，血圧低下などの変化が許容範囲であることを確認した．
③ LHV＋MHVの共通幹の開口部の隔壁を切離し，広く切開して大きな一穴とした．
④ グラフトを保存液から取り出し，肝静脈再建を行った．最初に5-0 Proleneの連続縫合を吻合部の両端に置き，まず後壁をintraluminal methodで吻合した．
⑤ 次に，開口部の左側端に両端の5-0 Proleneを一針追加し，前壁を連続縫合でover and overの要領で吻合した．前壁を吻合しながら，グラフトの門脈から温度約0℃の乳酸化リンゲル液をグラフトの重量分還流し，十分に保存液（University of Wisconsin液）を洗い流した．

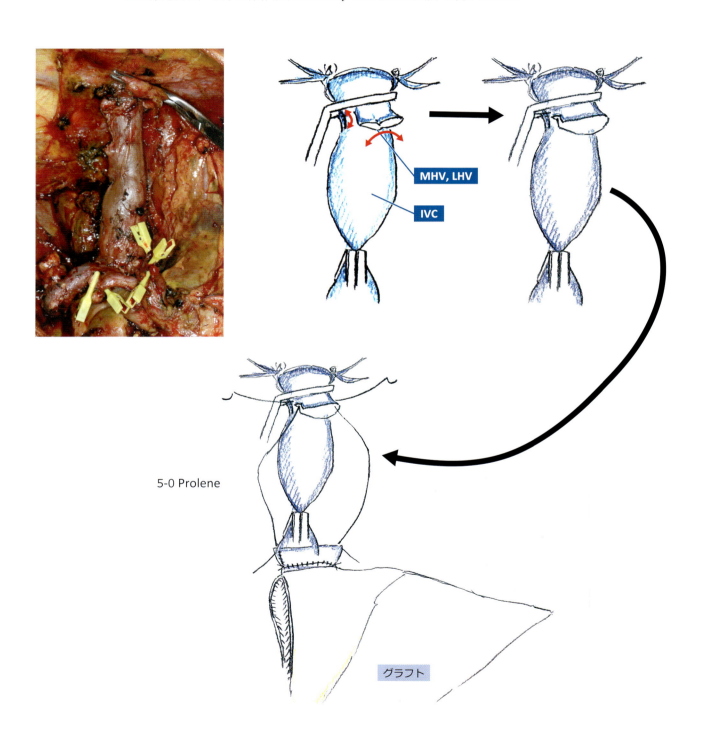

門脈吻合

レシピエントのLPVは左右分岐部近傍で切離した．グラフト門脈前壁マーキングとレシピエント門脈前壁マーキング（6-0 Prolene）を合わせるようにして，グラフトのLPVとレシピエントのLPVを6-0 Prolene連続縫合による端々吻合を施行した（intraluminal method）．吻合終了する直前，IVCクランプを慎重に外し，PVよりback flowがあることを確認しPV内のエアをwash outしながらPV吻合を終了し，最後にgrowth factorを置いた．

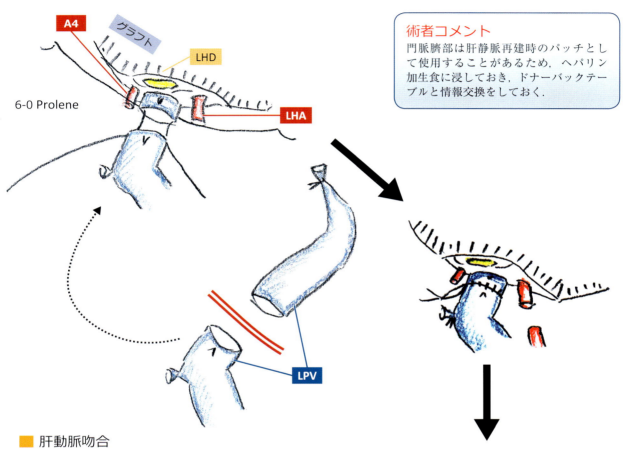

術者コメント
門脈臍部は肝静脈再建時のパッチとして使用することがあるため，ヘパリン加生食に浸しておき，ドナーバックテーブルと情報交換をしておく．

肝動脈吻合

顕微鏡下にグラフト肝のA4とレシピエントの右肝動脈を8-0 Nylon 9針の結節縫合で吻合した．吻合は形成外科医によって行われた．LHAを再建したのち，グラフトA4からのback flowも観察され，術中超音波検査を施行したところ肝内A4動脈血流が十分でありA4は結紮した．

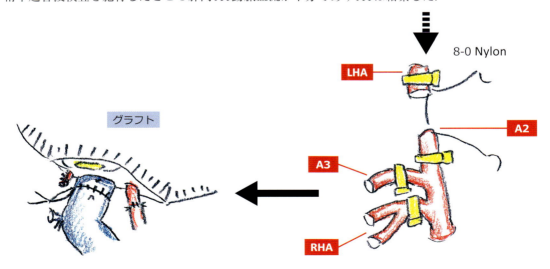

V. 肝移植

■ 胆道再建

グラフト側胆管断端は左肝管の1穴であった．Treitz靱帯から約20 cmで挙上空腸を作製した．5-0 PDSによる結節縫合で胆管空腸を吻合した（計17針）．針はに左右を外糸および支持糸としてかけ，その他を下図の順番で後壁は内糸，前壁は外糸とした．吻合部にステントは留置しなかった．その後，空腸空腸吻合を施行し，腸間膜の間隙はすべて閉鎖した．

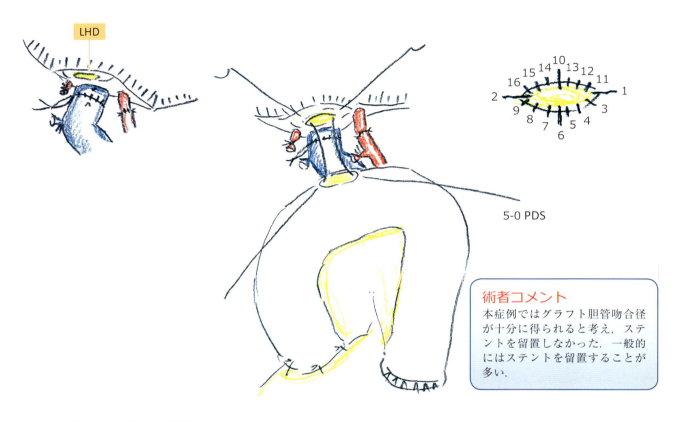

術者コメント
本症例ではグラフト胆管吻合径が十分に得られると考え，ステントを留置しなかった．一般的にはステントを留置することが多い．

■ ドレーン挿入，閉腹

① 肝移植前より遷延する肝不全のため，凝固時間は延長し，血小板も減少している．閉腹前に出血がないかについてよく観察する．
② ドップラー超音波検査で，動脈，門脈，静脈の血流が十分あることを確認した．生食約2,000 mLで腹腔内を洗浄した．
③ フィブリン糊を肝離断面に撒布した．
④ 腸瘻とドレーンを肝離断面に2本とDouglas窩に留置した．腹壁を2層に閉じて閉腹終了した．

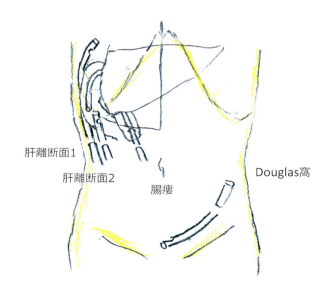

病理診断

Sclerosing cholangitis.

肝門部から左右肝管の比較的太い胆管において特に炎症が目立ち，上皮の脱落や好中球の混在する炎症細胞，組織球や多核巨細胞の出現したgranulomatousあるいはxanthogranulomatousな炎症が認められる．一部の胆管ではこれらの炎症や周囲の線維化を伴って内腔が狭窄している．硬化性胆管炎として矛盾しない所見である．

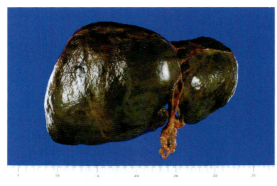
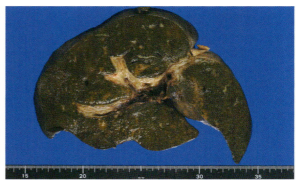

術後経過

第11病日に急性拒絶の診断で，ステロイドリサイクル療法を1回施行した．また，サイトメガロウイルス感染に対し，抗ウイルス薬を投与して軽快した．しかし抗ウイルス薬投与に伴う骨髄抑制を認め，顆粒球コロニー刺激因子製剤の投与を要した．術後2ヵ月頃に胆管炎を併発し，CTを施行したところ，胆管空腸吻合部狭窄と診断され，ダブルバルーン小腸内視鏡下に吻合部にステントを留置することで軽快した．第84病日に退院した．

以後定期的な胆管ステント交換を行っているが，術後1年の時点で経過良好である．

まとめ

左肝グラフトを用いた本術式は，小児を含め成人生体肝移植術式の中でも最も歴史があり基本的な手技である．

術式のポイントは，以下3点である．
1）レシピエントのMHVとLHVの開口部を一部切開して吻合することで，より広い吻合径を確保する．
2）バックテーブルでグラフトのMHVとLHVを形成して十分なoutflowが得られるように工夫する．
3）原発性硬化性胆管炎に起因する肝移植では，胆管を切離するために肝門剥離中視野は良好となる．
　一方，胆管空腸吻合を行うことになるが，縫合不全が発生すると腸液が関与して肝動脈血栓閉塞や肝動脈瘤破裂など，重篤化することがあるため注意を要する．

文献

1) Hashikura Y et al：Successful living-related partial liver transplantation to an adult patient. *Lancet* **343**：1233-1234, 1994
2) Takayama T et al：Living-related transplantation of left plus caudate lobe. *J Am Coll Surg* **190**：635-638, 2000
3) Kokudo N et al：Tailoring the type of donor hepatectomy for adult living donor liver transplantation. *Am J Transplant* **5**：1694-1703, 2005

（金子順一，佐藤祐充，小林光助）

肝移植

6 Budd-Chiari症候群に対する右肝グラフトを用いた生体肝移植（レシピエント手術）

適応とポイント

　肝静脈の主幹あるいは肝部下大静脈（IVC）の閉塞や狭窄により門脈圧亢進症に至る症候群をBudd-Chiari（バッド・キアリ）症候群と呼ぶ．肝部IVCの閉塞，特に膜様の閉塞による発症例が多いとされる．本邦における有病率は100万人当たり2.4人とまれな疾患で，全国集計によれば89％がIVC閉塞を伴っており，肝部IVCの膜様閉塞が53％と高率で，肝静脈のみの閉塞例は5％と少ない[1,2]．抗凝固薬の投与や狭窄部位に対する経皮血管形成術，拡張術，ステント留置術などが行われる．肝不全が進行すると難治性腹水や食道静脈瘤破裂，脳症が出現し肝移植の適応となる[3]．

　Budd-Chiari症候群では，原病や前治療のために，肝静脈やIVCに強い炎症を伴っていることがあり，全肝摘出時には，慎重に肝静脈とIVCを確保する．困難な場合は心囊開放を考慮し，胸部外科と合同で手術に臨む必要がある．また，静脈再建前に十分にIVC内部を観察し，膜様閉塞があれば解除しておくことが重要である．

現病歴と術前画像

　30歳代男性．3年前に職場の検診で肝機能障害を指摘され，1年前に腹部膨満感を主訴に近医を受診し，CTで右肝静脈（RHV）の閉塞と肝腫大を認め，Budd-Chiari症候群と診断された．今回，食道静脈瘤破裂に対して内視鏡的静脈瘤結紮術を施行した．その後，肝機能の低下と門脈圧亢進症が進行したため，生体肝移植目的に当科を受診した．既往歴は幼少期に小児喘息，11年前に原因不明の大腿部血栓症を指摘されていた．術前脳症なし，腹水少量，総ビリルビン値 4.1 mg/dL，血清アルブミン値 3.6 g/dL，プロトロンビン活性 64.0％，Child-Pugh分類 9点，MELDスコアは13点であった．造影CTでは多数の過形成結節を認め，全肝容積は3,426 mLと著明に腫大していた．右，中肝静脈は不明瞭であり，肝部IVCの狭窄を認めた．また少量腹水，食道静脈瘤や傍臍静脈の拡張，遠肝性門脈側副路の発達を認めた．

多発する過形成結節と肝腫大

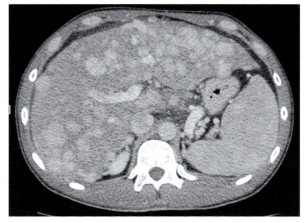

肝部IVCの狭窄と右，中肝静脈の不明瞭化

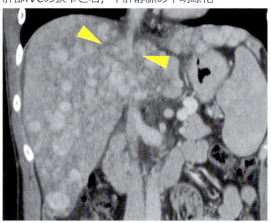

右肝グラフトを用いた生体肝移植（double IVC法）

11時間20分／5,350 mL

■ 開腹所見

　全身麻酔下，仰臥位で手術を開始した．上腹部正中切開を置き開腹．手術進行に際し悪性腫瘍の合併など，禁忌がないことを確認した．右側は腹直筋外縁まで開腹した．肝は著明に腫大していた．黄疸肝で肝表は不整であった．他癌の合併や腹膜播種はないと考えた．腹水は中等量あり一部培養に提出後，吸引した．本患者はBudd-Chiari症候群のため肝部IVCに安全にアクセスできるように右開胸創を追加した．

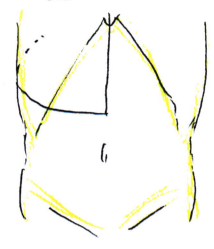
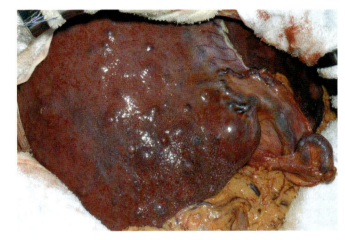

■ 肝門板剥離

① 胆摘を施行し胆道造影用チューブを挿入し，胆道造影を行った．胆道の病変や走行異常のないことを確認した．
② 肝十二指腸間膜の左側漿膜をから剥離を開始した．まず，固有肝動脈（PHA），続く左肝動脈（LHA）をテーピングし，さらにA2とA3を末梢まで剥離しテーピングした．また，A4も剥離してクランプ後に切離した．
③ 右肝動脈（RHA）のテーピングを行い，その背側の組織を剥離して門脈（PV）の前面に至った．PVの損傷に気をつけながら総胆管（CBD）にテーピングを行った．
④ PV本幹をテーピングし，門脈左枝（LPV）の水平部でテーピングした．出血量を低減するため，PV臍部は剥離せずに，全肝摘出後に行うこととした．
⑤ LHAおよびA4をクランプの後に切離し，ドナー手術の進行状況に合わせ待機とした．

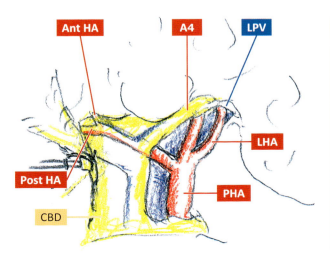
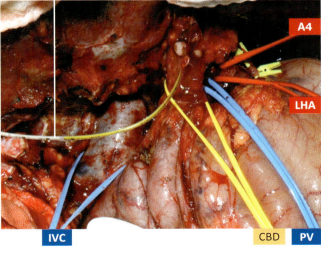

胆道造影用チューブ

V．肝移植

■ 肝全摘

① ドナーの胆管切離が終了するタイミングでレシピエントの手術を再開した．
② LPVを水平部で二重に結紮後切離した．前述のように本症例ではPV臍部は全肝摘出後に取り出すこととし，出血量低減に努めた．
③ 視野がよくなったところでhilar plateを左の肝門から剥離し右に進み，RHAおよび，RPVの近位端をブルドッグ鉗子でクランプ後切離し，無肝期となった．
④ 肝鎌状間膜，右冠状間膜，右三角間膜，左冠状から三角間膜を剥離した．左三角間膜は結紮切離し，右肝の無漿膜野を露出展開した．肝IVC尾側より短肝静脈（SHV）を結紮切離し，RHV，IVC前面を広く露出した．右下肝静脈（IRHV）を切離した．Budd-Chiari症候群のため，RHV周囲は炎症もあり，慎重に剥離しテーピングした．下大静脈靱帯を結紮切離した．IRHVを十分に露出したのち，結紮切離した．肝静脈吻合時にIVCを広く露出するため，左右下横隔静脈2本を根部で結紮切離した．
⑤ 中肝静脈（MHV）とLHVの共通幹を血管鉗子でクランプし，それぞれを切離して全肝を摘出した．

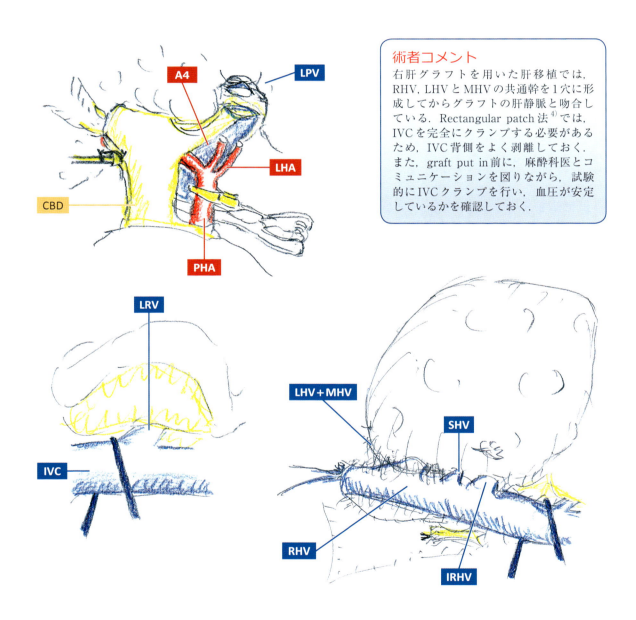

術者コメント

右肝グラフトを用いた肝移植では，RHV，LHVとMHVの共通幹を1穴に形成してからグラフトの肝静脈と吻合している．Rectangular patch法[4]では，IVCを完全にクランプする必要があるため，IVC背側をよく剥離しておく．また，graft put in前に，麻酔科医とコミュニケーションを図りながら，試験的にIVCクランプを行い，血圧が安定しているかを確認しておく．

■ ホモグラフトを用いた右肝グラフトの肝静脈再建

　バックテーブルでドナーから採取された右肝グラフトの還流を行ったのち，肝静脈を再建した．肝静脈は下図のごとく，V5およびV8，RHV，MRHVとIRHV（2穴）であった．グラフトのMRHVとIRHV（2穴）は近接していたため，それぞれの静脈間を6-0 Proleneで形成し，1穴化した．凍結保存静脈（大腿静脈）をV5およびV8と吻合し，別の凍結保存静脈（IVC）を1穴化したMRHVとIRHVと，さらにRHVと吻合した．

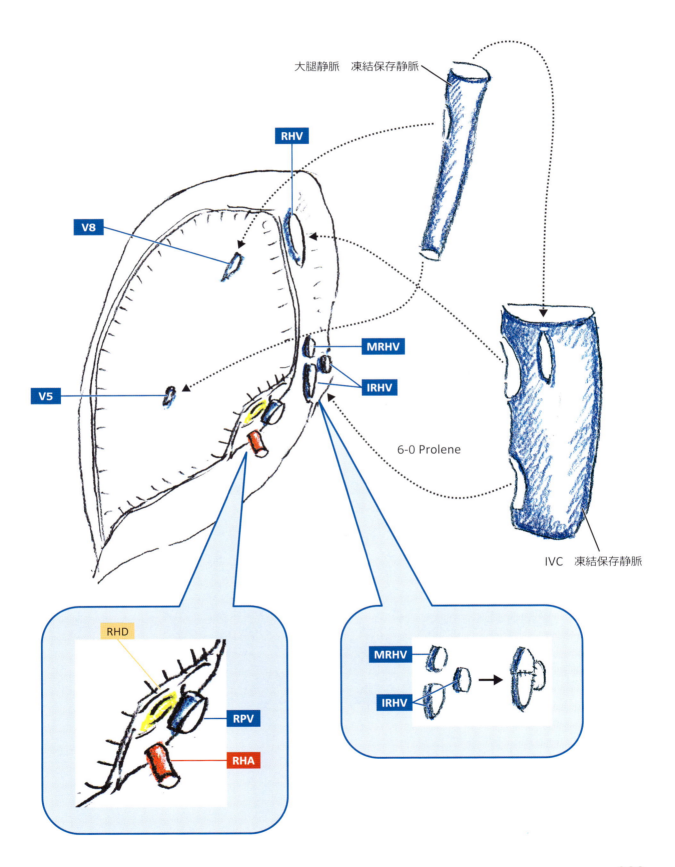

V．肝移植

■ バックテーブルでの右肝グラフトの肝静脈形成

凍結保存静脈（IVC）と凍結保存静脈（大腿静脈）を吻合し，IVCの凍結保存静脈の上下端を閉鎖し，バックテーブルでの右肝グラフトの肝静脈形成を終了とした．以下に完成図を示す．

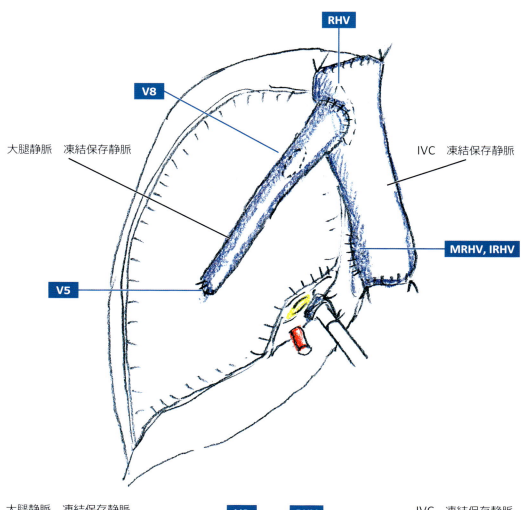

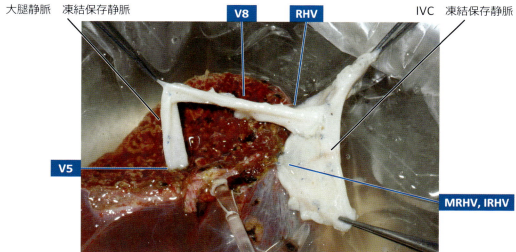

■ 肝静脈再建

① 冷却したままグラフト肝をレシピエントの手術室に運搬し，いつでも使用できる状態とした．

② レシピエントのIVCには下図のごとく，肝静脈流入部の上と下で完全クランプを施し，血圧低下などの変化が許容範囲であることを確認した．

③ IVC前面を縦に5 cm切開した．IVCの外観は特に大きな異常は認めなかったが，Budd-Chiari症候群であり，術前のCTでIVCに狭窄があるように見え，内部をよく観察すると下図のように内部に隔壁を発見したため，その隔壁を上下に切開し内腔を確保した．

④ グラフトを保存液から取り出し，体内に留置（put in）した．グラフト肝に吻合された凍結保存静脈（IVC）にも縦に約5 cmの切開を置き，肝静脈再建を行った．吻合は後壁，前壁の順に行った．最初に5-0 Prolene吻合部の上下端に置き，それから後壁をintraluminal methodで吻合した．

⑤ 次に，開口部の上端に両端針の5-0 Proleneを1針追加し，前壁をover and overの要領で連続縫合を行った．前壁を吻合しながら，グラフトのPVから温度約0℃の乳酸化リンゲル液をグラフトの重量分還流し，保存液（University of Wisconsin液）を十分に洗い流した．

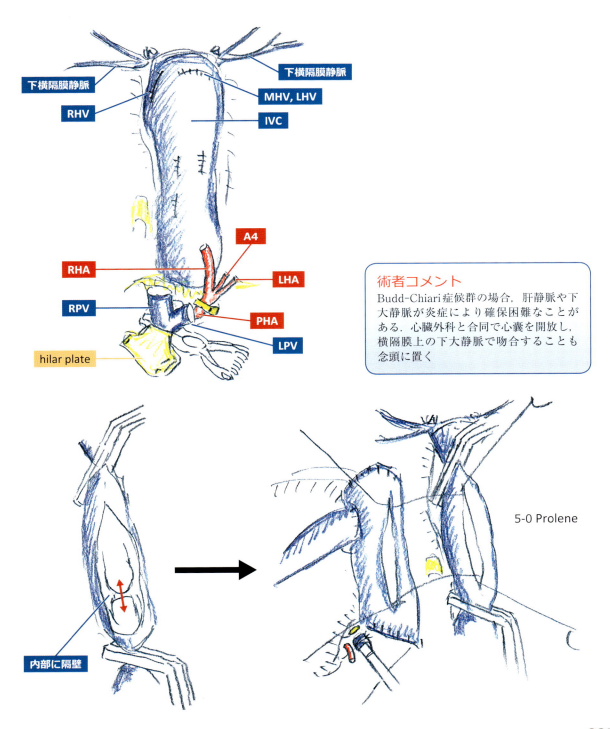

術者コメント
Budd-Chiari症候群の場合，肝静脈や下大静脈が炎症により確保困難なことがある．心臓外科と合同で心嚢を開放し，横隔膜上の下大静脈で吻合することも念頭に置く

V. 肝移植

■ 門脈吻合

　　グラフト門脈前壁マーキングとレシピエント門脈前壁マーキング（6-0 Prolene）を合わせるようにして，グラフトのRPVとレシピエントのRPVを6-0 Proleneを用い，intra-luminal連続縫合による端々吻合を施行した．吻合終了する直前，IVCクランプを慎重に外し，PVよりback flowがあることを確認しPV内の空気をwash outしながらPV吻合を終了し，最後にgrowth factorを置いた．

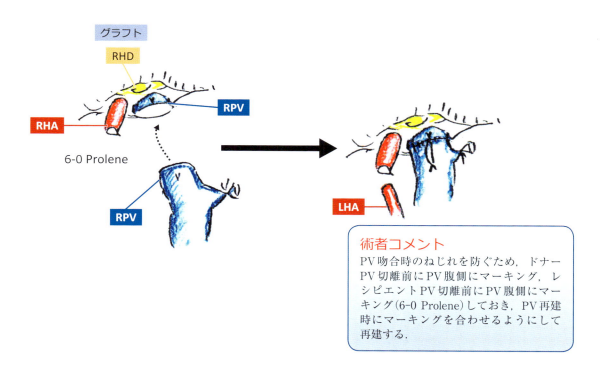

術者コメント
PV吻合時のねじれを防ぐため，ドナーPV切離前にPV腹側にマーキング，レシピエントPV切離前にPV腹側にマーキング（6-0 Prolene）しておき，PV再建時にマーキングを合わせるようにして再建する．

■ 肝動脈吻合

　　顕微鏡下にグラフト肝のRHAとレシピエントのLHAを8-0 Nylon 9針の結節縫合で吻合した．吻合は形成外科医によって行われた．

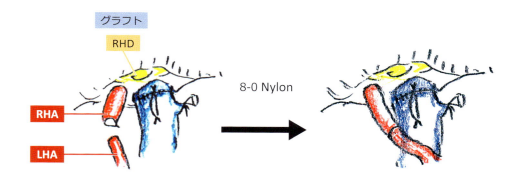

■ 胆道再建

　　グラフト側胆管断端は1穴であった．レシピエントのhilar plateのRHDは1穴であった．4Frポリ塩化ビニルチューブを左から挿入し先端約3cmをRHD内に入れるようにして，グラフトRHDとレシピエントのhilar plateのRHDを5-0 PDSで外糸として吻合した（計11針）．4Frのチューブより造影剤を注入し胆道造影を行い，肝内胆管が造影されること，吻合部より胆汁漏がないことを確認した．

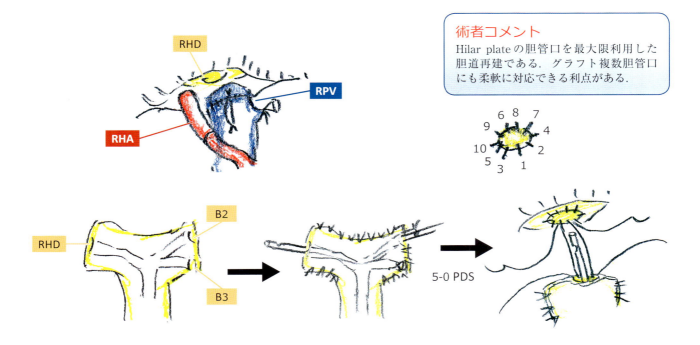

> **術者コメント**
> Hilar plateの胆管口を最大限利用した胆道再建である．グラフト複数胆管口にも柔軟に対応できる利点がある．

■ ドレーン挿入，閉腹

① 肝移植前より遷延する肝不全のため，凝固時間は延長し，血小板も減少している．閉腹前に出血がないかについて入念に観察する．
② 胆嚢管断端より4Frのポリ塩化ビニルチューブを挿入し，先端を十二指腸内に置き，術後経腸栄養などの投与に使用する．
③ ドップラー超音波検査で，動脈，PV，静脈の血流が十分あることを確認した．生食約2,000 mLで腹腔内を洗浄した．
④ フィブリン糊を肝離断面に撒布した．
⑤ ドレーンをWinslow孔，肝離断面，Douglas窩に留置した．腹壁を2層に閉じて閉腹終了した．

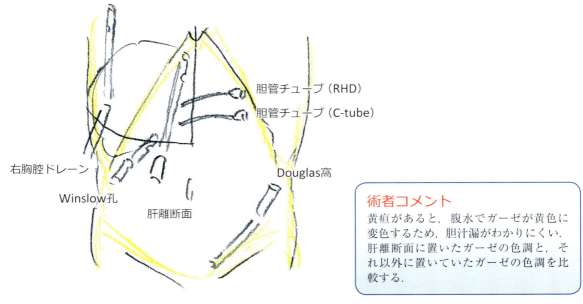

> **術者コメント**
> 黄疸があると，腹水でガーゼが黄色に変色するため，胆汁漏がわかりにくい．肝離断面に置いたガーゼの色調と，それ以外に置いていたガーゼの色調を比較する．

病理診断

Hyperplastic lesion of the liver.
Compatible with venocentric liver cirrhosis with hepatic vein thrombosis.

比較的太い肝静脈の枝に線維性組織による閉塞像が複数認められ，内膜の肥厚や再疎通像も散見される．閉塞したRHV，MHV内には，再疎通像を伴う器質化した線維組織が見られ，肥厚した内膜と考えられる．粗大結節はいずれも過形成性結節であり，構成細胞は異型に乏しく肝細胞癌を示唆する所見は見られない．

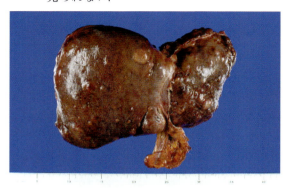
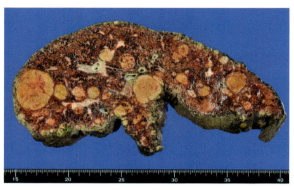

術後経過

挿管された状態でICU帰室し，直後よりタクロリムス持続静注を開始し，6時間おきに血中濃度を測定しながら調節した．元の体重の10％程度のプラスバランスまでは許容されると考え，各ドレーン排液量も考慮しながら十分な補液を行った．適宜アルブミン製剤なども使用しながら循環血液量を十分に保ち，グラフト血流を維持することが最重要と考えている．

術後14病日（POD 14）まで1日2回の腹部超音波検査を行い，グラフト血流と血栓の有無のチェックを行った．POD 3に抜管し順調な経過であった．POD 25にCTでグラフトRHVに血栓を認め抗凝固療法を開始した．その後の経過観察のCTで血栓は残存していたため，バイアスピリン，ワーファリンの内服を開始した．POD 35に38℃台の発熱があり，CTで肝門部に胆汁漏によると考えられる膿瘍を認めたが，抗菌薬投与により改善しPOD 47に退院した．術後7ヵ月の時点で，経過良好である．

まとめ

Budd-Chiari症候群は肝静脈や肝部IVCに炎症があることがあり，肝静脈と肝部IVCに安全にアクセスすることが重要である．また，再肝静脈狭窄とならないように，吻合口を形成して十分な内腔（吻合径）を確保する．本施設では本施設組織バンク[5]の凍結同種血管グラフト（ホモグラフト）を用いてグラフト肝静脈とIVCの吻合を行っている．

術式のポイントは，以下3点である．
1) 肝部IVCに直視下に安全にアクセスできるように右開胸を選択．
2) 肝静脈の確保ができなかったときのために，前もって心臓外科医師と協議しバックアップ依頼（心嚢を開け横隔膜上のIVCへ肝静脈を吻合することに備える）．
3) IVC完全遮断下にIVCの内部をよく観察し，隔壁があれば切開しておく．

文献

1) 杉町圭蔵ほか，厚生労働省特定疾患門脈血行異常症調査研究班：門脈血行異常症の診断と治療，肝臓 **42**：378-384, 2001
2) 難病情報センターホームページ〈http://www.nanbyou.or.jp/〉（2016年5月現在）
3) Segev DL et al：Twenty years of liver transplantation for Budd-Chiari syndrome：a national registry analysis. *Liver Transpl* **13**：1285-1294, 2007
4) Sugawara Y et al：Refinement of venous reconstruction using cryopreserved veins in right liver grafts. *Liver Transpl* **10**：541-547, 2004
5) 東京大学医学部附属病院組織バンク〈http://uttb.umin.ac.jp/〉（2016年5月現在）

（金子順一，小林祐太）

肝移植

7 原発性胆汁性肝硬変に対する脳死肝移植（レシピエント手術）

適応とポイント

わが国の肝移植は生体ドナーに依存しており，2014年12月31日までの累計で生体肝移植7,673件に対し，死体肝移植264件（261件のheart beating donor，3件のnon-heart beating donor）となっている[1]．2010年7月の臓器移植法改正後もいまだ深刻なドナー不足にあり，高齢者や基礎疾患を有するいわゆる境界領域のドナーからの移植も避けられないが[2]，年間50例前後の脳死肝移植が行われるようになった．

脳死肝移植の患者登録では機会の公平化のために原疾患，医学的緊急度（10点：予測余命1ヵ月以内，8点：予測余命1〜3ヵ月以内，6点：予測余命3〜6ヵ月以内，3点：予測余命6ヵ月〜1年，1点：予測余命1年以上），血液型，待機期間が考慮される．脳死ドナーが現れた場合にはこれらの情報をもとに日本移植臓器ネットワーク（Japan Organ Transplant Network：JOT NW）から各施設に連絡される．

全肝グラフト採取自体は，生体グラフト採取に比較すれば容易である．しかし，レシピエント原疾患（再移植症例，胆道閉鎖症術後など）やグラフト条件（置換肝動脈の存在，ドナー手術での膵腎同時採取など）を考慮し，短時間に臨機応変に対応しなければならない．分割肝グラフト［左外側領域グラフトと拡大右肝グラフト，中肝静脈（MHV）付き左肝グラフトとMHVなし右肝グラフト］による脳死肝移植はわが国では14％の症例で施行され，全肝移植に比べ周術期合併症が多いがドナープール拡大に貢献している[3]．

本項では全肝グラフト，下大静脈側々吻合，動脈吻合1ヵ所，胆管胆管吻合による基本的な構成で完了した症例を提示する．

現病歴と術前画像

50歳代女性．40歳代で原発性胆汁性肝硬変（PBC）と診断された．食道静脈瘤に対し内視鏡的静脈瘤結紮術（EVL）施行の既往を持つ．進行性に肝機能が悪化するため，生体肝移植を考慮したがドナー候補がなく，移植約3年前に医学的緊急度3点で脳死肝移植登録がなされた．

約1年前にはS7単発の13mm大の肝細胞癌を指摘されRFAにより治療した．約3ヵ月前より肝機能悪化を認め再評価の結果，医学的緊急度6点となっていた．

都内の病院で臓器提供の意思をもつ脳死患者がおり，レシピエント候補第1位の連絡があった．本人の希望を確認し緊急入院．脳死肝移植施行の方針とした．術前のMELDスコアは12点であった．

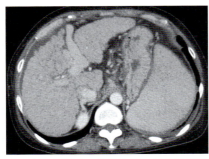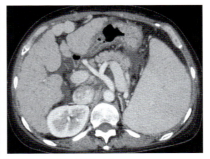

肝の変形と腹水，脾腫あり．遠肝性側副血行路の発達が著しい．

V．肝移植

脳死肝移植

10時間／3,400 mL

■ 開腹，胆嚢摘出

レシピエントの手術室入室はコールから約20時間後の翌日未明となった．

全身麻酔下にJ字切開で開腹し腹腔内を十分に観察した．悪性腫瘍合併など禁忌事項ないことを確認した．肝表は不整で大小不同の結節多数であり肝硬変の所見であった．ドナー手術の進行に合わせ44分間のwaiting後，胆嚢摘出に続いて胆道造影を行い，後区域胆管が左肝管に合流することが確認された．胆道再建は胆管胆管吻合で行えると判断した．

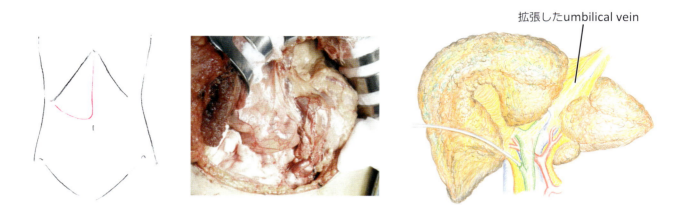

拡張したumbilical vein

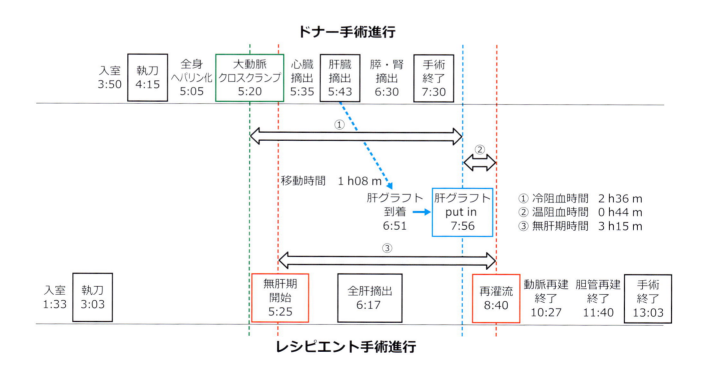

■ 肝門処理から肝全摘

　　執刀開始から約2時間20分経過，肝十二指腸間膜を一括遮断して無肝期とした．ほぼ同時刻，ドナー大動脈がクロスクランプされた．続けて総胆管（CBD）を切離，右肝動脈（RHA）を前区域枝（Ant HA）と後区域枝（Post HA）分岐後のレベルでクリップをかけ切離した．A4はRHAから出ており結紮切離．左肝動脈（LHA）を確保し，A2およびA3をそれぞれをクリップをかけ切離した．

　　門脈左枝（LPV）は，臍部において外側区域と内側区域の枝を順次処理して剥離し，門脈右枝（RPV）は前区域枝（Ant PV）と後区域枝（Post PV）の分岐前で切離した．CBDは肝門部胆管のレベルで一穴で切離した．

　　肝門処理終了とほぼ同時にグラフト摘出完了となった．肝周囲の剥離を進め，数本の短肝静脈を処理し，RHV，左肝静脈（LHV）とMHVの共通幹を切離し，開始から3時間14分で全肝摘出を完了した．

　　摘出肝重量は1,118 gであった．

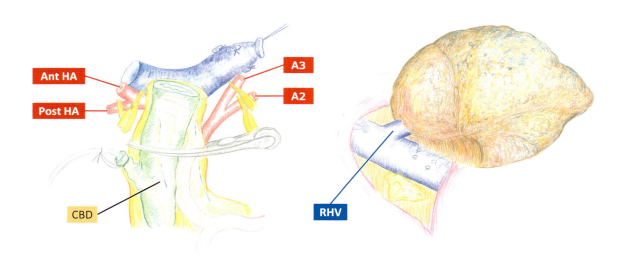

■ グラフト到着，バックテーブル

　　グラフトは摘出から1時間8分でレシピエント手術室に到着した．摘出による副損傷のないことを確認後，横隔膜などの夾雑組織を丁寧に除去した．グラフトIVCの上下端を6-0 Proleneで縫合閉鎖した．グラフト重量は1,116 gでレシピエント標準容積1,114 mLにほぼ一致した．並行してレシピエントのRHVおよびMHV + LHVの切離断端は連続縫合で閉鎖した．

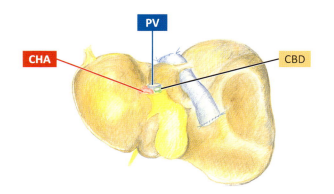

> **術者コメント**
> 膵腎同時採取がなされた場合など，状況によってはグラフトIVCの長さが短いことがある．レシピエントの門脈臍部や凍結保存されたIVCホモグラフトを縫着して延長を図ることがある．

V. 肝移植

■ グラフト out of ice，静脈再建

グラフトをレシピエント腹腔内に入れた．冷阻血状態はドナー大動脈クロスクランプより2時間36分で終了した．ただちにdouble IVC法での静脈再建を行った．下図のごとく4 cmの吻合口を作製し，5-0 Proleneによる連続縫合を行った．

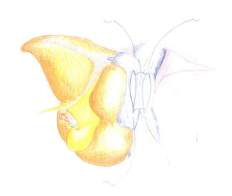

> **術者コメント**
> 後壁の縫合が終了したら，冷却されたリンゲル液を門脈から灌流しながら残りの縫合を行う．灌流量がグラフト重量まで達したら滴下を緩徐にする．

■ 門脈再建

レシピエント門脈は左右分岐部の頂点を切開し一穴化した．これとグラフト門脈本幹を6-0 Proleneで連続縫合し，growth factorを置き結紮した．

レシピエント手術開始から約5時間40分でグラフト再灌流，温阻血時間は44分であった．超音波で血流信号が得られることを確認した．

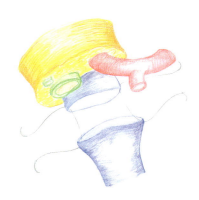

■ 動脈再建

形成外科医師に依頼して顕微鏡下で行った．レシピエントの肝動脈後区域枝（R-Post HA）と，グラフトの総肝動脈（D-CHA）を8-0 Nylon 13針で結節縫合した．超音波で動脈波形が良好であることを確認．グラフトの胃十二指腸動脈（D-GDA），レシピエントの右肝動脈前区域枝（R-Ant HA），左肝動脈（R-LHA）を結紮した．

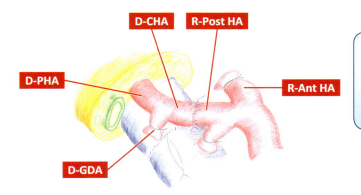

> **術者コメント**
> 形成外科医と移植チームの医師が顕微鏡の視野を共有し，吻合血管の選択，不測の事態への対処などいつでも協議できるようにしておく．

■ 胆道再建

グラフトの胆嚢摘出を行い，それぞれの総肝管同士を吻合した．6-0 PDSを用いて結節縫合で行い，後壁も含めてすべての結紮が胆管外となるようにして合計20針で吻合した．再建後，レシピエント胆嚢管から造影して狭窄，リークなきことを確認した．造影チューブは抜去して胆嚢管を二重結紮した．

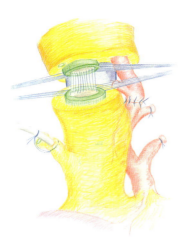
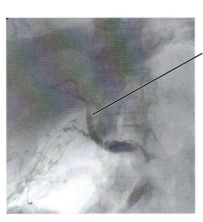

吻合部

術者コメント
胆管を栄養する動脈は可能な限り温存し，血流を良好に保つことが胆道再建後の縫合不全や狭窄の防止のために重要であると考えている．

■ 閉　腹

再度入念に超音波を行い，動脈，門脈，肝静脈の波形がすべて正常であることを確認した．腹腔内を温生食3,000 mLで洗浄した．Winslow孔およびDouglas窩に，それぞれ24 Frドレーンを留置した．腹壁を層々閉腹して手術を終了した．

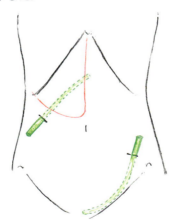

術者コメント
Douglas窩にドレーンを留置することで術後の腹水を効率よく回収する．

V. 肝移植

病理診断

Primary biliary cirrhosis in cirrhotic stage.
Necrotic nodule and reactive follicluar hyperplasia(pseudolymphoma)in S7.

病理組織学的に肝のほぼ全域にわたって大小の偽小葉形成が見られ，肝硬変の像であった．S7の15×10×10 mm大の腫瘤様病変は，周囲を線維化に取り巻かれた凝固壊死巣で，viableな腫瘍細胞は認められなかった．

術後経過

術後11日目に急性拒絶反応が見られたものの，ステロイドパルス療法により軽快した．そのほか重篤な合併症なく経過し，術後40日目に退院となった．

移植後約3年の時点で原疾患の再発や合併症なく経過されている．

まとめ

標準的な術式で施行された脳死肝移植の一例を示した．

術式のポイントは，以下3点である．

1) 摘出チーム，コーディネーターと緊密な連絡を保ち，グラフト到着時刻に合わせた手術進行を心がける．グラフトの状態，解剖学的変異について正確に伝達する．
2) 下大静脈については長さが不足する場合はレシピエント門脈や凍結保存静脈グラフトを使用して延長や形成を追加する．
3) 多くのマンパワーを必要とする特殊な緊急手術であるという概念を持ち，適切なシフト配置に努め，他部署への配慮を忘らないなど，全体の状況を常に俯瞰する．

文献
1) Soyama A et al：Liver Transplantation in Japan. *Liver Transplanpl* **22**：1401-1407, 2016
2) 赤松延久ほか：脳死肝移植ドナーの基準．今日の移植 **28**：156-163, 2015
3) Sakamoto S et al：Current status of deceased donor split liver transplantation in Japan. *J Hepatobiliary Pancreat Sci* **12**：837-845, 2015

（長田梨比人，赤松延久，伊藤大介）

索 引

3Dシミュレーション　30, 286, 292, 294, 307, 314, 325

欧　文

A

ALPPS（Associating Liver Partition and Portal vein ligation for Staged hepatectomy）　90
ALPTIPS（Associating Liver Partial partition and Trans-Ileocecal Portal vein embolization for Staged hepatectomy）　90, 100
anterior approach　118
artery first approach　204, 206

B

blue liver像　13
Budd-Chiari症候群　330

C

central hepatectomy　67, 68
clamp crushing法　7, 16, 24, 36, 45, 49, 58, 64, 71, 79, 86, 94, 104, 111, 124, 133, 154, 163, 169, 176, 187, 222, 233, 241, 304
conversion therapy　82

D

double IVC法　307, 315, 318, 331
DP-CAR（distal pancreatectomy with *en bloc* celiac axis resection）　238

G

Glisson鞘一括処理　7, 28

I

ICG蛍光法　70, 87, 178, 261, 293
IOUS（intra-operative ultrasound）　13, 32, 42, 52, 63

K

Kent鉤　11

L

liver hanging maneuver　114, 304

M

mesenteric approach　206

P

paracaval portion　67
parenchymal-sparing hepatectomy　2, 75
peeling off technique　55, 117, 129, 132
PTPE（percutaneous transhepatic portal vein embolization）　157
Pringle法　7, 16, 24, 30, 36, 39, 45, 54, 64, 71, 79, 86, 94, 104, 111, 124, 133, 144, 163, 171, 187, 289, 297, 304

R

rectangular patch法　332

S

SEMS（self-expandable metallic stent）　147
SMA first approach　216
SMA周囲神経叢の郭清　241
SMA周囲神経叢の剥離　240

T

tape repositioning technique　304

和　文

あ

アルコール性肝硬変　314

い

胃空腸吻合　172, 180, 214

う

右肝グラフト　286, 292, 314, 330
右肝授動　19, 270, 287
右肝静脈切離　143
右肝切除　2, 7, 29, 101, 104, 114, 129, 140
右肝切除兼膵頭十二指腸切除　168

え

エネルギーデバイス　4, 49, 58, 216

か

化学療法関連肝障害　9
柿田法　213, 228

索　引

下大静脈腫瘍栓　121, 129
肝S8系統的切除　51
肝外側区域切除　61, 254
肝外胆管切除　141, 151, 190, 196
肝後区域切除　30
肝細胞癌　21, 30, 51, 61, 67, 107, 114, 129, 254
肝十二指腸間膜剥離　14, 169
肝授動　19, 20, 22, 62, 287, 295
　　腹腔鏡下手術における――　255, 270, 271
肝静脈圧のコントロール　39
肝静脈形成　334
肝静脈再建　307, 318, 326, 333, 335
肝前区域切除　21, 22
肝臓側胆管形成　193
肝中央二区域切除　41
肝動脈再建　318
肝動脈吻合　327, 336
肝内胆管癌　159
肝左三区域切除兼膵頭十二指腸切除　174
肝門アプローチ　68
肝門温阻血　39
肝門個別処理　3, 22, 28, 31, 101
肝門処理　33, 39, 142, 161, 288
肝門部胆道閉塞　148
肝門部領域胆管癌　140, 150
肝離断　7, 16, 24, 36, 45, 49, 54, 58, 64, 71, 79, 86, 104, 111, 118, 133, 144, 154, 163, 171, 179, 289, 297
　　腹腔鏡下手術における――　257, 265
肝離断線設定　15, 23, 70, 85, 143, 153, 163

き

逆L字切開　3, 10

く

空腸空腸吻合　145, 165, 172, 180, 194
グラフト選択　307
　　――基準　292, 307

け

経皮経肝的門脈塞栓術　157
剣状突起　11
原発性硬化性胆管炎　321
原発性胆汁性肝硬変　339

こ

後区域グラフト　301
広範囲胆管癌　168, 174
混合型肝癌　41

さ

左肝グラフト　294, 321
左肝授動　20, 271, 295

左肝切除　12, 28, 107, 150, 151, 159, 160
左腎の脱転　246

し

出血コントロール　39
術前化学療法　218, 230
　　――後　238
術中超音波　13, 32, 42, 52, 63
腫瘍栓　51, 107, 114, 121, 129, 131
静脈再建　121, 307, 318, 326, 333, 335
静脈パッチ　135

す

膵液漏　173, 181, 236
　　――対策　242
膵管空腸粘膜吻合　229
膵管空腸吻合　213
膵空腸二期再建　173, 181, 228
膵神経内分泌腫瘍　272, 279
膵切離　209, 222
膵全摘　244
膵体尾部切除　230, 239, 272, 279
膵体尾部の授動　246
膵体部癌　230, 238
膵胆管合流異常　190
膵頭十二指腸切除　168, 169, 174, 176, 204, 216, 218, 228, 237
膵頭神経叢切離　223
膵頭部癌　204, 218
膵離断　275, 283
ステント管理　147

せ

精巣静脈グラフト採取　224
生体肝移植　286, 292, 294, 301, 307, 314, 321, 330
全肝グラフト採取　339

そ

造影術中超音波　3, 13, 22, 32, 42, 52, 63, 68, 76, 101, 264
総肝管の切離　198
総胆管嚢腫　190
総胆管の切離　198
総動脈の切離　240
ソナゾイド　3, 13, 22, 32, 42, 52, 63, 68, 76, 101, 264

た

大腸癌肝転移　2, 9, 75, 100, 263
胆管癌　140, 150, 159, 168, 174, 196
胆管空腸吻合　141, 151, 165, 194, 197, 200, 212
胆管形成　319
胆管切離　14, 154, 192

索　引

胆管胆管吻合　319, 339
胆管ドレナージ　147
胆汁リークテスト　8, 17, 26, 47, 72, 290, 299
胆汁漏　158
胆道再建　145, 155, 172, 180, 328, 337, 343
胆道造影　8, 44, 262
胆囊癌　182
　　──根治術　182
胆囊床切除　182, 187
胆囊摘出　32, 183

ち

置換右肝動脈合併切除再建　219
中下部胆道閉塞　147

て

転移性肝癌　2, 12

と

凍結保存静脈　325
　　──グラフト　307
凍結保存同種静脈　135, 162
凍結保存同種組織　125
動脈再建　307, 318, 342
動門脈合併切除　218
ドナーバックテーブル　307
トンネリング　209, 222

な

内視鏡的経鼻胆管ドレナージ　147
内視鏡的胆道減圧法　147

の

脳死肝移植　339

は

ハーフクランプ　16, 30, 36, 39, 45, 104, 154
バックテーブル　307, 333, 341
パッチ再建　162

ひ

尾状葉の授動　20

脾臓温存膵体尾部切除　279

ふ

腹腔鏡下肝S8部分切除　263
腹腔鏡下肝外側区域切除　254
腹腔鏡下肝切除　261
腹腔鏡下膵体尾部腫瘍切除術　272
腹腔鏡下膵体尾部切除　272
腹腔鏡下胆囊摘出術　183
腹腔鏡下脾臓温存膵体尾部切除　279
腹腔動脈合併切除　239
腹壁瘢痕ヘルニア　3
部分肝離断　93, 95

ほ

ホモグラフト　125, 135, 162, 237, 307, 325, 333

ま

幕内基準　12

み

右胃大網動静脈グラフト　208

も

門脈合併切除　162, 204
　　──再建　219, 231
　　──パッチ再建　160
門脈再建　234, 237, 318, 342
門脈腫瘍栓　51, 107, 114, 129
　　──摘出　132
門脈塞栓術　90, 157
門脈吻合　327, 336

ら

卵巣静脈パッチ　234

り

両葉多発大腸癌肝転移　75, 100

ろ

肋間トロッカー　264

東京大学医学部肝胆膵外科, 人工臓器・移植外科
手術の流儀

2017年5月10日　発行	編集者　國土典宏 発行者　小立鉦彦 発行所　株式会社　南　江　堂 〒113-8410 東京都文京区本郷三丁目42番6号 ☎ (出版) 03-3811-7236　(営業) 03-3811-7239 ホームページ http://www.nankodo.co.jp/ 印刷・製本　公和図書 装丁　渡邊真介

Hepato-Biliary-Pancreatic Surgery Division, Artificial Organ and Transplantation Division, Faculty of Medicine, The University of Tokyo : Hepato-Biliary-Pancreatic Surgery at the University of Tokyo Hospital
© Nankodo Co., Ltd., 2017

定価はカバーに表示してあります．
落丁・乱丁の場合はお取り替えいたします．
ご意見・お問い合わせはホームページまでお寄せください．

Printed and Bound in Japan
ISBN978-4-524-25981-6

本書の無断複写を禁じます．
JCOPY〈(社)出版者著作権管理機構　委託出版物〉
本書の無断複写は，著作権法上での例外を除き，禁じられています．複写される場合は，そのつど事前に，(社)出版者著作権管理機構(TEL 03-3513-6969，FAX 03-3513-6979，e-mail: info@jcopy.or.jp)の許諾を得てください．

本書をスキャン，デジタルデータ化するなどの複製を無許諾で行う行為は，著作権法上での限られた例外(「私的使用のための複製」など)を除き禁じられています．大学，病院，企業などにおいて，内部的に業務上使用する目的で上記の行為を行うことは私的使用には該当せず違法です．また私的使用のためであっ

〈関連図書のご案内〉

*詳細は弊社ホームページをご覧下さい《www.nankodo.co.jp》

よくわかる肝移植
國土典宏・菅原寧彦 編
A5判・128頁　定価(本体2,500円＋税)　2011.11.

外科学の原典への招待
國土典宏 編集主幹／臨床雑誌『外科』編集委員会 編
B5判・262頁　定価(本体5,000円＋税)　2015.4.

手稲渓仁会病院消化器病センターの胆膵Clinico-Pathological Conference 厳選36例から学ぶ
真口宏介 編著
B5判・262頁　定価(本体10,000円＋税)　2017.5.

絹笠式 静岡がんセンター大腸癌手術(DVD付)
絹笠祐介 編
A4判・128頁　定価(本体12,000円＋税)　2017.4.

がん研べからず集(内視鏡手術編) ビデオでみるトラブルシューティング(DVD付)
山口俊晴 監修／比企直樹・小西 毅・石沢武彰 編
B5判・144頁　定価(本体9,000円＋税)　2017.5.

外科系医師が知っておくべき創傷治療のすべて
一般社団法人日本創傷外科学会 監修／鈴木茂彦・寺師浩人 編
B5判・312頁　定価(本体10,000円＋税)　2017.4.

内視鏡下縫合・結紮手技トレーニング(DVD付)
日本内視鏡外科学会教育委員会 監修／黒川良望 編
B5判・118頁　定価(本体8,500円＋税)　2016.7.

藤田保健衛生大学内視鏡外科手術テキスト(DVD付) ロボットから従来型鏡視下手術へのフィードバック
宇山一朗 監修／須田康一・佐藤誠二 編
A4判・150頁　定価(本体13,000円＋税)　2015.10.

クリックしながら身に付く 内視鏡下手術マスターガイド(DVD-ROM付)
木村泰三・森 俊幸 編
B5判・246頁　定価(本体10,000円＋税)　2015.12.

HALS 用手補助腹腔鏡下手術の実際(DVD付)
HALS研究会 編
A4判・270頁　定価(本体13,000円＋税)　2014.10.

Gayet腹腔鏡下肝胆膵手術 ムービーでみる局所解剖(DVD付)
石沢武彰・Brice Gayet 著
A4判・190頁　定価(本体22,000円＋税)　2012.11.

単孔式内視鏡手術 基本テクニックとその応用
単孔式内視鏡手術研究会 監修／木村泰三・森 俊幸・岡島正純 編
A4判・252頁　定価(本体12,000円＋税)　2012.10.

当直医実戦マニュアル(改訂第5版 増補版)
実戦マニュアル編集委員会 監修／亀岡信悟・梅田悦生・滝口 進・瀬下明良 編
B6変型判・448頁　定価(本体4,900円＋税)　2014.4.

新膵臓病学
下瀬川 徹 編
B5判・528頁　定価(本体15,000円＋税)　2017.2.

膵がん・胆道がん薬物療法ハンドブック
古瀬純司・奥坂拓志 編
新書判・220頁　定価(本体4,000円＋税)　2014.7.

肝臓専門医テキスト(改訂第2版)
日本肝臓学会 編
B5判・530頁　定価(本体14,000円＋税)　2016.11.

日本肝臓学会肝臓専門医認定試験問題・解答と解説 第4集
日本肝臓学会 監修
B5判・170頁　定価(本体5,500円＋税)　2016.10.

上級医を目指すキミへ 消化器内視鏡基本手技のすべて
花田敬士 編
B5判・254頁　定価(本体5,200円＋税)　2017.3.

消化器疾患最新の治療2017-2018
小池和彦・山本博徳・瀬戸泰之 編
B5判・514頁　定価(本体10,000円＋税)　2017.2.

ビジュアル周術期ケア
國土典宏 総監訳／青木 琢 監訳
B5変型判・208頁　定価(本体3,000円＋税)　2013.7.

外科2016年11月増刊号 特集:イラストで学ぶ 消化器外科再建法のすべて
臨床雑誌『外科』編集委員会 編
B5判・194頁　定価(本体6,400円＋税)　2016.11.

新 英語抄録・口頭発表・論文作成 虎の巻 忙しい若手ドクターのために
上松正朗 著
A5判・186頁　定価(本体2,500円＋税)　2017.3.

今日の臨床検査2017-2018
櫻林郁之介 監修／矢冨 裕・廣畑俊成・山田俊幸・石黒厚至 編
B6判・704頁　定価(本体4,800円＋税)　2017.5.

今日の治療薬2017 解説と便覧(年刊)
浦部晶夫・島田和幸・川合眞一 編
B6判・1,392頁　定価(本体4,600円＋税)　2017.1.

定価は消費税率の変更によって変動いたします．消費税は別途加算されます．